国家卫生健康委员会"十四五"规划教材
全国中医药高职高专教育教材

供中医学、针灸推拿、临床医学等专业用

传 染 病 学

第4版

主 编 沈钦海

副主编 徐 慧 聂春莲 杨 艳

编 委 （按姓氏笔画排序）

刘 玲（四川中医药高等专科学校）

刘菊菊（湖北中医药高等专科学校）

李影影（亳州职业技术学院）

杨 艳（保山中医药高等专科学校）

沈钦海（山东医学高等专科学校）

张 静（南阳医学高等专科学校）

陈虹帆（江西中医药高等专科学校）

秦召敏（山东医学高等专科学校）

聂春莲（广东江门中医药职业学院）

徐 慧（长沙卫生职业学院）

殷存静（遵义医药高等专科学校）

蒋建平（湖南中医药高等专科学校）

人民卫生出版社
·北 京·

图书在版编目（CIP）数据

传染病学 / 沈钦海主编 . — 4 版 . —北京：人民
卫生出版社，2023.7（2025.1重印）
ISBN 978-7-117-34980-2

I.①传…　II.①沈…　III.①传染病学 – 教材　IV.
①R51

中国国家版本馆 CIP 数据核字 (2023) 第 142115 号

人卫智网　www.ipmph.com	医学教育、学术、考试、健康，购书智慧智能综合服务平台
人卫官网　www.pmph.com	人卫官方资讯发布平台

传 染 病 学
Chuanranbingxue
第 4 版

主　　编：沈钦海
出版发行：人民卫生出版社（中继线 010-59780011）
地　　址：北京市朝阳区潘家园南里 19 号
邮　　编：100021
E - mail：pmph @ pmph.com
购书热线：010-59787592　010-59787584　010-65264830
印　　刷：三河市宏达印刷有限公司
经　　销：新华书店
开　　本：850×1168　1/16　　印张：17
字　　数：480 千字
版　　次：2005 年 6 月第 1 版　　2023 年 7 月第 4 版
印　　次：2025 年 1 月第 3 次印刷
标准书号：ISBN 978-7-117-34980-2
定　　价：62.00 元
打击盗版举报电话：010-59787491　E-mail：WQ @ pmph.com
质量问题联系电话：010-59787234　E-mail：zhiliang @ pmph.com
数字融合服务电话：4001118166　E-mail：zengzhi @ pmph.com

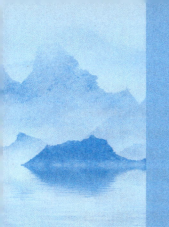

《传染病学》
数字增值服务编委会

主　编　沈钦海
副主编　徐　慧　聂春莲　杨　艳

编　委（按姓氏笔画排序）

刘　玲（四川中医药高等专科学校）
刘菊菊（湖北中医药高等专科学校）
李影影（亳州职业技术学院）
杨　艳（保山中医药高等专科学校）
沈钦海（山东医学高等专科学校）
张　静（南阳医学高等专科学校）
陈虹帆（江西中医药高等专科学校）
秦召敏（山东医学高等专科学校）
聂春莲（广东江门中医药职业学院）
徐　慧（长沙卫生职业学院）
殷存静（遵义医药高等专科学校）
蒋建平（湖南中医药高等专科学校）

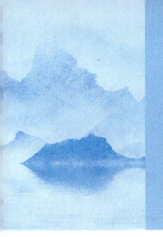

修订说明

　　为了做好新一轮中医药职业教育教材建设工作，贯彻落实党的二十大精神和《中医药发展战略规划纲要（2016—2030 年）》《教育部 国家卫生健康委 国家中医药管理局关于深化医教协同进一步推动中医药教育改革与高质量发展的实施意见》《教育部等八部门关于加快构建高校思想政治工作体系的意见》《职业教育提质培优行动计划（2020—2023 年）》《职业院校教材管理办法》的要求，适应当前我国中医药职业教育教学改革发展的形势与中医药健康服务技术技能人才培养的需要，人民卫生出版社在教育部、国家卫生健康委员会、国家中医药管理局的领导下，组织和规划了第五轮全国中医药高职高专教育教材、国家卫生健康委员会"十四五"规划教材的编写和修订工作。

　　为做好第五轮教材的出版工作，我们成立了第五届全国中医药高职高专教育教材建设指导委员会和各专业教材评审委员会，以指导和组织教材的编写与评审工作；按照公开、公平、公正的原则，在全国 1 800 余位专家和学者申报的基础上，经中医药高职高专教育教材建设指导委员会审定批准，聘任了教材主编、副主编和编委；确立了本轮教材的指导思想和编写要求，全面修订全国中医药高职高专教育第四轮规划教材，即中医学、中药学、针灸推拿、护理、医疗美容技术、康复治疗技术 6 个专业共 89 种教材。

　　党的二十大报告指出，统筹职业教育、高等教育、继续教育协同创新，推进职普融通、产教融合、科教融汇，优化职业教育类型定位，再次明确了职业教育的发展方向。在二十大精神指引下，我们明确了教材修订编写的指导思想和基本原则，并及时推出了本轮教材。

　　第五轮全国中医药高职高专教育教材具有以下特色：

　　1．立德树人，课程思政　　教材以习近平新时代中国特色社会主义思想为引领，坚守"为党育人、为国育才"的初心和使命，培根铸魂、启智增慧，深化"三全育人"综合改革，落实"五育并举"的要求，充分发挥思想政治理论课立德树人的关键作用。根据不同专业人才培养特点和专业能力素质要求，科学合理地设计思政教育内容。教材中有机融入中医药文化元素和思想政治教育元素，形成专业课教学与思政理论教育、课程思政与专业思政紧密结合的教材建设格局。

　　2．传承创新，突出特色　　教材建设遵循中医药发展规律，传承精华，守正创新。本套教材是在中西医结合、中西药并用抗击新型冠状病毒感染疫情取得决定性胜利的时候，党的二十大报告指出促进中医药传承创新发展要求的背景下启动编写的，所以本套教材充分体现了中医药特色，将中医药领域成熟的新理论、新知识、新技术、新成果根据需要吸收到教材中来，在传承的基础上发展，在守正的基础上创新。

　　3．目标明确，注重三基　　教材的深度和广度符合各专业培养目标的要求和特定学制、特定对象、特定层次的培养目标，力求体现"专科特色、技能特点、时代特征"，强调各教材编写大纲一定要符合高职高专相关专业的培养目标与要求,注重基本理论、基本知识和基本技能的培养和全面素质的提高。

4. 能力为先,需求为本　教材编写以学生为中心,一方面提高学生的岗位适应能力,培养发展型、复合型、创新型技术技能人才;另一方面,培养支撑学生发展、适应时代需求的认知能力、合作能力、创新能力和职业能力,使学生得到全面、可持续发展。同时,以职业技能的培养为根本,满足岗位需要、学教需要、社会需要。

5. 规划科学,详略得当　全套教材严格界定职业教育教材与本科教育教材、毕业后教育教材的知识范畴,严格把握教材内容的深度、广度和侧重点,既体现职业性,又体现其高等教育性,突出应用型、技能型教育内容。基础课教材内容服务于专业课教材,以"必需、够用"为原则,强调基本技能的培养;专业课教材紧密围绕专业培养目标的需要进行选材。

6. 强调实用,避免脱节　教材贯彻现代职业教育理念,体现"以就业为导向,以能力为本位,以职业素养为核心"的职业教育理念。突出技能培养,提倡"做中学、学中做"的"理实一体化"思想,突出应用型、技能型教育内容。避免理论与实际脱节、教育与实践脱节、人才培养与社会需求脱节的倾向。

7. 针对岗位,学考结合　本套教材编写按照职业教育培养目标,将国家职业技能的相关标准和要求融入教材中,充分考虑学生考取相关职业资格证书、岗位证书的需要。与职业岗位证书相关的教材,其内容和实训项目的选取涵盖相关的考试内容,做到学考结合、教考融合,体现了职业教育的特点。

8. 纸数融合,坚持创新　新版教材进一步丰富了纸质教材和数字增值服务融合的教材服务体系。书中设有自主学习二维码,通过扫码,学生可对本套教材的数字增值服务内容进行自主学习,实现与教学要求匹配、与岗位需求对接、与执业考试接轨,打造优质、生动、立体的学习内容。教材编写充分体现与时代融合、与现代科技融合、与西医学融合的特色和理念,适度增加新进展、新技术、新方法,充分培养学生的探索精神、创新精神、人文素养;同时,将移动互联、网络增值、慕课、翻转课堂等新的教学理念、教学技术和学习方式融入教材建设之中,开发多媒体教材、数字教材等新媒体形式教材。

人民卫生出版社成立70年来,构建了中国特色的教材建设机制和模式,其规范的出版流程,成熟的出版经验和优良传统在本轮修订中得到了很好的传承。我们在中医药高职高专教育教材建设指导委员会和各专业教材评审委员会指导下,通过召开调研会议、论证会议、主编人会议、编写会议、审定稿会议等,确保了教材的科学性、先进性和适用性。参编本套教材的1 000余位专家来自全国50余所院校,希望在大家的共同努力下,本套教材能够担当全面推进中医药高职高专教育教材建设,切实服务于提升中医药教育质量、服务于中医药卫生人才培养的使命。谨此,向有关单位和个人表示衷心的感谢!为了保持教材内容的先进性,在本版教材使用过程中,我们力争做到教材纸质版内容不断勘误,数字内容与时俱进,实时更新。希望各院校在教材使用中及时提出宝贵意见或建议,以便不断修订和完善,为下一轮教材的修订工作奠定坚实的基础。

人民卫生出版社有限公司

2023年4月

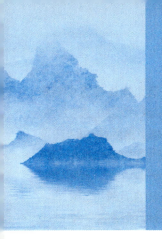

前　言

　　为了贯彻《国家职业教育改革实施方案》《职业教育提质培优行动计划(2020—2023年)》,落实推动中医药高职高专教育的发展,人民卫生出版社组织和规划了第五轮全国中医药高职高专教育教材、国家卫生健康委员会"十四五"规划教材的编写和修订工作。

　　本教材汲取了《传染病学》前三版编写的成功经验,坚持"三基"(基本理论、基本知识、基本技能)、"五性"(思想性、科学性、先进性、启发性、适用性)、"三特定"(特定对象、特定要求、特定限制)原则,注重与临床岗位能力培养相衔接,将传染病学的基本理论、基本知识、基本技能整体优化,突出时代性与创新性,既保持了整套教材的完整性,又充分体现了与时代融合、与现代科技融合的特色和理念。

　　本教材按照全国中医药高职高专教育中医学等专业的培养目标,紧扣国家中医执业助理医师资格考试大纲,主要内容由总论、病毒性传染病、立克次体病、细菌性传染病、螺旋体病、原虫病、蠕虫病及医院感染八个部分组成。各章设置了学习目标、病案分析、知识链接、复习思考题等模块,增加了教材的趣味性和可读性,强化了知识点的记忆和理解。另外,通过"思政元素"模块设计,将思政教育贯穿于教学全过程,为我国医疗卫生事业培养有温度、有情怀、德智体美劳全面发展的社会主义建设者和接班人。本教材为纸数融合教材,在纸质教材基础上融合数字化教材配套资源(包括PPT课件,知识导览,"扫一扫,测一测",模拟试卷等),以随文二维码等方式呈现出丰富的多样化、立体化教学资源,实现了纸质教材与富媒体资源的融合,使学生学习起来更加形象、生动、直观、高效。

　　本教材适合于三年制中医药高职高专中医学专业学生使用,也适合其他医学专业的大中专学生使用,对于参加中医执业助理医师资格考试的学生也是一本较好的参考书。

　　本教材在编写过程中,得到了各参编院校的大力支持和指导,吸取和参考了有关教材论著和文献中的理论、观点,在此一并表示衷心的感谢!由于传染病学的不断发展,加之编写人员水平和时间有限,教材中难免会有疏漏和不妥之处,敬请广大读者批评指正。

《传染病学》编委会

2023年4月

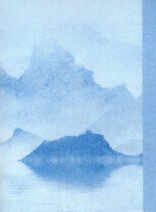

目　录

第一章 总 论

PPT课件

知识导览

学习目标

　　了解感染过程中病原体的作用、机体免疫应答的作用及传染病的发生机制。熟悉影响传染病的流行因素、传染病的诊断与治疗、传染病预防的综合措施。掌握感染、传染病、传染源、病原携带状态、隔离等基本概念；掌握感染过程的表现、传染病的流行过程、传染病的基本特征及传染病的临床特点。

　　传染病（communicable diseases）是指由病原微生物（如细菌、病毒、衣原体、立克次体、支原体、螺旋体、朊粒等）和寄生虫（如原虫、蠕虫、医学昆虫）感染人体或动物后所引起的具有传染性、在一定条件下可造成流行的疾病。感染性疾病（infectious diseases）是由病原体感染所致的疾病，包括传染病和非传染性感染性疾病。

　　在人类历史上，鼠疫、天花、霍乱等烈性传染病流行十分猖獗，其他传染病，如伤寒、疟疾、斑疹伤寒、白喉、日本血吸虫病、黑热病、丝虫病等在我国城乡亦广泛流行，给广大民众造成严重威胁。中华人民共和国成立后，我国在"预防为主、防治结合"方针的指导下，传染病的发病率大幅度下降，病死率显著下降，预防工作取得了显著成绩。尽管传染病猖獗的时代已成为过去，但人类离彻底摆脱传染病威胁的日子尚远，许多传染病流行依然严重，如病毒性肝炎、感染性腹泻、结核病、流行性感冒等；已被控制甚至消灭的传染病仍有死灰复燃的可能，如鼠疫等；新的传染病不时出现，如艾滋病、严重急性呼吸综合征、人感染高致病性禽流感、埃博拉出血热、新型冠状病毒感染等，对人类健康构成了新的威胁。鉴于上述诸多原因，对于传染病的防治和研究工作仍要坚持和加强。

思政元素

中国防疫先驱——伍连德

　　伍连德（1879—1960），中国著名预防医学家、医学教育家。他为中国现代医学卫生防疫事业做出了卓越贡献，他以炽热的爱国情怀和审慎的科学态度力挽狂澜，多次平定鼠疫、霍乱的流行，挽救千万黎民百姓生命。他发展中国现代公共卫生教育、弘扬中国医学、搭建国际交流桥梁，实质性地推动中国公共卫生事业快速走上现代化、国际化轨道。他一切以祖国利益为重的赤诚爱国主义精神、自强自立的创业创新精神和救死扶伤、奉献挚爱的人道主义精神，是时代的英雄精神。伍连德独立思考、勇于创新、百折不挠、求真务实，是今天医者学习的楷模。

　　传染病学是研究传染病在人体内发生、发展、传播和防治规律的一门临床学科。其重点在于研究这些疾病的发病机制、临床表现、诊断和治疗方法，同时兼顾流行病学和预防措施。

　　传染病学与其他学科有着密切联系，如微生物学及分子生物学、免疫学、人体寄生虫学、流行病学、病理学、诊断学及内科学和儿科学等。掌握这些学科的基本知识、基本理论和基本技能,对学好传染病学起着非常重要的作用。

中医学在实践中积累了丰富的防治疾病经验,以及在传染病防治方面的不断突破,对其深入发掘和研究,无疑对中西医结合防治传染病发挥重要作用。

第一节　感染与免疫

一、感染的概念

感染(infection)是病原体侵入宿主(人或动物)与宿主相互作用、相互斗争的过程。换言之,感染是指病原体侵入宿主后在宿主体内的寄生过程。

构成感染必须具备三个条件:病原体(寄生物)、机体(宿主)及他们所处的环境。在漫长的进化过程中,机体宿主不断与各种寄生物接触,逐渐产生高度的适应和斗争能力。机体与病原体双方力量的消长,决定了感染的结果:当机体免疫功能正常,或者病原体致病力较弱时,机体借助特有的防御能力遏止病原体的入侵,或将入侵的病原体消灭、排出体外;而入侵的病原体致病力强或者机体免疫力低下时,病原体才能成功侵入机体,并在机体内生长、繁殖,甚至致病。从疾病的角度看,病原体是外因,而机体的免疫力是内因。

二、感染过程的表现

病原体与宿主相互作用、相互斗争将出现下面五种表现:

1. 病原体被清除(clearance of pathogen)　是指病原体侵入机体后,被机体的第一防线——非特异性免疫力所消灭或排出体外。这些非特异性免疫力包括皮肤黏膜的屏障作用、胃酸的杀菌作用、溶菌酶、血脑屏障、吞噬细胞的吞噬作用等。同时,亦可由事先存在于体内的特异性体液免疫或细胞免疫将相应的病原体清除。

2. 隐性感染(covert infection)　又称亚临床感染(subclinical infection),是指病原体侵入机体后,仅引起机体产生特异性免疫应答,不引起或只引起轻微的组织损伤,因而在临床上不表现出任何症状、体征,甚至没有生化改变,只能通过免疫学或病原学检查才能发现。在大多数病毒性传染病中,隐性感染数量远远超过显性感染(10倍以上),如流行性乙型脑炎、脊髓灰质炎等,在传染病流行期间成为重要的传染源。隐性感染过后,大多数机体获得不同程度的特异性免疫力,病原体被清除;少数人转变为病原携带状态,如部分人感染乙型肝炎(简称乙肝)病毒后。

知识链接

冰山现象

许多传染病以隐性感染为主,临床上有典型表现者仅占极少部分,此种感染状态被称为"冰山"现象。隐性感染之所以被比喻为"冰山"现象,是因为人们感染后,仅有小部分感染者有明显的临床表现,如同冰山外露于海面上的尖顶部分,而绝大部分感染者在临床上无法观察到其典型临床表现,好比隐藏于海平面以下的庞大山体,无法窥见。常见者如流行性脑脊髓膜炎、脊髓灰质炎、流行性乙型脑炎等传染病。

3. 显性感染(overt infection)　又称临床感染(clinical infection),是指病原体侵入机体后,通过病原体本身的作用或机体的变态反应,导致组织损伤,引起病理改变和临床表现。

在大多数传染病中，显性感染只占全部感染者的一小部分。但在少数传染病中，如麻疹、水痘等，大多数感染者表现为显性感染。显性感染过程结束后，病原体可被清除，机体可获得较为稳固的免疫力，如麻疹、甲型肝炎和伤寒等，不易再患病。有些传染病病后机体获得的免疫力并不牢固，可以再次感染而发病，如细菌性痢疾、阿米巴痢疾等。小部分显性感染者可转变为病原携带状态。

4. 病原携带状态（carrier state） 病原体侵入机体后，在一定部位生长繁殖并不时排出体外，而机体不出现任何临床表现，称为病原携带状态。出现病原携带状态，实为机体对相应病原体的免疫不完全，不能彻底清除病原体所致。他们是重要的传染源。按其病原体类型不同，分别称为带病毒者、带菌者和带虫者。按其发生和持续的时间长短分为潜伏期携带者、恢复期携带者或慢性携带者。一般而言，若其携带病原体持续时间短于 3 个月，称为急性携带者；若长于 3 个月，则称为慢性携带者。

5. 潜伏性感染（latent infection） 病原体侵入机体后潜伏在一定的部位，不繁殖，不排出体外，机体亦不能将其杀灭或清除，不出现临床表现，这种状态称为潜伏性感染。当机体的免疫力下降时，则病原体会大量繁殖，转为其他表现形式，甚至转化为显性感染。潜伏性感染与病原携带状态不同的是潜伏性感染期间，不易成为传染源。

除病原体被清除外，上述感染的其余四种表现形式在不同的病原感染中各有侧重，一般来说，隐性感染最常见，病原携带状态次之，显性感染所占比重最低。后四种感染表现形式在一定条件下可以相互转化。

三、感染过程中病原体的作用

感染发生后出现怎样的表现，取决于病原体的致病能力和宿主的免疫功能这两个因素。病原体的致病能力包括以下几个方面：

1. 侵袭力（invasiveness） 是指病原体侵入机体并在机体内生长、繁殖的能力。有些病原体可直接从皮肤黏膜侵入机体，如钩端螺旋体、钩虫丝状蚴和血吸虫尾蚴等。有些病原体则需要经消化道或呼吸道进入机体，先黏附于肠或支气管黏膜表面，再进一步侵入组织细胞，产生毒素，引起病变，如志贺菌、结核分枝杆菌等。病毒常先与细胞表面的受体结合，然后进入细胞内。有些病原体的侵袭力较弱，需经伤口进入机体，如破伤风梭菌、狂犬病病毒等。

2. 毒力（virulence） 包括毒素和其他毒力因子。毒素包括外毒素（exotoxin）与内毒素（endotoxin）。前者以白喉杆菌、破伤风杆菌和霍乱弧菌为代表，后者以伤寒沙门菌、志贺菌为代表。外毒素通过与靶细胞的受体结合，进入细胞内而起作用。内毒素则通过激活单核-吞噬细胞，释放细胞因子而起作用。其他毒力因子：穿透能力（钩虫丝状蚴）、侵袭能力（志贺菌）、溶组织能力（溶组织内阿米巴）等。许多细菌都能分泌抑制其他细菌生长的细菌素（bacteriocin）以利于自身生长、繁殖。

3. 数量 在同一种传染病中，入侵病原体的数量（quantity）一般与致病能力成正比。然而，在不同的传染病中，能引起疾病的最低病原体数量可有较大差异，如食入 10^5 个伤寒沙门菌方可导致伤寒发生，而细菌性痢疾发病，10 个菌体即可。

4. 变异性（variability） 指病原体可因环境、药物或遗传等因素而发生变异的特性。一般来说，在人工培养多次传代的环境下，可使病原体的致病力减弱，如用于结核病预防的卡介苗（Bacillus Calmette-Guérin，BCG）；在宿主之间反复传播可使致病力增强，如肺鼠疫。病原体的抗原变异可逃逸机体的特异性免疫作用而继续引起疾病或使疾病慢性化，如流行性感冒病毒、丙型肝炎病毒和人免疫缺陷病毒等。

四、感染过程中机体免疫应答的作用

宿主的免疫应答对感染的表现和转归起着重要的作用。免疫应答可分为有利于机体抵抗病原体的保护性免疫应答和促进病理改变的变态反应两大类。保护性免疫应答又分为非特异性免疫应答（nonspecific immune response）与特异性免疫应答（specific immune response）两类。变态反应都是特异性免疫应答。

1. 非特异性免疫　非特异性免疫（nonspecific immunity）是机体对侵入病原体的一种清除机制。它不牵涉对抗原的识别和二次免疫应答的增强。

（1）天然屏障：包括外部屏障，即皮肤、黏膜及其分泌物，如溶菌酶（lysozyme）、气管支气管黏膜上的纤毛等；以及内部屏障，如血脑屏障和胎盘屏障等。

（2）吞噬作用：单核 - 吞噬细胞系统（mononuclear phagocytic system）包括血液中游走的大单核细胞，肝、脾、淋巴结、骨髓中固有的吞噬细胞和各种粒细胞（尤其是中性粒细胞）。它们都具有非特异性吞噬功能，可清除机体内的病原体。

（3）体液因子：包括存在于体液中的补体、溶菌酶、纤维连接蛋白（fibronectin）和各种细胞因子（cytokine）等。细胞因子主要是由单核 - 吞噬细胞和淋巴细胞被激活后释放的一类有生物活性的肽类物质。这些体液因子能直接或通过免疫调节作用而清除病原体。与非特异性免疫应答有关的细胞因子有白细胞介素（interleukin）、α- 肿瘤坏死因子（tumor necrosis factor-α，TNF-α）、γ- 干扰素（interferon-γ，IFN-γ），粒细胞 - 单核细胞集落刺激因子（granulocyte-monocyte colony stimulating factor，GM-CSF）等。

2. 特异性免疫　特异性免疫（specific immunity）是指由于对抗原特异性识别而产生的免疫。由于不同病原体所具有的抗原绝大多数是不相同的，故特异性免疫通常只针对一种病原体。通过细胞免疫（cellular immunity）和体液免疫（humoral immunity）的相互作用而产生免疫应答，分别由 T 淋巴细胞（lymphocyte）与 B 淋巴细胞介导。

（1）细胞免疫：致敏 T 细胞与相应抗原再次相遇时，通过细胞毒性淋巴因子来杀伤病原体及其所寄生的细胞。对细胞内寄生的病原体的清除作用，细胞免疫起重要作用。T 细胞还具有调节体液免疫的功能。

（2）体液免疫：致敏 B 细胞受抗原刺激后，即转化为浆细胞并产生能与相应抗原结合的抗体，即免疫球蛋白（immunoglobulin，Ig）。不同的抗原可诱发不同的免疫应答。抗体又可分为抗毒素、抗菌性抗体、中和（针对病毒）抗体及调理素（opsonin）等，可促进细胞吞噬功能、清除病原体。抗体主要作用于细胞外的微生物。在化学结构上 Ig 可分为 5 类，即 IgG、IgA、IgM、IgD 和 IgE，各具不同功能。在感染过程中 IgM 首先出现，但持续时间不长，是近期感染的标志；IgG 随后出现，并持续较长时期；IgA 主要是呼吸道和消化道黏膜上的局部抗体；IgE 则主要作用于入侵的原虫和蠕虫。

第二节　传染病的发病机制

一、传染病的发生与发展

传染病的发生发展有一个共同的特点，就是疾病发展的阶段性。发病机制的阶段性与临床表现的阶段性通常是一致的。

1. 入侵部位　病原体入侵部位适当，病原体才能定植、生长、繁殖及引起病变。如伤寒杆菌、霍乱弧菌必须经口感染。

2. 机体内定位 病原体入侵并定植后,可在入侵部位直接引起病变,如恙虫病的焦痂;也可在入侵部位繁殖,分泌毒素,在远离入侵部位引起病变,如白喉和破伤风;或者进入血液循环,再定位于某一脏器引起该器官的病变,如流行性脑脊髓膜炎和病毒性肝炎;或者经过一系列的生活史阶段,最后在某脏器中定居,如蠕虫病。各种病原体的机体内定位不同,各种传染病都有其各自的特殊规律性。

3. 排出途径 每种传染病都有其病原体排出途径,是患者、病原携带者和隐性感染者有传染性的重要因素。有些病原体的排出途径是单一的,如志贺菌只通过粪便排出;有些病原体可有多种排出途径,如脊髓灰质炎病毒既可通过粪便排出又可通过飞沫排出;有些病原体则存在于血液中,当虫媒叮咬或输血时才离开人体(如疟原虫)。病原体排出体外的持续时间长短不一,因而,不同传染病有不同的传染期。

二、组织损伤的发生机制

组织损伤及功能受损是疾病发生的基础。病原体侵入机体后,使宿主发生组织损伤的方式有以下三种:

1. 直接损伤 病原体借助其机械运动及所分泌的酶可直接破坏组织(如溶组织内阿米巴滋养体),或通过细胞病变而使细胞溶解(如脊髓灰质炎病毒),通过诱发炎症过程而引起组织坏死(如鼠疫杆菌)。

2. 毒素作用 有些病原体能分泌毒力很强的外毒素,可选择性损害靶器官(如肉毒杆菌的神经毒素)或引起功能紊乱(如霍乱肠毒素)。革兰氏阴性杆菌裂解后产生的内毒素则可激活单核 - 吞噬细胞分泌 TNF-α 和其他细胞因子而导致发热、休克及弥散性血管内凝血(disseminated intravascular coagulation,DIC)等现象。

3. 免疫机制 许多传染病的发病机制与免疫应答有关。有些传染病能抑制细胞免疫(如麻疹)或直接破坏 T 细胞(如艾滋病),更多的病原体则通过变态反应而导致组织损伤,其中,以Ⅲ型(免疫复合物)反应(如肾综合征出血热)及Ⅳ型(细胞介导)反应(如结核病及血吸虫病)最为常见。

三、重要的病理生理变化

1. 发热 发热常见于传染病,但并非传染病所特有。外源性致热原如病原体及其产物、免疫复合物、异性蛋白、大分子化合物或药物等进入人体后,激活单核 - 吞噬细胞、内皮细胞和 B 淋巴细胞等,使之释放内源性致热原,如白细胞介素 -1(interleukin-1,IL-1)、TNF、IL-6 和干扰素(IFN)等。内源性致热原作用于体温调节中枢,使之产生、释放前列腺素 E_2(prostaglandin E_2,PGE_2),调高机体恒温点,使产热增加而散热减少,导致体温升高。体温在一定范围内升高,机体免疫功能增强,以利于清除病原体等外源性致热原。

2. 急性期改变 感染、创伤、炎症等过程所引起的一系列急性期机体应答称为急性期改变。它出现于感染发生后几小时至几天,且伴有特征性的代谢改变。传染病患者发生的代谢改变主要为进食量下降,能量吸收减少、消耗增加,蛋白质、糖原和脂肪分解增多,水、电解质平衡紊乱和内分泌改变。于疾病早期,胰高血糖素和胰岛素的分泌有所增加,血液甲状腺素水平在感染早期因消耗增多而下降,后期随着垂体反应刺激甲状腺素分泌而升高;于恢复期则各种物质的代谢逐渐恢复正常。

第三节　传染病的流行过程及影响因素

传染病的流行过程就是传染病在人群中发生、发展和转归的过程。流行过程的发生必须具备三个基本条件，即传染源、传播途径和人群易感性。流行过程本身又受社会因素和自然因素的影响。

一、流行过程的基本条件

（一）传染源

传染源（source of infection）是指病原体已在体内生长、繁殖并能将其排出体外的人和动物。简言之，凡是能向环境排出病原体的机体即为传染源。传染源包括以下4个方面：

1.患者　作为传染源的意义最大。不同病期的患者其传染强度不尽相同，一般情况下，发病早期患者传染性最强。轻症患者，不易被发现是极重要的传染源。慢性患者排出病原体的时间较长，可成为长期的传染源。

2.隐性感染者　在某些传染病中，如流行性脑脊髓膜炎、脊髓灰质炎等，无症状的隐性感染者是重要的传染源。

3.病原携带者　慢性病原携带者无明显临床症状而长期排出病原体，在某些传染病中，如伤寒、细菌性痢疾等，有着重要的流行病学意义。

4.受感染的动物　以啮齿动物最为常见，其次是家畜、家禽。动物作为主要传染源传播的疾病称为动物源性传染病。有些动物本身发病，如狂犬病、布鲁氏菌病、鼠疫等；有些动物不发病，表现为病原携带状态，如流行性乙型脑炎、恙虫病等。野生动物作为传染源传播的疾病称为自然疫源性传染病，如肾综合征出血热、鼠疫、钩端螺旋体病等。动物源性传染病多有地区性和季节性。

（二）传播途径

病原体离开传染源到达另外一个易感者的途径，称为传播途径，其实质为能将病原体从一个宿主载向另一个宿主的各种媒介。传播途径有以下6个方面：

1.呼吸道传播　包括空气、飞沫、尘埃，是呼吸道传染病的主要传播途径。病原体存在于空气中的气溶胶（aerosol）中，或者附着于飞沫、尘埃，易感者吸入而获感染，如麻疹、白喉、结核病、禽流感、严重急性呼吸综合征、新型冠状病毒感染等。

2.消化道传播　包括水、食物、苍蝇和蟑螂等，是消化道传染病的主要传播方式，易感者通过污染的水和食物而感染，如霍乱、伤寒、细菌性痢疾等。由水源污染引起的消化道传染病极易引起流行或大流行。

3.接触传播　包括易感者与传染源直接接触传播和经过污染手、用具、玩具等间接接触传播。其既可传播消化道传染病，如伤寒、细菌性痢疾等，又可传播呼吸道传染病，如麻疹、白喉等。

4.虫媒传播　被病原体感染的吸血节肢动物，如蚊子、人虱、鼠蚤、白蛉、恙螨等，于叮咬时把病原体传给易感者，可分别引起疟疾、流行性斑疹伤寒、地方性斑疹伤寒、黑热病和恙虫病等。根据节肢动物的生活习性，往往有严格的季节性。

5.血液、体液传播　病原体存在于传染源的血液或体液中，通过输入血液或血制品、分娩、性交等传播，如疟疾、乙型病毒性肝炎、丙型病毒性肝炎和艾滋病等。

6.母婴传播　某些传染病的病原体通过产前（胎盘）、产时（产道）、产后（哺乳）传播，如乙型病毒性肝炎、风疹和艾滋病等。

母婴传播属于垂直传播，以上其他传播途径统称为水平传播。

（三）人群易感性

对某一传染病缺乏特异性免疫力的人群，称为易感人群。人群对某种传染病容易感染的程度，称为人群易感性。人群易感性的高低受许多因素影响，如新生儿增加、易感人口迁入、免疫人口死亡、人群免疫力自然消退、一般抵抗力降低和病原体变异等，均能使人群易感性增加。有计划地进行预防接种或传染病流行之后，可使免疫人口增加，均能降低人群易感性。

二、影响流行过程的因素

（一）自然因素

自然环境中的各种因素，包括地理、气候和生态等对传染病的流行过程有着重要影响。寄生虫病和由虫媒传播的传染病对自然因素的依赖性尤为明显。传染病的地区性和季节性与自然因素有密切关系，如我国北方有黑热病地方性流行区，南方有血吸虫病地方性流行区，疟疾的夏秋季发病率较高等都与自然因素有关。自然因素可直接影响病原体在环境中的生存能力，如钩虫病少见于干旱地区。自然因素也可以影响感染的另一要素——机体，降低机体的非特异性免疫力，如寒冷可减弱呼吸道的抵抗力，炎热的气候使机体出汗增多而致胃酸分泌减少等。某些自然生态环境为传染病在野生动物之间的传播创造良好条件，如鼠疫、恙虫病和钩端螺旋体病等，人类进入这些地区时亦可发生感染，甚至发病，这类疾病称为自然疫源性疾病或人畜共患病。

（二）社会因素

社会因素包括社会制度、经济状况、生活条件、文化水平、风俗习惯、宗教信仰等，对传染病流行过程有着重要的影响。其中，社会制度起主导作用。社会因素对传播途径的影响是显而易见的，如钉螺的消灭、饮水卫生、粪便处理的改善，使血吸虫病、钩虫病等传染病得到控制就是明证。

第四节 传染病的特征

一、基 本 特 征

（一）病原体

每种传染病都是由特异性病原体引起的。病原体（pathogen）可以是微生物或寄生虫，甚至朊毒体（prion）。如病毒性肝炎是由肝炎病毒引起，而朊毒体病则由朊毒体所致。

（二）传染性

传染性的实质为病原体能通过某种途径造成其他易感者感染，这是传染病与其他感染性疾病的主要区别。传染病患者有传染性的时期称为传染期，在每一种传染病中都相对固定，可作为隔离患者的依据之一。

（三）流行病学特征

传染病的流行必须有传染源、传播途径和人群易感性这三个基本条件，且受到自然因素和社会因素的影响，因而表现出各种流行病学特征。

1. 流行性   根据传染病的流行程度分为下面四种：①散发（sporadic occurrence）：某种传染病在某地的发病率仍处于常年水平；②流行（epidemic）：某地某种传染病的发病率显著高于常年

水平；③大流行（pandemic）：某传染病的流行范围甚广，甚至超出国界、洲界；④暴发（epidemic outbreak）：某种传染病在某一局部地区或集体单位中，短时间内出现大批同类病例，如食物中毒、流行性感冒等。

2.季节性　受气候条件的影响，某些传染病的发病率有明显的季节性差异。其原因为不同的季节对病原体、宿主及传播媒介都产生一定影响。如呼吸道传染病常发生在寒冷的冬、春季节，消化道传染病常发生在夏、秋季节。

3.地方性　不同地区的自然因素、社会因素不尽相同，以致不同地区传染病流行的种类及流行程度均有很大差异，如血吸虫病易见于适合钉螺繁殖的水网地区；华支睾吸虫病易见于嗜食生鱼地区。

4.外来性　指在国内或某地区原来不存在，通过外来人口或物品从国外或外地传入的传染病。

（四）感染后免疫

感染后免疫指免疫功能正常的机体经显性或隐性感染某种病原体后，产生针对该病原体及其产物（如毒素）的特异性免疫。感染后获得的免疫力和疫苗接种一样都属于主动免疫。通过注射或从母体获得抗体的免疫力都属于被动免疫。感染后获得的免疫力，其持续时间在不同传染病中有很大差异，如麻疹、脊髓灰质炎和流行性乙型脑炎等，免疫力持续时间较长，往往保持终身；有些则持续时间很短，如流行性感冒、细菌性痢疾和阿米巴等；蠕虫病通常不产生保护性免疫，因而往往引起重复感染，如钩虫病、蛔虫病等。

二、临 床 特 点

（一）病程发展的阶段性

急性传染病的发生、发展和转归，通常分为如下四个阶段：

1.潜伏期（incubation period）　从病原体侵入人体起，至开始出现临床症状为止的时期称为潜伏期。每一种传染病的潜伏期都有一定范围即从最短到最长的时间。了解潜伏期有助于传染病的诊断、流行病学调查，是确定医学观察、留验等检疫期限的重要依据。

2.前驱期（prodromal period）　从发病到出现明显症状的这段时期称为前驱期。在此期间，临床表现通常是非特异性的，如发热、头痛、疲乏、食欲缺乏和肌肉酸痛等，为许多传染病所共有，一般持续1～3天。此期已具有传染性。起病急骤者可无前驱期。

3.症状明显期（period of apparent manifestation）　急性传染病患者度过前驱期后，进入症状明显期。在此期间，不同的传染病所特有的症状和体征都通常获得充分的表现，如特征性的皮疹、黄疸、肝脾大、脑膜刺激征等。

4.恢复期（convalescent period）　当机体的免疫力增长到一定程度，体内的病原体逐渐被消灭、清除，病理生理过程基本终止，患者的症状及体征基本消失，临床上称为恢复期。在此期间，体内可能还有残余病理改变（如伤寒）或生化改变（如病毒性肝炎），病原体尚未能完全清除（如霍乱、细菌性痢疾），许多患者的传染性还要持续一段时间，但食欲和体力均逐渐恢复，血清中的抗体效价亦逐渐上升至最高水平。

有些传染病患者还有一些特殊表现：

（1）再燃（recrudescence）：是指疾病病程已进入恢复期，患者的临床症状和体征逐渐减轻，但体温尚未完全恢复正常的缓解阶段，由于体内的病原体再度大量繁殖，而出现体温再度升高，初发病的症状和体征再度出现的情形。往往因为治疗中断或出现并发症所致，见于伤寒、疟疾等。

（2）复发（relapse）：疾病病程进入恢复期后，体温已正常，其他症状亦已消失，再次出现体温升高，发热等初发的症状和体征再次出现。往往因为治疗不充分，体内少量残余病原体再度繁殖所致，见于伤寒、细菌性痢疾（简称菌痢）等。

（3）后遗症（sequelae）：有些传染病患者在恢复期结束后，某些器官功能长期不能恢复的情形。多见于以中枢神经系统病变为主的传染病，如脊髓灰质炎、流行性乙型脑炎和流行性脑脊髓膜炎等。

（二）常见的症状与体征

1. 发热（fever）　大多数传染病都可出现发热。热型是传染病的重要特征之一，具有鉴别诊断意义。临床上较常见的热型：

（1）稽留热（sustained fever）：体温达 39℃ 以上，24 小时内体温相差不超过 1℃，见于伤寒、斑疹伤寒等的极期。

（2）弛张热（remittent fever）：24 小时内，体温相差超过 1℃，但最低点未至正常，见于败血症、伤寒（缓解期）、肾综合征出血热等。

（3）间歇热（intermittent fever）：24 小时内体温波动于高热与正常体温之间，见于疟疾、败血症等。

（4）回归热（relapsing fever）：是指高热持续数天后自行消退，但数天后又再次出现高热，见于布鲁氏菌病、回归热等。若在病程中多次重复出现并持续数月之久时称为波状热（undulant fever）。

（5）不规则热（irregular fever）：是指发热患者的体温曲线无一定规律的热型，可见于流行性感冒、败血症、肺结核等。

2. 发疹（eruption）　许多传染病在发热的同时伴有发疹，是为发疹性传染病。发疹包括皮疹（外疹，exanthem）和黏膜疹（内疹，enanthem）两大类。疹子的出现时间、形态、分布，对诊断和鉴别诊断具有重要参考价值。如水痘、风疹多于病程的第 1 日出现皮疹，猩红热多于第 2 日，天花多于第 3 日，麻疹多于第 4 日，斑疹伤寒多于第 5 日，伤寒多于第 6 日等。水痘的疹子主要分布于躯干；天花的疹子多见于四肢及头面部；麻疹的疹子先出现于耳后、面部、然后向躯干、四肢蔓延，同时有口腔麻疹黏膜疹（科氏斑，Koplik spot）。

皮疹的形态可分为 4 大类：

（1）斑丘疹（maculopapule）：斑疹（macule）呈红色不凸出皮肤，压之褪色，可见于斑疹伤寒、猩红热等。丘疹（papule）呈红色凸出皮肤，压之褪色，可见于麻疹、恙虫病和感染性单核细胞增多症等。玫瑰疹（rose spot）稍隆起于皮肤的充血性皮疹，色鲜红似玫瑰，属于丘疹，见于伤寒等。斑丘疹是指斑疹的中央有一丘疹，大小形态不一，多为充血疹，压之褪色，见于麻疹、风疹、幼儿急疹等。

（2）出血疹（petechia）：皮肤黏膜的出血根据其直径的大小分为出血点（直径小于 2mm）、紫癜（直径 2～5mm）、瘀斑（直径大于 5mm），多见于肾综合征出血热、流行性脑脊髓膜炎、登革热等。

（3）疱疹（herpes）：表面隆起，疹内含浆液为疱疹，疹内含脓液称为脓疱疹，见于水痘、天花、单纯疱疹等。

（4）荨麻疹（urticaria）：为不规则或片块状的瘙痒性皮疹，发生快，消失快，多见于病毒性肝炎、寄生虫病等。

3. 毒血症状　病原体的各种代谢产物，包括细菌毒素在内，可引起除发热以外的多种症状，如疲乏，全身不适，食欲减退，头痛，肌肉、骨关节疼痛等。严重时可有意识障碍、谵妄、脑膜刺激征、中毒性脑病、呼吸衰竭及休克等表现，有时还可引起肝、肾功能损害。

4. 单核 - 吞噬细胞系统反应　在病原体及其代谢物的作用下，单核 - 吞噬细胞系统可出现充血、增生等反应，以增强抗病原体的作用。临床上表现为肝、脾和淋巴结肿大。

（三）临床类型

传染病有各种临床类型，根据起病的急缓、病程的长短，可分为急性、亚急性、慢性；根据病情严重程度，可分为轻型、中型、重型、暴发型等；根据临床表现是否典型，可分为典型、非典型。

第五节　传染病的诊断

早期明确传染病的诊断有利于患者的隔离和治疗。传染病的诊断要综合分析下列三个方面的资料。

（一）流行病学资料

流行病学资料在传染病的诊断中占有重要地位。由于某些传染病在年龄、职业、季节、地区及生活习惯方面有高度选择性，考虑诊断时必须取得有关流行病学资料作为参考。预防接种史和过去病史有助于了解患者的免疫状态，当地或同一集体中的传染病的发生情况也有助于诊断。

（二）临床资料

全面而准确的临床资料来源于详尽的病史询问和细致的体格检查。发病的诱因和起病方式对传染病的诊断有重要的参考价值，必须加以注意。热型及伴随症状，如腹泻、头痛和黄疸等都要从鉴别诊断的角度加以描述。体格检查时特别注意有重要诊断意义的体征，如玫瑰疹、麻疹口腔黏膜斑、腓肠肌压痛、脊髓灰质炎的肢体弛缓性瘫痪等。

（三）实验室及其他检查资料

实验室及其他检查包括实验室检查和器械检查等，对传染病的诊断具有特殊的意义，病原体的检出或被分离培养可直接确定诊断，而免疫学检查亦可提供重要依据。一般实验室检查对许多传染病的早期诊断也有很大帮助。

1. 一般实验室检查　包括血液、大小便常规检查和生化检查。血液常规检查中以白细胞计数和分类的用途最广。白细胞总数显著增多常见于化脓性细菌感染，如流行性脑脊髓膜炎、败血症和猩红热等。有些革兰氏阴性杆菌感染时，白细胞总数往往升高不明显，甚至减少，如伤寒及副伤寒等。病毒性感染时，白细胞总数通常减少或正常，如流行性感冒、病毒性肝炎等，但肾综合征出血热、流行性乙型脑炎、狂犬病等白细胞计数也常增高。原虫感染时，白细胞总数也常减少，如疟疾、黑热病等。蠕虫感染时，嗜酸性粒细胞通常增多，如钩虫、血吸虫和并殖吸虫等感染。嗜酸性粒细胞减少则常见于伤寒、流行性脑脊髓膜炎等。

尿常规检查有助于肾综合征出血热的诊断。大便常规检查有助于肠道寄生虫与细菌感染的诊断，如果酱样便可见于肠阿米巴病患者，黏液脓血便常见于细菌性痢疾患者。血液生化检查有助于病毒性肝炎、肾综合征出血热等的诊断。

2. 病原学检查

（1）病原体的直接检查：许多传染病可通过显微镜或肉眼检出病原体而明确诊断，如从血液或骨髓涂片中检出疟原虫、微丝蚴等；从大便涂片中检出各种寄生虫虫卵及阿米巴原虫等；从脑脊液离心沉淀的墨汁涂片中检出新型隐球菌等。可用肉眼观察粪便中的绦虫节片、蛔虫和粪便孵出的血吸虫毛蚴等。

（2）病原体分离培养：细菌、螺旋体和真菌通常可用人工培养基分离培养，如伤寒沙门菌、志贺菌、霍乱弧菌、钩端螺旋体和新型隐球菌等。立克次体则需经动物接种或细胞培养才能分离出来，如斑疹伤寒、恙虫病等。病毒分离一般需用细胞培养，如脊髓灰质炎病毒、流行性乙型脑炎病毒等。用以分离病原体的标本可采用血液、尿、粪、脑脊液、痰、骨髓和皮疹吸出液等，尽量在病程的早期阶段采集，最好在使用抗病原体的药物前采集。注意标本的正确保存和运送。

3. 分子生物学检测

（1）分子杂交：利用同位素 ^{32}P 或生物素标记的分子探针可以检出特异性的病毒核酸如乙型肝炎病毒 DNA，或检出特异性的毒素如大肠埃希菌肠毒素。

（2）聚合酶链反应（polymerase chain reaction，PCR）：用于病原体核酸检测，能把标本中的 DNA 分子片段扩增一百万倍以上，具有高敏感性和高特异性。用于乙型肝炎病毒和其他 DNA 病毒核酸检测，可显著提高检出率。反转录 PCR（reverse transcriptional PCR，RT-PCR）用于检测标本中的 RNA，如丙型肝炎病毒核酸的检测。

4. 免疫学检查　应用已知的抗原或抗体检查血清或体液中的相应抗体或抗原，是最常见的免疫学检查方法，若能进一步鉴定其抗体的免疫球蛋白类型属于 IgG 或 IgM，则对判断近期感染或既往感染有鉴别诊断意义。免疫学检测还可用于受检者的免疫功能是否有所缺陷。

（1）特异性抗体的检测：在传染病早期，特异性抗体在血清中往往尚未出现或滴度很低，而在恢复期或后期则抗体滴度有显著升高，故在急性期及恢复期双份血清检测其抗体由阴性转为阳性或滴度升高 4 倍以上时，有重要诊断意义。特异性 IgM 型抗体的检出有助于现症感染或近期感染的诊断。特异性抗体检测方法有很多，其中酶标记技术具有特异性强、灵敏度高、操作简便、重复性好等优点，因此最常用。

（2）特异性抗原的检测：病原体特异性抗原的检测有助于在病原体直接分离培养不成功的情况下提供病原体存在的直接证据。其诊断意义往往较抗体检测更早、更为可靠。例如，在乙型肝炎病毒分离培养还未成功时，乙型肝炎表面抗原的检出即可给诊断提供明确依据。常用于检测血清或体液中特异性抗原的检查方法包括凝集试验、酶联免疫吸附试验、免疫荧光检查等。

（3）免疫球蛋白检测：血清免疫球蛋白浓度检测有助于判断体液免疫功能。

（4）T 细胞亚群检测：用单克隆抗体检测 T 细胞亚群可了解各亚群的 T 细胞数和比例，常用于艾滋病的诊断。

5. 其他检查　其他检查包括支气管镜、胃镜和结肠镜等内镜检查；超声检查、磁共振成像（magnetic resonance imaging，MRI）、计算机体层成像（computed tomography，CT）和正电子发射体层成像（positron emission tomography，PET）等影像学检查；活体组织病理检查对确定诊断有重要意义。

第六节　传染病的治疗

一、治疗原则

治疗传染病的目的不仅在于促进患者康复，而且还在于控制传染源，以防止进一步传播和扩散。因此，要坚持综合治疗的原则，即治疗与护理并重，隔离与消毒并重，一般治疗、对症治疗与特效治疗并重的原则。

二、治疗方法

（一）一般治疗及支持治疗

1. 一般治疗　包括隔离、消毒、护理和心理治疗。患者的隔离按其传播途径和病原体排出方式及时间而异，并应及时做好消毒工作。病室应保持安静清洁，空气流通，使患者保持良好的休息状态。良好的护理能满足患者生理生活需要，保障医疗诊治顺利进行，直接关系着疾病的疗效和预后。医护人员良好的服务态度、工作作风、对患者的同情心都是心理治疗的重要组成部分,有助于提高患者战胜疾病的信心。

2. 支持治疗　包括给予患者足够热量、维生素丰富的易于消化的饮食。对进食困难的患者,通过喂食、鼻饲或静脉补给必要的营养品,适当补充液体和盐类,维持患者水、电解质和酸碱平衡。

(二)病原治疗

病原治疗是针对病原体的治疗措施,具有协助机体清除病原体的作用,以达根治和控制传染源的目的。常用的药物有抗生素、化学治疗制剂和血清免疫制剂等。针对细菌和真菌的药物主要为抗生素及化学制剂。针对病毒的药物,除少数外,目前的疗效还很不理想。血清免疫制剂包括各种抗毒素和免疫调节剂,如白喉和破伤风抗毒素等,某些免疫调节剂,如白细胞介素、干扰素和胸腺素等对某些病原体也有一定的抑制、杀灭作用。某些抗生素和抗毒素可引起过敏反应,在应用前都应详细询问药物过敏史和做皮肤敏感试验。对抗毒素过敏者,必要时可采用脱敏疗法。

(三)对症治疗

对症治疗可以减轻或消除患者的某些痛苦症状,控制病情发展,维护和调节机体免疫功能,减少机体消耗,保护重要脏器功能,对促进机体康复甚为必要。高热时采取合理的降温,抽搐时给予镇静剂治疗,昏迷时缓解脑水肿,采取苏醒措施,休克时采取的改善微循环措施,心力衰竭时采取强心、利尿措施等,严重毒血症时采用肾上腺皮质激素疗法等,均有利于患者度过危险期,及早恢复健康。

(四)康复治疗

某些传染病,如脊髓灰质炎、流行性乙型脑炎和流行性脑脊髓膜炎等可引起某些后遗症,需要采取针灸治疗、理疗、高压氧等康复治疗措施,以促进机体恢复。

(五)中医中药治疗

中医(traditional Chinese medicine)、中药(Chinese herb medicine)的精华逐渐被现代医学所接受,其对调整患者各系统的功能起相当重要的作用。在某些慢性疾病和后遗症治疗中,中医中药配合其他治疗措施常常能取得良好的治疗效果。某些中药如黄连、鱼腥草、板蓝根和山豆根等有一定的抗微生物作用。

第七节　传染病的预防

传染病的预防也是传染病学工作者的一项重要任务。作为传染源的传染病患者总是由临床工作者首先发现,因而及时报告、隔离、治疗患者就成为临床工作者无可推卸的责任。同时,应当针对构成传染病流行过程的三个基本环节采取综合性措施,且根据各种传染病的特点,针对传播的主导环节,采取适当的措施,防止传染病的传播。

(一)管理传染源

1. 对传染病患者的管理　传染病的报告制度是早期发现、及时控制传染病的重要措施。根据《中华人民共和国传染病防治法》《突发公共卫生事件与传染病疫情监测信息报告管理办法》及《传染病信息报告管理规范(2015年版)》,将40种法定传染病依据其传播方式、速度及对人类危害程度的不同,分为甲类、乙类和丙类,实行分类管理。

(1)甲类:鼠疫、霍乱,为强制管理传染病。

(2)乙类:严重急性呼吸综合征、艾滋病、病毒性肝炎、脊髓灰质炎、人感染高致病性禽流感、麻疹、流行性出血热、狂犬病、流行性乙型脑炎、登革热、炭疽、细菌性和阿米巴性痢疾、肺结核、伤寒和副伤寒、流行性脑脊髓膜炎、百日咳、白喉、新生儿破伤风、猩红热、布鲁氏菌病、淋病、梅毒、钩端螺旋体病、血吸虫病、疟疾、人感染 H7N9 禽流感、新型冠状病毒感染，为严格管理传染病。

（3）丙类：流行性感冒、流行性腮腺炎、风疹、急性出血性结膜炎、麻风病、流行性和地方性斑疹伤寒、黑热病、丝虫病、包虫病，除霍乱、细菌性和阿米巴性痢疾、伤寒和副伤寒以外的感染性腹泻病，手足口病，为监测管理传染病。

责任报告单位和责任疫情报告人发现甲类传染病和乙类传染病中的肺炭疽、严重急性呼吸综合征等按照甲类管理的传染患者或疑似患者时，或发现其他传染病和不明原因疾病暴发时，均应于 2 小时内通过网络报告。

对其他乙、丙类传染病病人、疑似病人和规定报告的传染病病原携带者在诊断后，应于 24 小时内进行网络报告。

不具备网络直报条件的医疗机构及时向属地乡镇卫生院、城市社区卫生服务中心或县级疾病预防控制机构报告，并于 24 小时内寄送出传染病报告卡至代报单位。

2．对接触者的管理 应分别按具体情况采取检疫措施，密切观察，并适当作药物预防或预防接种。

3．对病原携带者的管理 应尽可能在人群中检出病原携带者，进行治疗、教育、调整工作岗位和随访观察。

4．对动物传染源的管理 如属于经济价值的家禽、家畜，应尽可能加以治疗，必要时宰杀后加以消毒处理；如无经济价值的野生动物则设法杀灭。

（二）切断传播途径

根据各种传染病的不同传播途径，制订切断不同传播途径的具体措施。对于消化道传染病、虫媒传染病以及许多寄生虫病来说，切断传播途径通常是起主导作用的预防措施，其主要措施包括隔离和消毒。

1．隔离 是指将传染期的患者或病原携带者妥善地安置在指定的隔离单位，暂时避免接触，积极治疗和护理，并对具有传染性的分泌物、排泄物、用具等进行必要的消毒处理，以防止病原体向外扩散的医疗措施。隔离的种类如下：

（1）严密隔离：适用于传染性强、病死率高的传染病，如鼠疫、霍乱等。

（2）呼吸道隔离：对由患者的飞沫和鼻咽分泌物经呼吸道传播的疾病，如严重急性呼吸综合征、流行性感冒、麻疹、猩红热、白喉、百日咳、流行性脑脊髓膜炎、肺结核等，应作呼吸道隔离。

（3）消化道隔离：适用于消化道传染病，如细菌性痢疾、甲型肝炎、戊型肝炎、伤寒、阿米巴病等，最好在一个病房中只收治一种病种，否则，应特别注意加强床边隔离。

（4）血液 - 体液隔离：适用于经血液、体液及血制品传播的疾病，如艾滋病、乙型肝炎、丙型肝炎、梅毒等，在一个病房中只住由同种病原体感染的患者。

（5）接触传播：适用于病原体直接或间接地接触皮肤或黏膜而引起的传染病，如破伤风、炭疽、梅毒和皮肤的真菌感染等，应做接触隔离。

（6）昆虫隔离：对以昆虫作为媒介传播的传染病，如流行性乙型脑炎、回归热、丝虫病、黑热病、疟疾等，应做昆虫隔离。病室应有纱门、纱窗，做到防蚊、防蝇、防螨、防虱和防蚤等。

（7）保护性隔离：对抵抗力特别低的易感者，如长期大量应用免疫抑制剂者、严重烧伤的患者、早产婴儿和器官移植术患者等，应做保护性隔离。在诊断、治疗和护理工作中，尤其应注意避免医源性感染。常见传染病的潜伏期、隔离期、检疫期，可参阅附录一中的附表1-1相关内容。

2．消毒 是切断传播途径的重要措施。狭义的消毒是指用物理、化学的方法消灭、清除污染环境中的病原体。广义的消毒则包括消灭传播媒介。消毒有疫源地消毒（包括随时消毒和终末消毒）及预防性消毒两大类。消毒方法有物理消毒法和化学消毒法，可根据不同的传染病选择采用。

　　搞好环境卫生、开展爱国卫生运动是预防传染病的重要措施。

（三）保护易感人群

　　提高人群的非特异性和特异性免疫力，加强个人防护、药物预防或紧急接种，可预防传染病的发生和流行。对有职业性感染可能的高危人群，及时给予预防性措施，一旦发生职业暴露，立即进行有效的预防接种或药物预防。

　　1. 提高人群非特异性免疫力　就是提高人群抗传染病的能力，包括提高心理素质和生理素质。具体的措施有加强精神修为，保持良好的心态、情绪；加强营养、坚持身体锻炼等。

　　2. 提高人群特异性免疫力　就是人群抗某种传染病的能力，最关键的还是对特定病原体的特异性免疫力。提高特异性免疫力的方法包括以下两种：

　　（1）提高人群的主动免疫力：将疫苗、菌苗、类毒素接种于人体，使机体产生对病毒、细菌和毒素的特异性主动免疫力，接种后免疫力在 1～4 周内出现，持续数月至数年。主动免疫是控制传染病以至最终消灭传染病的主要措施。人类由于普遍接种牛痘苗，现已在全球消灭天花，就是预防接种效果的明证。国内儿童计划免疫对传染病的预防起关键性的作用。

　　（2）提高人群的被动免疫力：注射特异性免疫球蛋白后，可使机体即刻具有特异性免疫力，但持续时间仅 2～3 周，可用于治疗，也可用于易感者的紧急预防。常用制剂有特异性免疫球蛋白、白喉抗毒素、破伤风抗毒素、人丙种球蛋白等。

知识链接

类毒素的应用

　　类毒素是某些细菌的外毒素经甲醛处理后，失去毒性而仍保留其免疫原性，能刺激机体产生保护性免疫的制剂。常用的类毒素包括白喉类毒素、破伤风类毒素等。其作用：①将类毒素注射到动物体内，制备动物免疫血清（含抗毒素），将此血清注入人体后，可使人体立即获得相应的特异性免疫力，但持续时间仅 2～3 周；②将类毒素制成疫苗，通过人工主动免疫，使人获得对某种疾病的免疫力；③类毒素也可与死疫苗混合制成联合疫苗，如百白破三联疫苗，就是百日咳死疫苗、白喉类毒素、破伤风类毒素混合制成的，主要用于预防儿童易发的白喉、百日咳、破伤风三种疾病。

（沈钦海）

ER-1-3

扫一扫，测一测

? 复习思考题

　　1. 试述传染病的预防。

　　2. 试述各类病原体所引起的传染病产生的免疫力有哪些特点。

　　3. 隔离的种类有哪些？

第二章 病毒性传染病

学习目标

　　了解病毒性肝炎、艾滋病、流行性乙型脑炎、流行性感冒、狂犬病、肾综合征出血热等常见病毒性传染病病原学特点、发病机制及病理解剖。熟悉病毒性肝炎、艾滋病、流行性乙型脑炎、流行性感冒、狂犬病、肾综合征出血热等常见病毒性传染病的实验室及其他检查、鉴别诊断。掌握病毒性肝炎、艾滋病、流行性乙型脑炎、流行性感冒、狂犬病、肾综合征出血热等常见病毒性传染病的流行特点、典型的临床表现、并发症、诊断要点及治疗措施。

第一节　病毒性肝炎

　　病毒性肝炎（viral hepatitis）是由多种肝炎病毒引起的以肝脏损害为主的一组全身性传染病。目前确定的病毒性肝炎类型有甲型肝炎（hepatitis A）、乙型肝炎（hepatitis B）、丙型肝炎（hepatitis C）、丁型肝炎（hepatitis D）及戊型肝炎（hepatitis E）5 型。各型病毒性肝炎的临床表现相似，以乏力、厌油、食欲减退、肝功能异常、肝脾大为主，部分病例出现黄疸。甲型和戊型肝炎经粪 - 口途径传播，基本表现为急性肝炎；乙、丙、丁型肝炎主要经血液、体液等胃肠外途径传播，易变成慢性，少数可发展为肝硬化或肝细胞癌。

【病原学】

　　目前公认的病毒性肝炎的主要致病因子有 5 种，即甲、乙、丙、丁、戊型肝炎病毒。庚型肝炎病毒、输血传播病毒等致病性不确定。EB 病毒、巨细胞病毒、埃可病毒、柯萨奇病毒、风疹病毒、单纯疱疹病毒等也可引起肝脏炎症，但主要引起肝以外的临床表现，不包括在本病范畴。

（一）甲型肝炎病毒

　　1993 年国际病毒分类委员会（ICTV）将甲型肝炎病毒（hepatitis A virus，HAV）归类为微小 RNA 病毒科嗜肝 RNA 病毒属。HAV 为直径 27～32nm 的球形颗粒，无包膜。电镜下见实心和空心两种颗粒，实心颗粒为完整的 HAV，有感染性；空心颗粒为未成熟的不含 RNA 的颗粒，有蛋白衣壳，具有抗原性，但无感染性。HAV 基因组为单股线状 RNA，全长由 7 478 个核苷酸组成。能感染人的只有一个血清型，因此只有一个抗原抗体系统，感染后早期产生 IgM 型抗体，是近期感染的标志，一般持续 8～12 周，少数持续 6 个月，IgG 型抗体则是既往感染或免疫接种后的标志，可长期存在。

　　HAV 在体外抵抗力较强，耐酸碱，在室温下可存活一周，在干粪中 25℃条件下能生存 30 天，在贝壳类动物、污水、淡水、海水、泥土中生存数月。80℃ 5 分钟或 100℃ 1 分钟即可被杀灭。HAV 对甲醛、氯等消毒剂及紫外线敏感，对乙醚耐受。

（二）乙型肝炎病毒

　　乙型肝炎病毒（hepatitis B virus，HBV）是嗜肝 DNA 病毒科正嗜肝 DNA 病毒属中的一员。

1. 形态及生物学特性　　在电镜下观察，HBV 感染者血清中存在 3 种形式的颗粒：①大球形颗粒（Dane 颗粒），为完整的 HBV 颗粒，直径 42nm，由包膜和核心两部分组成。包膜为脂蛋白，厚 7nm，内含乙型肝炎表面抗原（HBsAg）、糖蛋白、细胞脂质。核心直径 27nm，内含环状双股 DNA、DNA 聚合酶、核心蛋白；②小球形颗粒，直径 22nm；③丝状或核状颗粒，直径 22nm，长 100～1 000nm。后两种颗粒仅由 HBsAg 组成，为空心包膜，不含核酸，无感染性。一般情况下，小球状颗粒最多，Dane 颗粒最少。

HBV 在体外抵抗力很强，对热、低温、干燥、紫外线及一般浓度的消毒剂均能耐受。在 37℃ 可存活 7 天，在干燥或冰冻环境下能生存数月到数年。65℃10 小时，100℃10 分钟，可使 HBV 的感染性消失。对 0.2% 苯扎溴铵及 0.5% 过氧乙酸敏感。

2. 基因组结构及编码蛋白 HBV 基因组由不完全双链环状 DNA 组成，两条链的长度不一，长链为负链，有固定的长度，约含 3 200 个核苷酸，短链为正链，长度为负链的 50%～80%。负链有 4 个开放读码框架（open reading frame，ORF），分别是 S 区、C 区、P 区、X 区（图 2-1），其中 S 区完全嵌合于 P 区内，C 区、X 区和 P 区部分相互重叠，ORF 重叠的结果使 HBV 基因组序列利用率高达 150%。①S 区由前 S1（preS1）基因、前 S2（preS2）基因、S 基因组成，分别编码前 S1 蛋白（preS1）、前 S2 蛋白（preS2）、HBsAg。②C 区由前 C（preC）基因和 C 基因组成，分别编码 HBeAg 和 HBcAg。③P 区编码 DNA 聚合酶。④X 区编码的乙肝 X 抗原（HBxAg），对原发性肝癌的发生起重要作用。

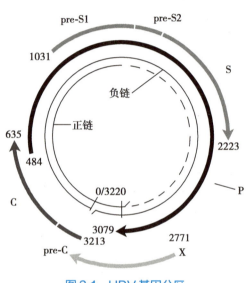

图 2-1 HBV 基因分区

HBV 基因组易突变，S 区基因突变导致 HBsAg 亚型改变及血清 HBsAg 阴性的 HBV 感染，前 C 基因区突变及 C 区启动子变异可引起 HBeAg 阴性的 HBV 感染，C 区突变可致抗 HBc 阴性的 HBV 感染，P 区基因突变可致 HBV 复制减弱或停止，X 区基因突变可使 HBxAg 合成障碍。

（三）丙型肝炎病毒

丙型肝炎病毒（hepatitis C virus，HCV）是 1989 年经分子克隆技术发现的，1991 年国际病毒命名委员会将其归为黄病毒科（*Flaviviridae*）肝炎病毒属（*Hepacivirus*）。HCV 呈球形颗粒，直径 30～60nm，外有脂质外壳、囊膜和棘突结构，内有由核心蛋白和核酸组成的核衣壳。HCV 基因组为单股正链 RNA，全长约 9.4kb，基因组两侧分别是 5′ 和 3′ 非编码区，中间为 ORF，编码区从 5′ 端依次为核心蛋白区（C），包膜蛋白区（E$_1$，E$_2$/NS$_1$），非结构蛋白区（NS$_2$，NS$_3$，NS$_4$，NS$_5$）。

HCV 基因组具有显著的异质性，同一基因组不同区段变异程度有显著差别，以 E$_2$/NS$_1$ 区变异程度最大。同一病例存在准种，即 HCV 感染后，在感染者体内形成以一个优势株为主的相关突变株病毒群。根据基因序列的差异，目前可将 HCV 分为 6 个不同的基因型，同一基因型可再分为不同亚型。基因型分布有显著的地区性差别，我国以 1b 型为主。

HCV 对有机溶剂敏感，10% 氯仿可杀灭 HCV。煮沸（100℃ 5 分钟）、紫外线等亦可使 HCV 灭活。血清经 60℃ 10 小时或 1‰ 甲醛 37℃ 6 小时熏蒸可使 HCV 感染性丧失。血制品中的 HCV 可用干热 80℃ 72 小时或加变性剂使之灭活。

（四）丁型肝炎病毒

丁型肝炎病毒（hepatitis D virus，HDV）为沙粒病毒科（*Arenaviridae*）δ病毒属（*Deltavirus*）的成员。呈球形，直径 35～37nm。HDV 是一种缺陷的嗜肝单链 RNA 病毒，需要 HBV 或其他嗜肝 DNA 病毒的辅助才能进行复制。HDV 基因组为共价闭合环状单负链 RNA，长 1 679bp，其二级结构具有核酶活性，能进行自身切割和连接。HDAg 是 HDV 唯一的抗原成分，因此 HDV 只有一个血清型。

（五）戊型肝炎病毒

1983 年采用免疫电镜在患者粪便中观察到戊型肝炎病毒（hepatitis E virus，HEV），病毒体呈球形，无包膜，直径为 27～34nm，HEV 基因组为单正链 RNA，全长 7.2～7.6kb，含 3 个 ORF。HEV 至少分为两个基因型，分别以 HEV 缅甸株和 HEV 墨西哥株作为代表，从我国新疆分离的 HEV 株与缅甸株同源性较大，属同一亚型。目前已发现黑猩猩、多种猴类、家养乳猪等对 HEV 易感，HEV 可在多种猴类中传代，连续传代后毒力无改变。

HEV 不稳定，对高盐、氯仿、氯化铯敏感。在 –70～8℃ 条件下易裂解，但在液氮中保存稳定。在碱性环境中较稳定，在镁或锰离子存在下可保持其完整性。

肝组织中可检测到 HEVAg，主要定位于肝细胞质。血液中检测不到 HEVAg。

【流行病学】

（一）甲型肝炎

1. 传染源　甲型肝炎无病毒携带状态，传染源为急性期患者和隐性感染者，隐性感染数量远较急性期患者多。粪便排毒期在起病前 2 周至血清丙氨酸氨基转移酶（ALT）高峰期后 1 周，少数患者可延长至其病后 30 天。

2. 传播途径　粪 - 口途径是甲型肝炎的主要传播途径。含甲肝病毒的粪便污染饮用水源和水生贝类（如毛蚶）可致暴发流行。日常生活接触多散在发病，输血后甲型肝炎极罕见。

3. 人群易感性　抗 HAV 阴性者均为易感人群。6 个月以下的婴儿有来自母体的抗 HAV 而不易感，6 个月后，血中抗 HAV 逐渐消失而成为易感者。大多在儿童、青少年时期获得感染，以隐性感染为主，成人 80% 以上因感染而获得了免疫力，感染后可产生持久免疫力。

（二）乙型肝炎

1. 传染源　主要是急、慢性乙型肝炎患者和病毒携带者。

2. 传播途径　含 HBV 的体液或血液进入机体而获得感染，具体传播途径主要有下列几种：

（1）血液、体液及血制品传播：血液中 HBV 含量很高，微量的污染血进入易感者体内即可造成感染，如输血及血制品、注射、手术、拔牙、针刺、共用剃刀、共用牙刷、血液透析、器官移植等均可传播。唾液、汗液、精液、阴道分泌物、乳汁等体液含有 HBV，密切的生活接触、性接触等亦是 HBV 的传播方式。

（2）母婴传播：乙型肝炎的母婴传播主要系分娩时婴儿破损的皮肤接触母血、羊水、阴道分泌物或产后密切接触引起；但少数在宫内直接感染。随着乙肝疫苗联合乙肝免疫球蛋白（HBIG）的应用，母婴传播已明显减少。

（3）其他传播途径：虽然经破损的消化道、呼吸道黏膜或昆虫叮咬在理论上有可能，但实际意义未必重要。

3. 人群易感性　乙肝的易感者为抗 HBs 阴性者。婴幼儿是获得 HBV 感染的最危险时期。新生儿通常不具有来自母体的先天性抗 HBs，因而易感。高危人群包括 HBsAg 阳性母亲的新生儿、HBsAg 阳性的家属、反复输血及血制品者、血液透析患者、多个性伴侣者、静脉药瘾者、接触血液的医务工作者等。

4. 流行特征　乙肝的流行特征有：①地区性：不同地区 HBsAg 携带率不同；②性别差异：男性高于女性；③无明显季节性；④以散发为主，但有家庭聚集现象；⑤婴幼儿感染多见。

（三）丙型肝炎

1. 传染源　急、慢性患者和无症状病毒携带者。病毒携带者有更重要的传染源意义。

2. 传播途径　类似乙型肝炎，由于体液中 HCV 含量较少，且为 RNA 病毒，外界抵抗力较低,其传播较乙型肝炎局限,主要经血液传播,具体传播方式包括:①输血及血制品途径传播;②器官移植、骨髓移植、血液透析,注射、针刺等;③生活密切接触;④性接触;⑤母婴传播。

3.人群易感性   人类对 HCV 普遍易感。抗 HCV 为非保护性抗体。

(四)丁型肝炎

传染源和传播途径与乙型肝炎相似。与 HBV 以重叠感染或同时感染形式存在,以前者为主。人类对 HDV 普遍易感,抗 HDV 不是保护性抗体。我国西南地区感染率较高。

(五)戊型肝炎

传染源和传播途径与甲型肝炎相似,但有如下特点:①暴发、流行均由于粪便污染水源所致,散发多由于不洁食物或饮品所引起;②隐性感染多见,显性感染主要发生于成年人;③原有慢性 HBV 感染者或晚期孕妇感染 HEV 后病死率高;④春冬季为发病高峰;⑤抗 HEV 多在短期内消失,少数可持续 1 年以上。

【发病机制与病理解剖】

(一)发病机制

1.甲型肝炎   HAV 经口进入,由肠道侵入血流,引起短暂的病毒血症,进入肝细胞内复制,两周后由胆汁排出体外。HAV 引起肝细胞损伤的机制尚未完全明了,目前认为在感染早期,由于 HAV 大量增殖,使肝细胞轻微破坏。随后细胞免疫对肝细胞损害起了重要作用。由于 HAV 抗原性较强,容易激活特异性 $CD8^+T$ 淋巴细胞,通过直接作用和分泌细胞因子(如 γ 干扰素)使肝细胞变性、坏死。

2.乙型肝炎   HBV 侵入人体后,未被单核 - 吞噬细胞系统清除的病毒到达肝脏,病毒包膜与肝细胞膜融合,病毒核心侵入。HBV 进入肝细胞后即开始其复制过程,HBV DNA 进入细胞核形成共价闭合环状 DNA(covalently closed circular DNA,cccDNA),以 cccDNA 为模板合成前基因组 mRNA,前基因组 mRNA 进入胞质作为模板合成负链 DNA,再以负链 DNA 为模板合成正链 DNA,两者形成完整的 HBV DNA。HBV 复制过程非常特殊:细胞核内有稳定的 cccDNA 存在,有一个反转录步骤。

乙型肝炎的发病机制迄今尚未完全阐明。肝细胞病变除病毒的直接损害外,主要取决于机体的免疫应答,尤其是细胞免疫应答。机体的免疫反应不同,导致临床表现及预后各异:当机体免疫功能正常时,多表现为隐性感染或急性肝炎,病毒被彻底清除,呈良性经过;当机体免疫功能低下或缺陷,感染乙肝病毒后,不能彻底清除病毒,以致慢性化;当机体处于免疫耐受状态,不发生免疫应答,多成为无症状携带者;而机体免疫反应过于强烈,则导致大片肝细胞坏死,发生重型肝炎。乙型肝炎的肝外伤主要由免疫复合物引起。

3.丙型肝炎   HCV 进入体内后,首先引起病毒血症,病毒血症间断地出现于整个病程。第 1 周即可从感染者血液或肝组织中检出 HCV RNA。第 2 周开始,可检出抗 HCV。目前认为 HCV 致肝细胞损伤有下列因素的参与:① HCV 直接杀伤作用;②宿主免疫因素;③自身免疫:HCV 感染者常伴有自身免疫改变;④细胞凋亡。

HCV 感染后易慢性化。慢性化的可能机制有:① HCV 的高度变异性;② HCV 对肝外细胞的泛嗜性,特别是存在于外周血单核细胞中的 HCV,可能成为反复感染肝细胞的来源;③ HCV 在血液中滴度低,免疫原性弱,机体对其免疫应答水平低,甚至产生免疫耐受,造成病毒能持续存在。

4.丁型肝炎   HDV 的复制效率高,感染的肝细胞内含大量 HDV。丁型肝炎的发病机制还未完全阐明,目前认为 HDV 本身及其表达产物对肝细胞有直接作用,但尚缺乏确切证据。另外,宿主免疫反应也可能参与了肝细胞的损伤。

5.戊型肝炎   发病机制尚不清楚,可能与甲型肝炎相似。细胞免疫是引起肝细胞损伤的主要原因。

（二）病理解剖

病毒性肝炎以肝损害为主，肝外器官可有一定损害。各型临床型肝炎的病理特点：

1. 急性肝炎　肝脏肿大，表面光滑。肝细胞气球样变和嗜酸样变，肝细胞点状或灶状坏死，汇管区轻度炎症细胞浸润，坏死区肝细胞增生，网状支架和胆小管结构正常。黄疸型病变较无黄疸型者重，有明显的肝细胞内胆汁淤积。急性肝炎如出现碎屑状坏死，提示极可能转为慢性。甲型和戊型肝炎，在汇管区可见较多的浆细胞；乙型肝炎汇管区炎症不明显；丙型肝炎有滤泡样淋巴细胞聚集和较明显的脂肪变性。

2. 慢性肝炎　病理诊断主要按炎症活动度和纤维化进行分级（G）和分期（S），见表2-1。

表2-1　慢性肝炎分级、分期标准

炎症活动度（G）			纤维化程度（S）	
级	汇管区及周围	小叶	期	纤维化程度
0	无炎症	无炎症	0	无
1	汇管区炎症	变性及少数点、灶状坏死灶	1	汇管区纤维化扩大，局限窦周及小叶内纤维化
2	轻度碎片状坏死	变性，点、灶状坏死或嗜酸性小体	2	汇管区周围纤维化，纤维间隔形成，小叶结构保留
3	中度碎片状坏死	变性、融合坏死或见桥接坏死	3	纤维间隔伴小叶结构紊乱，无肝硬化
4	重度碎片状坏死	桥接坏死范围广，多小叶坏死	4	早期肝硬化

病理诊断与临床分型的关系：轻度慢性肝炎（G1～2，S0～2）；中度慢性肝炎（G3，S1～3）；重度慢性肝炎（G4，S2～4）。

3. 重型肝炎　①急性重型肝炎：发病初期肝脏体积无明显缩小，约1周后广泛的肝细胞坏死消失，有中性粒细胞浸润，无纤维组织增生。肉眼可见肝体积明显缩小，出现肝萎缩；②亚急性重型肝炎：肝细胞呈亚大块坏死，面积小于1/2。肝小叶周边可见肝细胞再生，形成再生结节，周围被增生的胶原纤维包围，伴小胆管增生，淤胆明显。肉眼见肝脏表面和切面大小不等的小结节；③慢性重型肝炎：在慢性活动性肝炎或肝硬化病变的基础上，有新鲜的大块或亚大块坏死，大部分病例尚可见桥接及碎屑状坏死。

4. 淤胆型肝炎　有轻度急性肝炎的组织学改变，毛细胆管及小胆管内有胆栓形成，肝细胞质内亦可见到胆色素滞留。汇管区水肿和小胆管扩张，中性粒细胞浸润。

【临床表现】

不同类型肝炎病毒引起的临床表现具有共同性，临床上分为急性肝炎（包括急性黄疸型肝炎和急性无黄疸型肝炎）、慢性肝炎（再分为轻、中、重三度）、重型肝炎（有急性、亚急性、慢性三型）、淤胆型肝炎。

不同的肝炎病毒引起的肝炎，其潜伏期各不相同：甲型肝炎2～6周，平均4周；乙型肝炎1～6个月，平均3个月；丙型肝炎2周～6个月，平均6周；丁型肝炎4～20周；戊型肝炎2～9周，平均6周。

（一）急性肝炎

感染各型肝炎病毒后，均有可能发生急性肝炎。根据有无黄疸，急性肝炎分为急性黄疸型肝炎和急性无黄疸型肝炎两个类型。

1. 急性黄疸型肝炎　临床经过的阶段性比较明显，可分3期，总病程2～4个月。

（1）黄疸前期：甲、戊型肝炎起病较急，约80%患者有畏寒、发热。乙、丙、丁型肝炎起病相对较缓。此期主要表现为全身显著乏力、食欲减退、恶心、呕吐、厌油，腹胀，肝区痛、尿色加深等。血清丙氨酸氨基转移酶（ALT）升高，本期持续5～7天。

（2）黄疸期：患者自觉症状有所减轻，发热渐退，但尿黄加深，巩膜、皮肤出现黄染，约2周内达高峰。可有大便颜色变浅、皮肤瘙痒、心动过缓等梗阻性黄疸表现。肝大，质软，有触痛及叩痛，部分病例有轻度脾大。本期一般2～6周。

（3）恢复期：黄疸渐消退，症状逐步消失，肝、脾回缩，本期持续1～2个月。

2. 急性无黄疸型肝炎　除无黄疸外，其他临床表现与黄疸型相似。无黄疸型发病率远高于黄疸型。无黄疸型通常起病较缓慢，症状较轻，主要表现为全身乏力，食欲下降，腹胀，肝区痛，肝大，有轻压痛及叩痛等。恢复较快，病程多在3个月内。有些病例无明显症状，易被忽视。

急性丙型肝炎的临床表现一般较轻，多无明显症状。以轻度全身疲劳、乏力及食欲缺乏为主。有些患者尚可有恶心、腹胀及肝区痛，同时可伴有低热、肝脾大，血清ALT轻中度升高。无黄疸型占2/3以上，即使是黄疸型，黄疸亦属轻度。

急性丁型肝炎可与HBV感染同时发生或重叠于HBV感染。其临床表现部分取决于HBV感染状态。同时感染者临床表现与急性乙型肝炎相似，大多数表现为黄疸型，有时可见双峰型ALT升高，分别表示HBV和HDV感染。重叠感染者病情常较重，ALT升高可达数月之久，部分可进展为急性重型肝炎，此种类型大多会向慢性化发展。

戊型肝炎临床表现与甲肝相似，但黄疸前期较长，平均10天，症状较重，自觉症状至黄疸出现后4～5天才开始缓解，病程较长。妊娠晚期患戊型肝炎时，容易发生肝衰竭。一般认为戊型肝炎无慢性化过程也无慢性携带状态，但临床观察、流行病学调查和肝组织检查均发现，3%～10%的急性戊型肝炎患者可有病程超过6个月的迁延现象。

（二）慢性肝炎

符合下列之一者定义为慢性肝炎：①临床上急性肝炎病程超过半年；②原有乙、丙、丁型肝炎或有HBsAg携带史而因同一病原再次出现肝炎症状、体征及肝功能异常者；③发病日期不明确但根据肝组织病理学或根据症状、体征、实验室及辅助检查综合分析符合慢性肝炎表现者。

慢性肝炎仅见于乙、丙、丁型肝炎。按病变程度分为轻、中、重度。

1. 轻度　症状轻微、病情较稳定，可反复出现乏力、头晕、食欲有所减退、厌油、尿黄、肝区不适、睡眠欠佳、肝稍大有轻触痛，可有轻度脾大。部分病例症状、体征缺如。肝功能指标仅1项或2项轻度异常。

2. 中度　症状、体征、实验室检查居于轻度和重度之间（表2-2）。

表2-2　慢性肝炎的实验室检查异常程度参考指标

项目	轻	中	重
ALT（IU/L）	≤正常值3倍	正常值3～10倍	≤正常值10倍
TBil（μmol/L）	<34.2	34.2～85.5	>85.5
ALB（g/L）	≥35	34～33	≤32
A/G	1.3～1.5	1.2～1.0	≤0.9
γ-globulin（%）	≤21	22～25	≥26
PTA（%）	>70	70～61	60～40
CHE（U/L）	>5 400	5 400～4 500	≤4 500

注：ALT：丙氨酸氨基转移酶；TBil：总胆红素；ALB：白蛋白；γ-globulin：γ-球蛋白；PTA：凝血酶原活动度；CHE：胆碱酯酶。

3. 重度　有明显或持续的肝炎症状，如倦怠、乏力不适、食欲缺乏、恶心、腹胀、右上腹闷痛、尿黄等。可有肝病面容、肝掌、蜘蛛痣等，一般都有脾大，ALT和/或天冬氨酸氨基转移酶

（AST）反复或持续升高，白蛋白降低、丙种球蛋白明显升高。ALB≤32g/L；TBil>85.5μmol/L；PTA60%~40%；CHE≤4 500U/L，四项中有一项者，可诊断为重度慢性肝炎。

（三）重型肝炎

重型肝炎是病毒性肝炎中最严重的一种类型，病死率高。其诱因包括重叠感染（如乙型肝炎重叠戊型肝炎）、妊娠、过度疲劳、精神刺激、饮酒、应用损害肝脏的药物、合并细菌感染、伴有其他疾病（如甲状腺功能亢进、糖尿病）等。

1. 急性重型肝炎　又称暴发型肝炎，发病多有诱因。以急性黄疸型肝炎起病，病情发展迅猛，2周内出现极度乏力，严重消化道症状。出现神经、精神症状，表现为行为异常，性格改变，意识障碍等，体检可见扑翼样震颤及病理反射，出现以Ⅱ度以上肝性脑病为特征的肝衰竭症状。黄疸进行性加深，血总胆红素≥171μmol/L或每天上升≥17.1μmol/L，出现胆-酶分离。有明显出血倾向，凝血酶原时间明显延长，PTA<40%。肝脏进行性缩小，肝臭，可出现中毒性鼓肠，肝肾综合征。病死率高，病程不超过3周。

2. 亚急性重型肝炎　又称亚急性肝坏死。急性黄疸型肝炎起病后15天至24周出现与急性重型肝炎类似的表现。首先出现Ⅱ度以上肝性脑病者，称为脑病型；首先出现腹水及其相关症状（包括胸腔积液等）者，称为腹水型。晚期可有难治性并发症，如脑水肿，消化道大出血，严重感染，电解质紊乱及酸碱平衡失调。白细胞升高，血红蛋白下降，低血糖，低胆固醇，低胆碱酯酶。一旦出现肝肾综合征，预后极差。病程常超过3周，可达数月，容易发展为坏死后肝硬化。

3. 慢性重型肝炎　临床表现同亚急性重型肝炎，但在慢性肝病的基础上发生。

（四）淤胆型肝炎

淤胆型肝炎是以肝内淤胆为主要表现的一种特殊临床类型，又称毛细胆管炎型肝炎。其发生机制为毛细胆管因免疫性炎症而阻塞，而肝细胞受损较轻。急性淤胆型肝炎起病类似急性黄疸型肝炎，但自觉症状较轻。有梗阻性黄疸的临床表现：黄疸较深，持续3周以上。皮肤瘙痒，粪便颜色变浅，肝大。血清总胆红素明显升高，以直接胆红素为主，PTA>60%，γ-谷氨酰转肽酶（γ-glutamyltranspeptidase，γ-GT）、碱性磷酸酶（alkaline phosphatase，ALP）、总胆汁酸（total bile acid，TBA）、胆固醇（cholesterol，CHO）等升高，ALT或AST升高不明显，亦出现胆-酶分离。大多数患者可顺利恢复。在慢性肝炎或肝硬化基础上发生上述表现者，为慢性淤胆型肝炎。

【并发症】

肝内并发症多发生于HBV和/或HCV感染，主要有肝硬化、肝细胞癌、脂肪肝。肝外并发症包括胆道炎症、胰腺炎、糖尿病、甲状腺功能亢进、再生障碍性贫血、溶血性贫血、心肌炎、肾小球肾炎、肾小管性酸中毒等。重型肝炎主要有肝性脑病、上消化道出血、肝肾综合征、细菌感染等并发症。

（一）肝性脑病

常见诱因有：上消化道出血、高蛋白饮食，感染、大量放腹水、大量排钾利尿、使用镇静剂等，其发生可能是多因素综合作用的结果。

（二）上消化道出血

病因主要有：①凝血因子、血小板减少；②胃黏膜广泛糜烂和溃疡；③门脉高压。上消化道出血可诱发肝性脑病、腹水、感染、肝肾综合征等。

（三）肝肾综合征

约半数病例有出血、放腹水、大量利尿、严重感染等诱因。肝肾综合征主要表现为少尿或无尿、氮质血症、水与电解质平衡失调。

（四）感染

重型肝炎易发生难以控制的感染，以胆道、腹膜、肺部感染多见，病原菌以革兰氏阴性杆菌为主，应用广谱抗菌药物后，也可出现真菌感染。

【实验室及其他检查】

（一）血常规检查

急性肝炎时白细胞总数正常或稍低，淋巴细胞相对增多。重型肝炎时白细胞可升高，红细胞及血红蛋白可下降。肝炎肝硬化伴脾功能亢进者可有红细胞、白细胞、血小板减少。

（二）尿常规

尿胆红素和尿胆原的检测有助于黄疸的鉴别诊断。肝细胞性黄疸时两者均为阳性，胆汁淤积性黄疸以尿胆红素阳性为主，溶血性黄疸以尿胆原增多为主。

（三）肝功能检查

1. 血清酶测定

（1）ALT：主要存在于肝细胞质中，是目前临床上反映肝细胞损害最灵敏的指标。急性肝炎时 ALT 明显升高，黄疸出现后 ALT 开始下降。慢性肝炎和肝硬化时 ALT 轻度至中度升高或反复异常。重型肝炎患者可出现 ALT 快速下降，胆红素不断升高的"胆 - 酶分离"现象，提示肝细胞大量坏死。

（2）AST：此酶在心肌含量最高，依次为心、肝、骨骼肌、肾、胰。肝病时血清 AST 升高，提示线粒体损伤，病情持久且较严重，通常与肝病严重程度呈正相关。急性肝炎时如果 AST 持续在高水平，有转为慢性肝炎的可能。

（3）γ-GT：肝癌及肝炎患者可显著升高，在胆管阻塞的情况下更明显。

（4）ALP：血清中的 ALP 来源于肝脏与骨髓，当肝内或肝外胆汁排泄受阻时，肝组织表达的 ALP 不能从胆道排出而回流入血，导致血清 ALP 活性升高。儿童生长发育期可明显增加。

2. 血清蛋白 急性肝炎时，血清蛋白可在正常范围内。慢性肝炎中度以上、肝硬化、（亚急性及慢性）重型肝炎时白蛋白下降，球蛋白升高，A/G 下降甚至倒置。

3. 胆红素 急性或慢性黄疸型肝炎时血清胆红素升高，活动性肝硬化时亦可升高且消退缓慢，重型肝炎时常超过 171μmol/L。胆红素含量是反映肝细胞损伤严重程度的重要指标。

4. 凝血酶原活动度（PTA） PTA 高低与肝损伤程度成反比。PTA≤40% 是诊断重型肝炎的重要依据，亦是判断重型肝炎预后最敏感的实验室指标。

5. 血氨 肝衰竭时清除氨的能力减退或丧失，导致血氨升高，常见于重型肝炎，肝性脑病患者。

（四）病原学检查

1. 甲型肝炎

（1）抗 HAV-IgM：是新近感染的证据，3～6 个月后转阴，是早期诊断甲型肝炎最简便而可靠的血清学标志。

（2）抗 HAV-IgG：出现稍晚，于 2～3 个月达到高峰，持续多年或终身。属于保护性抗体，具有免疫力的标志，提示既往感染或接种过甲肝疫苗。

2. 乙型肝炎

（1）HBsAg 与抗 HBs：HBsAg 感染 HBV 后 2 周即可阳性，反映现症感染 HBV。急性自限性 HBV 感染时血中 HBsAg 持续时间一般为 1～6 周，至恢复期消失，但慢性患者和无症状携带者可持续存在多年。HBsAg 本身只有抗原性，无感染性。抗 HBs 是一种保护性抗体，阳性表示对 HBV 有免疫力，见于乙肝恢复期、过去感染及乙肝疫苗接种后。近期感染者所产生的抗 HBs 为 IgM 抗体，而长期存在血中的为 IgG 抗体。

（2）HBcAg 与抗 HBc：HBcAg 存在于 HBV 感染者血液中 Dane 颗粒核心和肝细胞核内。HBcAg 阳性表示病毒复制，有传染性。抗 HBc-IgM 是 HBV 感染后较早出现的抗体，在发病第一周即可出现，多在 6 个月内消失。高滴度抗 HBc-IgM 提示体内病毒复制；抗 HBc-IgG 出现较迟，在血清中长期存在。高滴度抗 HBc-IgG 提示病毒复制，低滴度通常预示既往感染。

（3）HBeAg 与抗 HBe：急性 HBV 感染时 HBeAg 的出现时间略晚于 HBsAg，HBeAg 的存在表示病毒复制活跃且传染性强。如果 HBeAg 持续存在预示趋向慢性。HBeAg 阴性不一定代表病毒复制停止，有可能是乙肝病毒前 C 基因变异，以致 HBeAg 不能表达。抗 HBe 阳转后，病毒复制多处于静止状态，传染性降低。

（4）HBV DNA：HBV DNA 是病毒复制和传染性的直接标志。目前常用 PCR 和分子杂交检测。

3．丙型肝炎

（1）抗 HCV-IgM 和抗 HCV-IgG：HCV 抗体不是保护性抗体，是 HCV 感染的标志，抗 HCV-IgM 在发病后即可检测到，一般持续 1～3 个月，抗 HCV-IgM 阳性提示现症 HCV 感染。抗 HCV-IgG 阳性提示现症感染或既往感染。

（2）HCV RNA：HCV 在血液中含量很少，常采用巢式（nested）PCR 以提高检出率。HCV RNA 阳性是病毒复制和感染的直接标志。由于影响因素及技术要求较高，易产生假阳性和假阴性，分析结果时应结合临床做出正确判断。

4．丁型肝炎

（1）HDAg 与抗 HD：HDAg 阳性是诊断急性 HDV 感染的直接证据。HDAg 在病程早期出现，持续时间平均为 21 天，随着抗 HD 的产生，HDAg 多以免疫复合物形式存在，此时检测 HDAg 为阴性。在慢性 HDV 感染中，由于有高滴度的抗 HD，HDAg 多为阴性。抗 HD-IgM 阳性是现症感染的标志，抗 HD-IgG 不是保护性抗体，高滴度抗 HD-IgG 提示病毒复制，低滴度提示感染静止或终止。

（2）HDV RNA：血清或肝组织中 HDV RNA 是诊断 HDV 感染最直接的依据。可采用分子杂交和 RT-PCR 方法检测。

5．戊型肝炎

（1）抗 HEV-IgM 和抗 HEV-IgG：抗 HEV-IgM 在发病初期产生，是近期 HEV 感染的标志，大多数在 3 个月内阴转。抗 HEV-IgG 在急性期滴度较高，恢复期则明显下降，持续 6～12 个月。

（2）HEV RNA：采用 RT-PCR 法在粪便和血液标本中检测到 HEV RNA，可明确诊断。

（五）影像学检查

B 超对肝硬化有较高的诊断价值。重型肝炎中可动态观察肝脏大小变化等。彩色超声可观察到血流变化。CT、MRI 的应用价值基本同 B 超，但价格较昂贵，有不同程度的损伤性，如应用增强剂，可加重病情等。

（六）肝组织病理检查

对明确诊断、判断炎症活动度、纤维化程度及评估疗效具有重要价值。还可在肝组织中原位检测病毒抗原或核酸，以助确定病毒复制状态。

【诊断与鉴别诊断】

（一）诊断

1．流行病学资料

（1）甲型肝炎：发病前曾与甲型肝炎患者密切接触，或曾在甲型肝炎流行地区，并饮用过污染的饮品或进食未煮熟的蛤蜊、毛蚶等水产品。

（2）乙型肝炎：有输血、不洁注射史，或与 HBV 感染者接触史，或家庭成员有 HBV 感染者，或婴儿母亲 HBsAg 阳性等。

（3）丙型肝炎：有输血及血制品、静脉吸毒、血液透析史，或有多个性伴侣史，或母亲为 HCV 感染者等。

（4）丁型肝炎：同乙型肝炎。

（5）戊型肝炎：基本同甲型肝炎，暴发以水传播为多见。多见于成年人。

2. 临床诊断

（1）急性肝炎：起病较急，常有畏寒、发热、乏力、食欲减退、恶心、呕吐等急性感染症状。肝大、质软，ALT 显著升高。黄疸型肝炎血清胆红素≥17.1μmol/L，尿胆红素阳性。黄疸型肝炎可有黄疸前期、黄疸期、恢复期 3 期，病程不超过 6 个月。

（2）慢性肝炎：病程超过半年或发病日期不明确而有慢性肝炎症状、体征、实验室检查改变者。常有乏力、厌油、肝区不适等症状，可有肝病面容、肝掌、蜘蛛痣、肝大质偏硬，脾大等体征。根据病情轻重、实验室指标评定轻、中、重三度。

（3）重型肝炎：主要表现为极度乏力，严重消化道症状，黄疸迅速加深，出现胆 - 酶分离现象，肝脏进行性缩小。出血倾向，PTA<40%，皮肤、黏膜出血。出现肝性脑病、肝肾综合征、腹水等严重并发症。急性黄疸型肝炎病情迅速恶化，2 周内出现Ⅱ度以上肝性脑病或其他重型肝炎表现者，为急性重型肝炎；15 天至 24 周出现上述表现者为亚急性重症肝炎；在慢性肝炎或肝硬化基础上出现的重型肝炎为慢性重型肝炎。

（4）淤胆型肝炎：起病类似急性黄疸型肝炎，黄疸持续时间长，症状轻，有肝内胆管梗阻的表现。

3. 病原学诊断

（1）甲型肝炎：抗 HAV-IgM 阳性；抗 HAV-IgG 急性期阴性，恢复期阳性；粪便中检出 HAV 颗粒或抗原或 HAV RNA。

（2）乙型肝炎：有以下任何一项阳性，可诊断为 HBV 感染：①血清 HBsAg；②血清 HBV DNA；③血清抗 HBc-IgM；④肝组织 HBcAg 和 / 或 HBsAg，或 HBV DNA。是否为乙型肝炎或何种类型乙型肝炎，取决于临床表现、肝功能、肝组织学检查。

（3）丙型肝炎：抗 HCV 阳性或 HCV RNA 阳性，可诊断为丙型肝炎。无任何症状和体征，肝功能和肝组织学正常者为无症状 HCV 携带者。

（4）丁型肝炎：有现症 HBV 感染，同时血清 HDAg 或抗 HD-IgM 或高滴度抗 HD-IgG 或 HDV RNA 阳性，或肝内 HDAg 或 HDV RNA 阳性，可诊断为丁型肝炎。不具备临床表现，仅血清 HBsAg 和 HDV 血清标志物阳性时，可诊断为无症状 HDV 携带者。

（5）戊型肝炎：急性肝炎患者抗 HEV-IgG 高滴度，或由阴性转为阳性，或血 HEV RNA 阳性，或粪便 HEV RNA 阳性，可诊断为戊型肝炎。

（二）鉴别诊断

1. 其他原因引起的黄疸

（1）溶血性黄疸：常有药物或感染等诱因，表现为贫血、腰痛、发热、血红蛋白尿、网织红细胞升高，黄疸大多较轻，主要为非结合型胆红素升高。尿胆原增高，尿胆红素阴性。

（2）肝外梗阻性黄疸：常见病因有胆囊炎、胆石症、胰头癌、壶腹周围癌、肝癌、胆管癌、阿米巴脓肿等。有原发病症状、体征，肝功能损害轻，以结合型胆红素升高为主，肝内外胆管扩张。

2. 其他原因引起的肝炎

（1）其他病毒所致的肝炎：巨细胞病毒感染、感染性单核细胞增多症等。可根据原发病的临床特点和病原学、血清学检查结果进行鉴别。

（2）感染中毒性肝炎：如流行性出血热、恙虫病等。主要根据原发病的临床特点和实验室及其他检查加以鉴别。

（3）药物性肝损害：有使用肝损害药物的病史，停药后肝功能可逐渐恢复。肝炎病毒标志物阴性。

（4）酒精性肝病：有长期大量饮酒的历史，肝炎病毒标志物阴性。

（5）自身免疫性肝炎：主要有原发性胆汁性肝硬化（PBC）和自身免疫性肝病。PBC 主要累及肝内胆管，自身免疫性肝病主要破坏肝细胞。诊断主要依靠自身抗体的检测和病理组织检查。

（6）脂肪肝及妊娠急性脂肪肝：脂肪肝大多继发于肝炎后或身体肥胖者。血中甘油三酯多增高，B 超有较特异的表现，妊娠急性脂肪肝多以急性腹痛起病或并发急性胰腺炎，黄疸重，肝缩小，严重低血糖及低蛋白血症，尿胆红素阴性。

（7）肝豆状核变性：肝豆状核变性（hepatolenticular degeneration）又称威尔逊病（Wilson's disease），表现为血清铜及铜蓝蛋白降低，眼角膜边缘可发现凯 - 弗环（Kayser-Fleischer ring）。

病案分析

男性患者，47 岁，工人，因腹胀、尿少 2 周就诊。诉近年来体力下降较明显，易疲乏，其间有右上腹不适，尿黄，未予理会。患者在 1989 年招工体检时无异常发现。1991 年因交通事故做头颅手术，术中曾输血 1 600ml。体格检查：面色灰暗，肝掌征（+），胸前毛细血管扩张，巩膜轻度黄染，肝肋下未及，脾于左肋下 2cm 可触及，质硬，移动性浊音（+）。实验室检查：ALT 65U/L，AST 102U/L，ALB 30g/L，GLB 41g/L，TBil 56μmol/L，DBil 24μmol/L，WBC $3.2×10^9$/L，RBC $3.6×10^{12}$/L，Hb 124g/L，PLT $72×10^9$/L，α-FP 102ng/L。

请分析：

1. 本例初步诊断是什么？有哪些诊断依据？

2. 本病例应与哪些疾病鉴别？

3. 要明确本病例的诊断，需进一步做哪些检查？

解析：

1. 本例初步诊断是：慢性丙型肝炎，活动性肝硬化。

诊断依据：有慢性肝炎的病史及症状、体征；有输血史；有白蛋白减少、腹水、脾功能亢进等肝硬化的表现。

2. 本病例需与乙型肝炎肝硬化、慢性重型肝炎、肝细胞癌等疾病进行鉴别。

3. 要明确本病例的诊断，需要检测抗 HCV，HCV RNA，以支持丙型肝炎的诊断；需要用敏感的方法检测乙肝病毒标志物，如 HBsAg、HBeAg、抗 HBs、抗 HBe、抗 HBc，HBV DNA 等；还需要做 B 超、腹水常规及病理检查以排除肝细胞癌。

【治疗】

病毒性肝炎的治疗应根据不同病原、不同临床类型及组织学损害区别对待。治疗原则均以充足的休息、合理营养为主，辅以适当药物，避免饮酒、过劳和损害肝脏药物。

（一）急性肝炎

急性肝炎一般为自限性，多可完全康复。以一般治疗及支持对症治疗为主。合理饮食，避免使用对肝脏有害的药物，休息尤为重要。辅以药物对症及恢复肝功能，治疗药物不宜多，以免加重肝脏负担。

一般无需抗病毒治疗，但急性丙型肝炎例外，因其容易转为慢性。可选用重组人干扰素 α-2a（rhIFN α-2a，500 万 U，皮下或肌内注射，每周 3 次）或聚乙二醇干扰素 α-2a（peginterferon α-2a，180μg 皮下注射，每周 1 次），疗程 24 周，同时加用利巴韦林（ribavirin）。

知识链接

干扰素

干扰素（IFN）是宿主细胞受到病毒感染或干扰素诱生剂等激发后，产生的一类具有多种生物活性的糖蛋白，可分为 α、β、γ 三种类型：①α- 干扰素（IFN-α）：由人白细胞产生，又称人白细胞干扰素。由于其蛋白分子的变异和肽类氨基酸序列第 23 位和第 34 位的不同，又可分为α-2a（23 位为赖氨酸、34 位为组氨酸）、α-1b（23 位为精氨酸、34 位为组氨酸）、α-2b（23 位及 34 位均为精氨酸）三种。聚乙二醇干扰素α-2a 由 1 分子基因重组干扰素α-2a 和 2 个聚乙二醇长链（相对分子量 200 000），与 1 分子赖氨酸相联结而成。具有长效、制剂稳定性好及免疫性不良反应相对轻的特点；②β- 干扰素（IFN-β）：由人成纤维细胞产生，又称人成纤维细胞干扰素，其结构与α者相似。IFN-α 和 IFN-β 统称为Ⅰ型干扰素；③γ- 干扰素（IFN-γ）：T 淋巴细胞受到特异性抗原刺激后产生，亦称免疫干扰素或Ⅱ型干扰素，其结构与Ⅰ型不同。

（二）慢性肝炎

根据患者具体情况采用综合性治疗方案，调理好机体的心理和生理平衡，改善和恢复肝功能，调节机体免疫，抗病毒，抗纤维化等治疗。

1. 一般治疗　①适当休息：病情较轻者以活动后不觉疲乏为度，把握好生活节奏。病情重者应卧床休息，卧床可增加肝脏血流量，有助于恢复；②合理饮食：适当的高蛋白、高热量、高维生素的易消化食物有利肝脏修复。不必过分强调高营养，以防发生脂肪肝。应避免饮酒；③心理平衡：使患者有正确的疾病观，对慢性肝炎治疗应有耐心和信心。

2. 改善和恢复肝功能　①非特异性护肝药：维生素类，还原型谷胱甘肽，葡醛内脂（肝泰乐）等；②降酶药：五味子类（联苯双酯等），山豆根类（苦参碱等），甘草提取物（甘草酸苷等）；③退黄药物：丹参、茵栀黄、门冬氨酸钾镁、低分子右旋糖酐、山莨菪碱、肾上腺糖皮质激素等。

3. 免疫调节　如胸腺肽或胸腺素、转移因子、特异性免疫核糖核酸等。胸腺肽主要是从猪或小牛胸腺中提取的多肽，每天 100～160mg，静脉注射，3 个月为 1 个疗程。胸腺肽 α_1 为合成肽，每次 1.6mg，皮下注射，每周 2 次，疗程 6 个月。

4. 抗肝纤维化　主要有丹参、冬虫夏草、核仁提取物、干扰素等。

5. 抗病毒治疗　目的是抑制病毒复制，减少传染性；减轻肝组织病变，减少或延缓肝硬化、肝衰竭和肝细胞癌的发生。

（1）α- 干扰素（IFN-α）：可用于慢性乙型肝炎和丙型肝炎抗病毒治疗，它主要通过诱导宿主产生细胞因子起作用，在多个环节抑制病毒复制。有利于干扰素疗效的因素包括：①肝炎处于活动期，ALT 升高，组织病理有活动性炎症存在；②病程短；③女性；④病毒载量低等。

1）IFN-α治疗慢性乙型肝炎：有 HBV 复制（HBeAg 阳性及 HBV DNA 阳性）同时 ALT 异常者，适合 IFN-α治疗。① IFN-α治疗的绝对禁忌证包括：妊娠或短期内有妊娠计划、精神病史（具有精神分裂症或严重抑郁症等病史）、未能控制的癫痫、失代偿期肝硬化、未控制的自身免疫性疾病、伴有严重感染，视网膜疾病，心力衰竭和慢性阻塞性肺部等基础疾病；② IFN-α治疗的相对禁忌证包括：甲状腺疾病，既往抑郁症史，未控制的糖尿病、高血压，治疗前中性粒细胞计数 $<1.0\times10^9$/L 和 / 或血小板计数 $<50\times10^9$/L。

治疗方案（成年）：重组人干扰素α-2a，每次 300 万～500 万 U，推荐剂量为每次 500 万 U，每周 3 次，皮下或肌内注射，疗程 4～6 个月，根据病情可延长至 1 年。聚乙二醇干扰素 α-2a 180μg，每周 1 次，皮下注射，疗程 1 年。亦可采用诱导治疗，即治疗前 15 天～1 个月每天注射 1 次，后改为每周 3 次，至疗程结束。

2）IFN-α治疗慢性丙型肝炎：血清 HCV RNA 阳性及 ALT 升高者适合 IFN-α治疗。应用重组人干扰素 α-2a 或聚乙二醇干扰素 α-2a，联合利巴韦林可提高疗效。目前认为以聚乙二醇干扰素 α-2a 与利巴韦林联合治疗效果最佳。

3）IFN-α的不良反应及处理：①流感样综合征：表现为发热、头痛、肌痛和乏力等，可在睡前注射 IFN-α，或在注射的同时服用解热镇痛药；②一过性外周血细胞减少：如中性粒细胞绝对计数 $\leq0.75\times10^9$/L 和 / 或血小板 $<50\times10^9$/L，应降低 IFN-α剂量；1～2 周后复查，如恢复，则逐渐

增加至原量。中性粒细胞绝对计数≤0.5×10⁹/L 和 / 或血小板 <25×10⁹/L，则应暂停使用 IFN-α。对中性粒细胞明显降低者，可试用粒细胞集落刺激因子（G-CSF）或粒 - 单系集落刺激因子（GM-CSF）治疗；③精神异常：可表现为抑郁、妄想和重度焦虑等精神病症状。对症状严重者，应及时停用 IFN-α，必要时会同精神方面的专科医师进一步诊治；④自身免疫现象：一些患者可出现自身抗体，仅少部分患者出现甲状腺疾病、糖尿病、血小板减少、银屑病、白斑、类风湿关节炎和系统性红斑狼疮样综合征等，应请相关科室医师会诊共同诊治，严重者应停药；⑤其他少见的不良反应：包括肾脏损害、心血管并发症、视网膜病变、听力下降和间质性肺炎等，应停止 IFN-α治疗。

（2）拉米夫定（lamivudine）：是一种反转录酶抑制剂，具有较强的抑制 HBV 复制的作用，可使 HBV DNA 水平下降或阴转、ALT 恢复正常、改善肝组织病变。①适合治疗对象：慢性乙型肝炎患者，年龄 16 岁以上，HBV DNA 阳性，ALT 高于正常，胆红素低于 51.3μmol/L；②不适合治疗对象：有自身免疫性肝病，遗传性肝病，骨髓抑制，明显心、脑、神经、精神病和不稳定糖尿病患者，妊娠妇女。

1）具体用法：拉米夫定 100mg/d，顿服，疗程至少 1 年。根据应答情况延长用药，直到完全应答后 6 个月。无论在治疗中还是在治疗结束时都不宜减量给药。对停药后复发的患者可使用拉米夫定再治疗，也可根据不同病情改用其他治疗方法。有下列情况应停止治疗：①治疗 1 年无效者；②治疗期间发生严重不良反应者；③患者依从性差，不能坚持服药者。停药后应随访观察6～12 个月，每 3～6 个月复查 HBV DNA、HBeAg、ALT、AST 等。

2）疗效判断：①完全应答：HBV DNA 阴转，ALT 正常，HBeAg 血清转换；②部分应答：介于完全应答和无应答之间者；③无应答：HBV DNA，ALT，HBeAg 三项均无应答者。

（3）阿德福韦酯（adefovir dipivoxil）：阿德福韦酯是阿德福韦的前体，在体内水解为阿德福韦发挥抗病毒作用。对拉米夫定耐药变异的代偿期和失代偿期肝硬化均有效。剂量为每天10mg，顿服。较大剂量有一定肾毒性，应定期监测血清肌酐和血磷。

（4）恩替卡韦（entecavir）：成人每天口服 0.5mg 能有效抑制 HBV DNA 复制；对 YMDD 变异者，每天 1mg。

（5）替比夫定（telbivudine）：可迅速降低患者 HBV 载量，治疗第 52 周和第 104 周获得的治疗应答率均高于拉米夫定。剂量：600mg，每天 1 次。

知识链接

YMDD 变异

YMDD 是酪氨酸（tyrosine，Tyr or Y）- 蛋氨酸（methionine，M）- 天冬氨酸（aspartate，Asp or D）- 天冬氨酸 4 个氨基酸的缩写，该 4 个氨基酸位于乙肝病毒 DNA 聚合酶上，是拉米夫定的主要作用位点。如果该位点发生突变，就称为 YMDD 变异。应用拉米夫定后，HBV DNA 聚合酶编码区出现变异，导致 YMDD 基序中的蛋氨酸（methionine，M）被异亮氨酸（isoleucine，I）或缬氨酸（valine，V）替换，分别称为 YIDD 和 YVDD 变异。

（三）重型肝炎

原则是以支持和对症疗法为基础的综合性治疗，促进肝细胞再生，预防和治疗各种并发症。有条件时可采用人工肝支持系统，争取行肝移植。

1. 支持和对症治疗 卧床休息，防止交叉及继发感染，实施重症监护，密切观察病情。尽可能减少饮食中的蛋白质，以控制肠内氨的来源。补液量 1 500～2 000ml/d，补充足量维生素 B、C 及 K，输注新鲜血浆、白蛋白或免疫球蛋白以加强支持治疗。禁用对肝、肾有损害的药物。

2．促进肝细胞再生　①肝细胞生长因子（HGF）：静脉滴注 120～200mg/d，疗程 1 个月或更长，可能有一定疗效；②前列腺素 E_1（prostaglandin E_1，PGE_1）：静脉滴注 10～20μg/d；③胰高血糖素 - 胰岛素（G-I）疗法：胰高血糖素 1mg 和胰岛素 10U 加入 10% 葡萄糖 500ml（胰岛素：葡萄糖为 1：5），缓慢静脉滴注，每天 1 次，疗程 14 天。其疗效尚有争议。滴注期间应观察有无呕吐、心悸、低血糖等不良反应，并及时处理；④肝细胞及肝干细胞或干细胞移植：肝细胞移植是将正常成年肝细胞、不同发育阶段肝细胞、肝潜能细胞、修饰型肝细胞以及相关生长刺激因子，通过不同途径移植到受体适当的靶位，使之定居、增殖，重建肝组织结构，以发挥正常肝功能的肝组织工程。肝细胞移植有较好的应用前景，但仍需进一步临床实践和深入的基础研究。

3．抗病毒治疗　乙型重型肝炎应尽早抗病毒治疗，药物选择以核苷类为主，一般不主张使用干扰素。

4．并发症的防治

（1）肝性脑病：低蛋白饮食，保持大便通畅。口服乳果糖、口服诺氟沙星抑制肠道细菌等措施减少氨的形成和吸收。静脉用乙酰谷酰胺、谷氨酸钠、精氨酸、门冬氨酸钾镁有一定的降血氨作用。纠正假性神经递质可静脉滴注左旋多巴。纠正脑水肿，并注意水电解质平衡。治疗肝性脑病的同时，应积极消除其诱因。

（2）上消化道出血：预防出血可使用组胺 H_2 受体阻断药；有消化道溃疡者可用奥美拉唑；补充维生素 K、C；输注凝血酶原复合物、新鲜血液或血浆、浓缩血小板、纤维蛋白原等；降低门静脉压力。出血时应用止血剂，必要时在内镜下直接止血（血管套扎、电凝止血、注射硬化剂等）。肝硬化门脉高压引起出血还可用手术治疗。出血抢救时应消除患者紧张情绪，并予以吸氧。

（3）继发感染：重型肝炎患者极易继发其他病原感染，必须加强护理，严格消毒隔离。感染多发生于胆道、腹腔、呼吸道及泌尿道等。一旦出现，应及早处理。

（4）肝肾综合征：避免应用肾损害药物，避免引起血容量降低的各种因素。目前对肝肾综合征尚无有效治疗方法，可应用酚妥拉明或多巴胺治疗，大多不适宜透析治疗。

5．人工肝支持系统　非生物型人工肝支持系统对早期重型肝炎有较好疗效，对于晚期重型肝炎有助于争取时间让肝细胞再生或为肝移植做准备。

6．肝移植　目前手术方式基本成熟。肝移植是末期丙型肝炎患者的主要治疗手段，术后 5 年生存率可达 30%～40%。由于肝移植价格昂贵，供肝来源困难、排异反应、继发感染（如巨细胞病毒）等阻碍其广泛应用。

（四）淤胆型肝炎

早期治疗同急性黄疸型肝炎，黄疸持续不退时，可加用泼尼松 40～60mg/d 口服，或静脉滴注地塞米松 10～20mg/d，血清胆红素显著下降后逐渐减量。

【预后】

1．急性肝炎　甲型肝炎预后良好，病死率约为 0.01%。急性乙型肝炎 60%～90% 可完全康复，10%～40% 转为慢性或病毒携带者；急性丙型肝炎 50%～85% 易转为慢性或成为病毒携带者；急性丁型肝炎重叠 HBV 感染时约 70% 转为慢性；戊型肝炎病死率为 1%～5%。

2．慢性肝炎　轻度慢性肝炎患者一般预后良好；重度慢性肝炎预后较差，约 80% 五年内发展成肝硬化。慢性丙型肝炎预后较慢性乙肝稍好。

3．重型肝炎　预后不良，病死率 50%～70%。急性重症肝炎存活者，远期预后较好，多不发展为慢性肝炎和肝硬化；亚急性重症肝炎存活者多数转为慢性肝炎或肝炎后肝硬化；慢性重型肝炎病死率最高，可达 80% 以上，存活者病情可多次反复。

4. 淤胆型肝炎　急性者预后较好，一般都能康复。慢性者预后较差，容易发展成胆汁性肝硬化。

【预防】

（一）管理传染源

本病的传染源是肝炎患者和病毒携带者。急性患者应隔离治疗至病毒消失。慢性患者和携带者可根据病毒复制指标评估传染性大小。加强对从事饮食业、托幼机构和献血人员的检查也是控制传染源的重要环节。

（二）切断传播途径

1. 甲型和戊型肝炎　加强卫生宣传和健康教育，加强粪便、水源管理，做好食品卫生、食具消毒等工作，防止"病从口入"。

2. 乙、丙、丁型肝炎　加强托幼保育单位及其他服务行业的监督管理，严格执行餐具、食具消毒制度。理发、美容、洗浴等用具应按规定进行消毒处理；养成良好的个人卫生习惯。各种医疗器械及用具实行一用一消毒措施，对带血及体液污染物应严格消毒处理，加强血制品管理，防止院内交叉感染。防止母婴传播。

具体消毒方法见表2-3。

表2-3　病毒性肝炎消毒方法

消毒对象	消毒方法	备注
房屋门、窗、墙、地、家具、玩具、运送工具	0.5%～1.0%二氯异氰尿酸钠（优氯净）喷雾 3%氯胺-T（氯亚明）喷雾 0.5%过氧乙酸喷雾	取原药0.5～1.0g，加水至100ml 取原药3g，加水至100ml 取原药2.5ml，（原药有效含量以20%计）加水至100ml
呕吐物、排泄物	较稠呕吐物、排泄物1份加10%～20%漂白粉乳剂2份 较稀呕吐物、排泄物加漂白粉干粉1/5份搅拌，置2小时	消毒液与粪便必须充分搅拌
厕所、垃圾、便具	2%次氯酸钠溶液喷雾 3%漂白粉上清液喷雾 便具用药液浸泡1小时	取原药2ml，加水98ml； 取漂白粉3g（加少量水调匀）加水至100ml，待澄清后取上清液使用
食具、护理用具	0.5%二氯异氰尿酸钠（优氯净），3%氯胺-T（氯亚明），0.5%过氧乙酸，2%次氯酸钠或3%漂白粉浸泡1小时 煮沸10～20分钟	
残余食物	煮沸10～20分钟	如为废弃物也应煮沸后倒掉
手	0.2%过氧乙酸溶液泡2分钟；0.2%二氯异氰尿酸钠（优氯净）洗手	
衣服、被褥、书籍、化验单、病历、人民币	环氧乙烷0.4kg/m³或福尔马林100ml/m³，密闭12～24小时	应在密闭的专用消毒器内进行
医疗器械： 耐热类 不耐热类	高压蒸气68N（15磅），15～30分钟；干热160℃ 2小时，170℃ 1小时；煮沸20分钟 环氧乙烷或福尔马林熏蒸，方法同上 2%戊二醛浸泡1～2小时	取戊二醛8ml（原药含量25%）加少量0.3%碳酸氢钠溶液和水至100ml，使pH值为7.7～8.3
饮用水	余氯保持在0.3～1mg/L，最好煮沸	

（三）保护易感人群

1. 甲型肝炎　注射人免疫球蛋白。适用于接触甲型肝炎的儿童，注射越早越好。

2. 乙型肝炎　①接种乙肝疫苗：是我国预防 HBV 感染的最有效的方法。HBV 易感者均可接种，新生儿应进行普种。现普遍采用 0、1、6 个月的接种程序，每次注射 10～20µg（基因工程疫苗），抗 HBs 阳转率达 90% 以上。新生儿接种第 1 针乙肝疫苗要求在出生后 24 小时内实施，愈早愈好；②乙型肝炎免疫球蛋白（HBIG）：从人血中制备。主要用于 HBV 感染母亲的新生儿及暴露于 HBV 的易感者，应及早注射，保护期约 3 个月。新生儿在出生 12 小时内注射 HBIG 和乙肝疫苗后，可接受 HBsAg 阳性母亲的哺乳。

3. 戊型肝炎　我国夏宁邵等人员研发出重组戊型肝炎疫苗，于 2012 年获准上市，成为世界上第一个用于预防戊型肝炎的疫苗。

（沈钦海　徐　慧）

第二节　艾　滋　病

艾滋病全称为获得性免疫缺陷综合征（acquired immunodeficiency syndrome，AIDS），是由人类免疫缺陷病毒（human immunodeficiency virus，HIV）引起的慢性传染病。本病主要经性接触、血液和母婴传播。HIV 主要侵犯、破坏 CD4$^+$T 淋巴细胞，导致机体出现明显的获得性免疫功能受损乃至缺陷，最终并发各种严重的机会性感染和恶性肿瘤。具有传播迅速、发病缓慢、病死率高、预后差的特点。

【病原学】

HIV 为单链 RNA 病毒，属于反转录病毒科（Retroviridae），慢病毒属（*Lentivirus*）中的人类慢病毒组。HIV 为球形 20 面立体结构，直径 100～120nm，由核心和包膜两部分组成：核心为圆柱状，由两条正链 RNA、反转录酶、DNA 多聚酶（DNAP）和结构蛋白等组成。包裹这些结构的主要成分是核心蛋白 p24；外层为脂质包膜，有 72 个钉状突起，主要由宿主细胞膜与外膜糖蛋白 gp120 和 gp41 共同组成（图 2-2）。

根据 HIV 基因的差异，HIV 分为两型，即 HIV-1 型及 HIV-2 型。HIV-1 是引起艾滋病的主要病原，包括我国在内，全球流行的主要毒株是 HIV-1；HIV-2 主要局限于西非和西欧。

HIV 变异性很强，各基因的变异程度不同，其中 env 基因变异率最高。其发生变异的主要原因有：①反转录酶无校正功能导致随机变异；②宿主的免疫选择压力；③不同病毒之间、病毒与宿主之间的基因重组；④药物选择的压力，尤其是不规范的抗病毒治疗是导致耐药变异的主要原因。

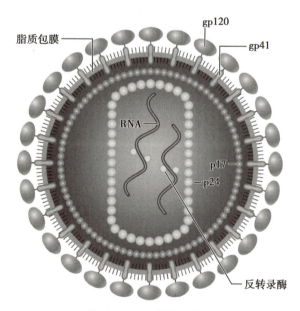

图 2-2　HIV 结构示意图

HIV 既有嗜淋巴性，又有嗜神经性，主要感染 CD4$^+$T 淋巴细胞，也能感染单核 - 吞噬细胞、B 淋巴细胞、小神经胶质细胞、骨髓干细胞等。

HIV 对外界抵抗力低，对热敏感，56℃ 30 分钟可使 HIV 在体外对人的 T 淋巴细胞失去感染性，但不能完全灭活血清中的 HIV；100℃ 20 分钟可将 HIV 完全灭活。浓度为 75% 的乙醇溶液、

0.2%的次氯酸钠及漂白粉均能灭活HIV。但对0.1%甲醛、紫外线和γ射线不敏感。HIV侵入人体可刺激产生抗体，但中和抗体极少，作用极弱。血清中同时存在抗体和病毒时仍有传染性。

【流行病学】

（一）传染源

艾滋病患者和无症状病毒感染者是本病的传染源，患者传染性最强，无症状病毒感染者危害性更大。病毒主要存在于血液、精液和阴道分泌物中，其他体液如胸腹水、脑脊液和乳汁等亦含病毒。

（二）传播途径

1.**性接触传播**　包括同性、异性和双性性接触，是主要的传播途径。HIV从性接触摩擦所致的皮肤黏膜细微破损处侵入机体。与感染率有关的因素包括性伴侣数量、性伴侣的感染阶段、性交方式和性交保护措施等。

2.**经血液和血制品传播**　共用针具静脉吸毒、输入被HIV污染的血液或血制品、介入性医疗操作、文身等均可感染艾滋病。

3.**母婴传播**　感染HIV的孕妇可经胎盘将病毒传给胎儿，也可经产道及产后血性分泌物、哺乳等传给婴儿。HIV阳性孕妇11%～60%会发生母婴传播。

4.**其他途径**　包括接受HIV感染者的器官移植及人工授精等。医护人员被污染的针头刺伤或破损皮肤受污染也可感染。

（三）人群易感性

人群普遍易感，15～49岁发病者约占80%。高危人群为男性同性恋、静脉药物依赖者、与HIV感染者经常有性接触者、血友病、多次接受输血或血制品者、HIV感染母亲所生婴儿。

【发病机制与病理解剖】

（一）发病机制

艾滋病的发病机制主要是CD4$^+$T淋巴细胞在HIV的直接和间接作用下，其细胞功能受损及大量破坏，导致细胞免疫缺陷。同时由于其他免疫细胞均不同程度受损，从而发生各种严重的机会性感染及肿瘤。

1.**HIV感染与复制**　HIV借助于易感细胞表面的受体进入细胞：gp120首先与CD4分子结合，然后与第二受体（CXCR4或CCR5）结合，gp120构象改变与gp41分离，与宿主细胞膜融合进入细胞。其HIV RNA在反转录酶的作用下反转录成负链DNA，并在DNAP的作用下复制成双链DNA，这时的病毒DNA以前病毒的形式整合到宿主细胞核染色体中，经过一定的潜伏期（2～10年）前病毒可被激活，转录和翻译成新HIV RNA和病毒蛋白质，在细胞膜装配成新HIV后芽生释出，再感染并破坏其他细胞。

2.**CD4$^+$T淋巴细胞数量减少和功能障碍**

（1）病毒直接损伤：HIV感染宿主免疫细胞后以每天产生10^9～10^{10}颗粒的速度繁殖，并直接使CD4$^+$T淋巴细胞溶解破坏。病毒复制产生的中间产物及gp120、病毒蛋白R（virion protein R，VPR）等可诱导细胞凋亡。

（2）非感染细胞受累：感染HIV的CD4$^+$T淋巴细胞表面gp120表达，与未感染的CD4$^+$T淋巴细胞的CD4分子结合，形成融合细胞使膜通透性改变，细胞溶解破坏。

（3）免疫损伤：gp120与未感染HIV的CD4$^+$T淋巴细胞结合成为靶细胞，被CD8$^+$细胞毒性T细胞介导的细胞毒性作用及抗体依赖性细胞毒作用攻击而破坏，致使CD4$^+$T淋巴细胞减少。

（4）生成减少：HIV可感染骨髓干细胞，使CD4$^+$T淋巴细胞产生减少。

3.**单核-吞噬细胞功能异常**　巨噬细胞表面也有CD4分子表达，亦可被HIV感染。尽管巨噬细胞具有对抗HIV感染所致的细胞病变作用，但部分巨噬细胞功能异常，抗HIV和其他病原体感染的能力下降。感染HIV的巨噬细胞成为病毒贮存场所，并可携带HIV透过血脑屏障，引起中枢神经系统感染。

4．B 淋巴细胞功能异常　B 淋巴细胞表面低水平 CD4 分子表达,可被 HIV 感染。感染 HIV 的 B 淋巴细胞功能异常,表现为多克隆化、循环免疫复合物和外周血 B 淋巴细胞增高、对新抗原刺激反应降低等方面。

5．自然杀伤细胞异常　HIV 感染早期即有自然杀伤细胞数量减少。可因细胞因子产生障碍或 HIV 通过 gp41 直接抑制自然杀伤细胞的监视功能,使 HIV 感染者易出现肿瘤细胞。

（二）病理解剖

机会性感染病灶中组织炎症反应少,病原体繁殖多。主要病变在淋巴结和胸腺等免疫器官:淋巴结可以为反应性病变如滤泡增生性淋巴结肿,也可以是肿瘤性病变如卡波西肉瘤（Kaposi's sarcoma, KS）及非霍奇金淋巴瘤、伯基特淋巴瘤（Burkitt lymphoma）等;胸腺可萎缩、退行性或炎性病变。中枢神经系统有神经胶质细胞灶性坏死、血管周围炎及脱髓鞘等。

【临床表现】

本病潜伏期长,HIV-1 侵入机体后 2～10 年可发展为艾滋病期,HIV-2 所需时间更长。根据我国艾滋病诊疗标准和指南,可将艾滋病分为急性期、无症状期和艾滋病期。

（一）急性期

急性期通常发生在初次感染 HIV 的 2～4 周左右,部分感染者可出现病毒血症和免疫系统急性损伤的症状。发热最常见,可伴随全身不适、头痛、咽痛、肌肉关节疼痛、恶心、呕吐、腹泻以及皮疹、淋巴结肿大等。血清可检出 HIV RNA 及 p24 抗原,而 HIV 抗体在感染后数周才会出现。CD4$^+$T 淋巴细胞可一过性减少,CD4/CD8 比例倒置。部分患者白细胞和血小板轻度减少和肝功能异常。此期症状常较轻微,易被忽略。症状持续 3～14 天后自然消失。在 HIV 感染初期,血清中虽有病毒和 p24 抗原,但 HIV 抗体尚未产生,此时抗 HIV 呈阴性,称为窗口期。

（二）无症状期

可由原发感染或急性感染症状消失后进入此期。血清可检出 HIV RNA 和抗 HIV 抗体。此期持续 2～10 年或更长时间。其持续时间长短与病毒感染的数量、病毒的型别、感染途径、机体免疫的个体差异性以及营养、卫生条件、生活习惯等因素有关。此期 HIV 病毒在感染者体内不断复制,机体免疫功能受损,CD4$^+$T 淋巴细胞计数下降。

（三）艾滋病期

艾滋病期是人类免疫缺陷病毒感染的最终阶段。此期临床表现复杂,因免疫功能严重缺陷,易发生机会性感染及恶性肿瘤,累及全身各个系统及器官,且常有多种感染和肿瘤并存,出现各种严重的综合病症。主要表现为 HIV 相关症状、各种机会性感染及恶性肿瘤。

1．HIV 相关症状　主要表现为原因不明、持续 1 个月以上的发热、乏力、盗汗、厌食、腹泻;体重下降超过 10%。部分患者出现神经精神系统症状,如头痛、癫痫、记忆力减退、进行性痴呆、下肢瘫痪等。部分患者可出现持续性全身淋巴结肿大,表现为:①除腹股沟淋巴结以外,全身其他部位（如颈、枕、腋下等）两处以上部位的淋巴结肿大;②淋巴结直径≥1cm,质地柔韧,无压痛,无粘连;③持续时间 3 个月以上。无自觉症状,部分肿大淋巴结 1 年以后消散,也可反复肿大。

2．各种机会性感染及肿瘤

（1）呼吸系统:以肺孢子菌肺炎最为常见,且是本病机会性感染死亡的主要原因。主要表现为慢性咳嗽、发热、发绀、血氧分压降低,但肺部啰音较少见,胸部 X 线提示间质性肺炎。结核分枝杆菌、念珠菌、巨细胞病毒和疱疹病毒等常引起肺结核、复发性细菌、真菌性肺炎。

（2）消化系统:白念珠菌、疱疹病毒和巨细胞病毒引起口腔和食管炎症或溃疡最为常见。表现为吞咽疼痛和胸骨后烧灼感。胃肠道黏膜也常受到疱疹病毒、隐孢子虫和卡波西肉瘤的侵犯,引起腹泻和体重减轻、肛周炎、直肠炎等。因隐孢子虫、巨细胞病毒感染肝脏，可出现肝大以及肝功能异常。

（3）中枢神经系统：如弓形虫脑病、隐球菌性脑膜炎、各种病毒性脑膜脑炎等。还可引发原发性脑淋巴瘤和转移性淋巴瘤以及艾滋病痴呆综合征、无菌性脑炎。

（4）皮肤：带状疱疹、传染性软疣、尖锐湿疣、真菌性皮炎和甲癣。

（5）眼部：巨细胞病毒、弓形虫可引起视网膜炎，表现为眼底絮状白斑。

（6）肿瘤：恶性淋巴瘤、卡波西肉瘤等。卡波西肉瘤侵犯下肢皮肤和口腔黏膜，可出现紫红色或深蓝色浸润斑或结节、融合成片、表面溃疡并向四周扩散。这种恶性病变可出现于淋巴结和内脏。

知识链接

卡波西肉瘤（Kaposi's sarcoma）

在免疫缺陷的基础上感染人疱疹病毒 8 型（HHV8）所致的多发性血管性肉瘤，多表现为皮肤的红色或紫红色结节性病变，可累及内脏。卡波西肉瘤细胞可能起源于由间质前体细胞衍化而来的血管或发育异常的内皮细胞。奥地利皮肤病专家 Morit Kaposi（卡波西）于 1872 年首次发现而得名。

【实验室及其他检查】

（一）常规检查

白细胞、血红蛋白、红细胞及血小板均有不同程度的减少。尿蛋白常呈阳性。

（二）免疫学检查

T 淋巴细胞总数下降及 $CD4^+T$ 淋巴细胞计数下降。CD4/CD8<1.0。链激酶、植物血凝素等皮试常阴性。免疫球蛋白、β_2 微球蛋白及新嘌呤可升高。

（三）血生化检查

可有血清氨基转移酶升高及肾功能异常等。

（四）血清学检测

1. **抗体检测**　ELISA 法检测血清、尿液、唾液或脑脊液抗 HIV 可获阳性结果，主要查血清 p24 抗体和 gp120 抗体，其阳性率可达 99%。

2. **抗原检测**　抗 HIVp24 抗原单克隆抗体制备试剂，可用 ELISA 法测血清 p24 抗原。采用流式细胞技术检测血液或体液中 HIV 特异性抗原，对诊断有一定帮助。

（五）病原学检查

1. **分离病毒**　从患者血浆、单核细胞及脑脊液中可分离出 HIV。操作复杂，主要用于科研。

2. **核酸检测**　以体外淋巴细胞培养，再用 Northern 印迹法测淋巴细胞 HIV RNA，也可用 PCR 或 RT-PCR 法测血清 HIV RNA 与 HIV DNA。但试剂价格昂贵，并易出现假阳性。

3. **蛋白质芯片**　近年蛋白质芯片技术发展较快，能同时检测 HIV、HBV、HCV 联合感染者血中 HIV、HBV、HCV 核酸和相应的抗体，有较好的应用前景。

（六）其他检查

X 线检查有助于了解肺部并发肺孢子菌、真菌、结核分枝杆菌感染及卡波西肉瘤等情况。痰、支气管分泌物或肺活检可找到肺孢子菌包囊、滋养体或真菌孢子。粪涂片可查见隐孢子虫。隐球菌脑膜炎者脑脊液可查见隐球菌。弓形虫、肝炎病毒及巨细胞病毒感染可用 ELISA 法测相应抗体。血或分泌物培养可确诊继发细菌感染。组织活检可确诊卡波西肉瘤或淋巴瘤等。

【诊断与鉴别诊断】

（一）诊断原则

HIV 感染或艾滋病的诊断需结合流行病学资料（如不洁性生活史、静脉注射毒品史、输入未经抗 HIV 抗体检测的血液或血制品、HIV 抗体阳性者所生子女及职业暴露史等）、临床表现（如严重机会性感染、卡波西肉瘤、全身淋巴结肿大等）及辅助检查进行综合分析，慎重做出诊断。

成人及 18 个月龄以上儿童，符合下列一项者即可诊断：① HIV 抗体阳性（或核酸定性检测阳性或核酸定量 >5 000copies/ml）；②分离出 HIV。

18 个月龄以下儿童，符合下列之一者即可诊断：① HIV 感染母亲所生和 HIV 分离试验结果阳性；②为 HIV 感染母亲所生和两次 HIV 核酸检测均为阳性（第二次检测需在出生 4 周后进行）。

（二）诊断标准

1. 急性感染期　患者近期内有流行病学史和临床表现，结合 HIV 抗体由阴性转为阳性即可诊断，或仅有 HIV 抗体由阴性转为阳性即可诊断。

2. 无症状感染期　有流行病学史，结合 HIV 抗体阳性即可诊断，或仅有 HIV 抗体阳性即可诊断。

3. 艾滋病期　有流行病学史；HIV 抗体阳性，或 HIV 抗原阳性；加以下各项中的任何一项即可诊断为艾滋病。

（1）原因不明的持续不规则发热 1 个月以上，体温 >38℃。

（2）慢性腹泻 1 个月以上，次数 >3 次 /d。

（3）6 个月内体重下降 10% 以上。

（4）反复发作的口腔念珠菌感染。

（5）反复发作的单纯疱疹病毒感染或带状疱疹感染。

（6）肺孢子菌肺炎。

（7）反复发生的细菌性肺炎。

（8）活动性结核或非结核分枝杆菌病。

（9）深部真菌感染。

（10）中枢神经系统占位性病变。

（11）中青年人出现痴呆。

（12）活动性巨细胞病毒感染。

（13）弓形虫脑病。

（14）马尔尼非青霉菌感染。

（15）反复发生的败血症。

（16）皮肤黏膜或内脏的卡波西肉瘤、淋巴瘤。

HIV 抗体阳性，虽无上述表现或症状，但 CD4$^+$T 淋巴细胞数 <0.2×10^9/L，也可诊断为艾滋病。

（三）鉴别诊断

1. 原发性 CD4$^+$T 淋巴细胞减少症　少数原发性 CD4$^+$T 淋巴细胞减少症可并发严重机会性感染，与 AIDS 相似，但无 HIV 感染流行病学资料。另外，此病 HIV-1 及 HIV-2 病原学检测阴性亦可与 AIDS 区别。

2. 继发性 CD4$^+$T 淋巴细胞减少　主要见于肿瘤及自身免疫性疾病经化疗或免疫抑制治疗以后，详细询问病史有助于鉴别。

【治疗】

　　迄今为止艾滋病尚无特别有效的治疗方法，药物治疗仍在研究和探索中，可酌情抗病毒、控制机会性感染、抗肿瘤和免疫治疗等。

（一）抗病毒治疗

　　目前认为早期抗病毒治疗是关键，它既能缓解病情，减少机会性感染及肿瘤，又能预防或延缓艾滋病相关疾病的发生，如免疫复合物引起的肾小球肾炎和血小板减少等。

　　1．抗病毒药物　我国目前可用于临床的抗 HIV 药物有如下几类：

　　（1）核苷类反转录酶抑制剂：选择性抑制 HIV 反转录酶，掺入正在延长的 DNA 链中，从而抑制 HIV 复制。常用药物有下列几种：①齐多夫定：又名叠氮胸苷，为首选药物，口服吸收好，血清半衰期为 1 小时。成人每次 300mg，2 次/d；儿童 $160mg/m^2$ 体表面积，3 次/d；新生儿和婴幼儿 2mg/kg，4 次/d。②去羟肌苷：成人体重≥60kg 者，每次 200mg，2 次/d；体重 <60kg 者，每次 125mg，2 次/d。副作用为周围神经炎、腹泻、口腔炎及胰腺炎等，可诱发癫痫。③拉米夫定：成人每次 150mg，2 次/d，与齐多夫定合用有协同作用。④阿巴卡韦：每次 150mg，2 次/d。可引起过敏等不良反应。⑤双肽芝：是拉米夫定（150mg）和齐多夫定（300mg）的复合制剂。

　　（2）非核苷类反转录酶抑制剂：主要作用于 HIV 反转录酶某位点使其失去活性。常用药物有奈韦拉平及依非韦伦等，可降低 HIV RNA 水平，但用药 6～20 周后病毒可变异而产生耐药性，故常与其他抗 HIV 药物合用。

　　（3）蛋白酶抑制剂：抑制蛋白酶即阻断 HIV 复制和成熟过程中必需的蛋白质合成。主要药物有利托那韦（ritonavir）、洛匹那韦与利托那韦复合剂（lopinavir/ritonavir）、替拉那韦（tipranavir）、阿扎那韦（atazanavir）、达茹那韦（darunavir）等。

　　（4）整合酶抑制剂：阻止病毒 DNA 整合到宿主 DNA 分子。拉替拉韦（raltegravir）成人每次 400mg，每日 2 次。

　　2．治疗时机　对无症状的 HIV 感染者，当血液中 $CD4^+T$ 淋巴细胞 <$0.2×10^9$/L 时，应开始抗 HIV 治疗；当 $CD4^+T$ 淋巴细胞为（0.21～0.35）$×10^9$/L 时，应考虑开始抗 HIV 治疗；当 $CD4^+T$ 淋巴细胞 >$0.35×10^9$/L，但 HIV RNA 水平 >10^5copies（拷贝）/ml 时，应开始抗 HIV 治疗；无论 $CD4^+T$ 淋巴细胞及 HIV RNA 载量多少，有 AIDS 症状者都应开始抗 HIV 治疗。

（二）免疫治疗

　　采用 IL-2 与抗病毒药物同时应用有助于改善患者免疫功能。

（三）治疗机会性感染及肿瘤

　　1．肺孢子菌肺炎　病原治疗：①首选复方磺胺甲噁唑（每片含 SMZ 400mg，TMP 80mg）3 片，每天 3～4 次，疗程 2～3 周。磺胺药过敏者选用克林霉素 600～900mg 静脉滴注，Q8h，或

450mg 口服，Q6h；联合应用伯氨喹 15～30mg，口服，每天 1 次，疗程 3 周；②氨苯砜（dapsone）100mg，每日 1 次；联合应用 TMP 200～400mg 每日 2～3 次，疗程 3 周；或喷他脒 3～4mg/kg，缓慢静脉滴注（>60 分钟），每日 1 次，疗程 3 周。

2. 其他真菌感染　口腔及食管真菌感染用克霉唑 1.5g 或酮康唑 0.1g，2 次 /d；制霉菌素 2.5 万 U 涂抹黏膜病变处，每天 4 次；肺部念珠菌病等可用氟康唑或伊曲康唑治疗；新型隐球菌性脑膜炎用两性霉素 B、氟胞嘧啶或氟康唑治疗等。

3. 病毒感染　全身性人巨细胞病毒（human cytomegalovirus，HCMV）、单纯疱疹病毒（herpes simplex virus，HSV）、EB 病毒（EBV）感染及带状疱疹可用阿昔洛韦（acyclovir）7.5～10mg/kg，或更昔洛韦（ganciclovir）5mg，每日静脉滴注 2 次，疗程 2～4 周。

4. 弓形虫病　首次治疗，乙胺嘧啶 100mg，每日 2 次，此后剂量根据体重变化：体重≤60kg，乙胺嘧啶 50mg 每日 1 次，加磺胺嘧啶 1 000mg，1 次 /6 小时，加甲酰四氢叶酸 10～25mg，每日 1 次；体重 >60kg，乙胺嘧啶 75mg，每日 1 次，加磺胺嘧啶 1 500mg，1 次 /6 小时，加甲酰四氢叶酸 10～25mg，每日 1 次。

5. 鸟分枝杆菌感染　可用氨苯砜 100mg/d；或阿奇霉素 500mg，1 次 /d；或克拉霉素 500mg，3 次 /d；或乙胺丁醇 15mg/（kg•d），或利福布汀（200～600mg/d）、利福平（600mg/d）、环丙沙星（0.5g，3 次 /d）；氯法齐明 0.1g，1 次 /d。疗程与抗结核相同。

6. 卡波西肉瘤　抗病毒治疗同时使用 α- 干扰素治疗，也可用博来霉素（bleomycin）10mg/m²，长春新碱 2mg/m² 和多柔比星 20mg/m² 联合化疗等。

（四）对症支持治疗

包括输血、营养支持疗法及针对厌食等症状治疗，补充维生素 B_{12} 及叶酸。加强心理治疗，对忧郁或绝望者适当进行精神治疗等。

（五）预防治疗

结核菌素试验阳性者，服异烟肼 4 周。$CD4^+T$ 淋巴细胞 <0.2×10⁹/L 时，应预防肺孢子菌肺炎，用喷他脒（戊烷脒）气雾剂 300mg，每月 1 次，或口服复方磺胺甲噁唑。医务人员被污染针头刺伤或实验室意外者，根据职业暴露后预防程序进行评估和用药预防。

【预后】

部分感染者无症状感染期可达 10 年以上。一旦进入艾滋病期以后，如不进行抗病毒治疗，平均存活期只有 12～18 个月。规范的抗病毒治疗可以显著延长艾滋病患者的生存期。

【预防】

（一）管理传染源

普查高危人群 HIV 感染情况，有助于发现传染源。隔离治疗患者，监控无症状 HIV 感染者。加强国境检疫。

（二）切断传播途径

禁止毒品注射，取缔娼妓，严禁性乱交。高危人群发生性行为时使用安全套。严格筛查血液及血制品，使用一次性注射器。严格消毒医疗器械。规范治疗性传播疾病。对 HIV 感染的孕妇可采用产科干预（如终止妊娠、择期剖宫产等）、抗病毒药物干预及人工喂养等措施。注意个人卫生，不共用牙具、刮胡刀、餐具等。

（三）保护易感人群

重组 HIV-1 gp120 亚单位疫苗或重组痘苗病毒表达的 HIV 包膜作为疫苗等均尚在研制中。

（聂春莲）

第三节 流行性感冒

一、概　述

流行性感冒（influenza）简称流感，是由流行性感冒病毒（influenza virus）引起的急性呼吸道传染病，其潜伏期短、传染性强、传播速度快。临床主要表现为急起高热、明显头痛、乏力、全身肌肉酸痛等感染中毒症状，而呼吸道症状轻微。

【病原学】

流感病毒属正黏病毒科，呈球形或丝状，直径 80～120nm，内含单股 RNA。根据其核心的核蛋白与外膜的基质蛋白抗原性不同，将流感病毒分为甲、乙、丙三型。甲型流感病毒最易发生变异，可感染人和多种动物，为人类流感的主要病原。20 世纪发生的 4 次流感世界大流行，均由甲型流感病毒引起。乙型及丙型流感病毒流行发生相对较少，且仅感染人类。人和动物甲型流感病毒有部分抗原成分相同，但彼此不发生交叉感染。一般需经过中间动物宿主先共同感染后，经重组发生抗原交换，则可以感染人类。但近年已经证实禽流感病毒某些型可通过抗原变异后直接感染人类。

流感病毒颗粒的外膜为脂质双层结构，有两型表面糖蛋白覆盖，分别为血凝素（hemagglutinin，H）和神经氨酸酶（neuraminidase，N）。H 可分为 16 个亚型（H_1～H_{16}），N 有 9 个亚型（N_1～N_9）。

流感病毒不耐热，100℃ 1 分钟即可灭活，对紫外线及常用消毒剂均很敏感，但对低温和干燥有相当耐受力，真空干燥或 –20℃ 以下仍可存活。

【流行病学】

（一）传染源

流感患者及隐性感染者为主要传染源。病后 1～7 天均有传染性，以病初 2～3 天传染性最强。

（二）传播途径

主要通过飞沫经呼吸道传播。也可通过污染的手、日常用品等间接传播。

（三）人群易感性

人群普遍易感，感染后获得免疫力，但不同亚型间无交叉免疫性。由于流感病毒的抗原性及其致病力极易发生变异，病毒变异后人群无免疫力，易引起流行。

（四）流行特征

流感流行常突然发生，并迅速蔓延，流行程度与人群密集程度有关。甲型流感除散发外，可以呈暴发、流行甚至大流行。每 2～3 年一小流行，10～15 年一大流行。乙型流感以局部流行为主，5～6 年发生一次。丙型流感多为散发。

流感大流行时无明显季节性，以冬、春季为主。

知识链接

西班牙流感

1918 年 3 月—1920 年 3 月发生了流行性感冒全球大流行，从阿拉斯加的爱斯基摩部落到太平洋中央的萨摩亚岛，无一幸免。造成全世界约 10 亿人感染，2 500 万～4 000 万人死亡（比第一次世界大战死亡的人数还多，当时世界人口约 17 亿人），病死率为 2.5%～5%（一般流感病死率约为 0.1%）。其名字的由来并不是因为此流感从西班牙暴发，而是因为当时西班牙有约800 万人发病，甚至连西班牙国王也未能幸免，所以被称为"西班牙流感"，亦称"西班牙女郎"。

【发病机制与病理解剖】

病毒复制导致细胞病变是流感发病的主要机制。流感病毒经呼吸道吸入后,借助病毒血凝素的作用,吸附和侵入呼吸道纤毛柱状上皮细胞,在细胞内复制。在神经氨酸酶的协助下,新的病毒颗粒被不断释放并播散,继续感染其他细胞,短期内使大量呼吸道上皮细胞受感染和发生炎症。抵抗力低下者,病毒可向下侵犯气管、支气管,直至肺泡。除上皮细胞坏死脱落外,黏膜下层有出血、水肿,镜下见白细胞浸润。

免疫功能低下者易发展为肺炎型流感,肺泡及肺泡隔水肿,肺泡表面有纤维蛋白渗出,形成透明膜,肺泡细胞坏死、脱落,常有出血。肺泡及肺泡隔可见中性粒细胞及单核细胞浸润。病变范围或局限或弥漫,病情进展可导致肺实变。不完全吸收致部分肺纤维化。肺组织中易分离出流感病毒。继发细菌性肺炎时,可检出大量脓细胞和病原菌。

【临床表现】

潜伏期为数小时至4天,一般为1~3天。

(一)典型流感

症状通常较普通感冒重,主要为突然起病的寒战、高热、显著乏力、头痛、全身肌肉酸痛等全身中毒症状明显,可伴或不伴有流涕、咽痛、干咳等上呼吸道局部症状。体检见急性热病容,面颊潮红,结膜充血,咽喉红肿,肺部可闻及干啰音。病程4~7天,但咳嗽和乏力可持续数周。

(二)轻型流感

急性起病,轻或中度发热,全身及呼吸道症状轻,2~3天内自愈。

(三)肺炎型流感

多见于老年人、婴幼儿、慢性病患者或免疫功能低下者。病初类似典型流感,1~2天后病情迅速加重,出现高热、剧烈咳嗽、血性痰液、呼吸急促、发绀等表现。查体双肺可闻及干、湿啰音,但无肺实变体征。痰细菌培养阴性,抗菌药物治疗无效。多于5~10天内因呼吸、循环衰竭而死亡。

(四)其他类型

流感流行期间,患者除流感的症状体征外,还伴有非呼吸系统表现,成为特殊的类型,主要有以下几种:①胃肠型:伴有呕吐、腹泻等消化道症状;②脑膜脑炎型:表现为意识障碍、脑膜刺激征等神经系统症状;③心肌炎型和心包炎型:分别表现为心肌炎和心包炎;④肌炎型:仅见于儿童,横纹肌溶解为主要表现。

【并发症】

(一)呼吸系统的并发症

主要为继发性细菌性感染,包括急性鼻窦炎、急性化脓性扁桃体炎、细菌性气管炎、细菌性肺炎等。其他呼吸系统并发症还包括慢性阻塞性肺部疾病和哮喘的加重。

(二)肺外并发症

有脓毒症休克、中毒性心肌炎和瑞氏综合征等。

知识链接

瑞氏综合征

瑞氏综合征(Reye's syndrome)是由脏器脂肪浸润所引起的以脑水肿和肝功能障碍为特征的一组综合征,由澳大利亚小儿病理学家Reye于1963年首先报道。一般只发生于儿童,表现为肝大,无黄疸,剧烈头痛、频繁呕吐,甚至昏迷,脑脊液正常。多数患儿出现低血糖和高血氨,少数伴有脱水和代谢性酸中毒。可能与多种因素相关:①病毒感染;②服用阿司匹林;③毒素;④遗传因素。病死率10%~40%,存活者中可遗留智力障碍、癫痫、瘫痪及行为异常等后遗症。

【实验室及其他检查】

（一）血常规检查

外周血白细胞总数正常或减低，淋巴细胞相对较高。合并细菌感染时，白细胞总数与中性粒细胞比例增高。

（二）血清学检查

应用血凝抑制试验或补体结合试验等测定急性期和恢复期血清中抗体，如有 4 倍以上升高，则有诊断意义。

（三）病原学检查

1. 病毒分离　将起病 3 天内患者咽部拭子或含漱液接种于鸡胚进行病毒分离。

2. 病毒抗原检测　取患者鼻甲黏膜印片，用免疫荧光染色或酶法检查病毒抗原，可进行早期快速诊断。

3. 病毒核酸检测　RT-PCR 直接检测患者上呼吸道分泌物中的病毒 RNA，快速、敏感、特异。

【诊断与鉴别诊断】

流感流行期间诊断较容易，可根据接触史及典型的临床表现做出临床诊断。散发病例与轻型病例诊断较困难。确诊依靠从患者分泌物中检出流感病毒抗原、血清抗体反应、RT-PCR 阳性或分离到病毒。

本病尚需与普通感冒、其他病毒引起的呼吸道感染等鉴别，病原学检查是唯一可靠的方法。血清学检测有时亦有一定的鉴别诊断价值。

病案分析

患者，男性，5 岁。因发热、流涕、咽痛、头痛、乏力 3 日于 2009 年 1 月 16 日入院。入院检查：T 39.5℃，P 115 次/min，BP 未测。意识清晰，精神稍差，急性病容，查体合作。双侧结膜充血，咽部充血。双肺呼吸音粗。心率 115 次/min，律齐，各瓣膜区均未闻及病理性杂音。肠鸣音活跃，肾区无叩击痛。脊柱四肢无畸形，活动自如，下肢无水肿，肛门外生殖器未查。四肢无力、肌张力正常，颈软，布鲁辛斯基征（简称布氏征）、双侧克尼格征（简称克氏征）阴性，双侧巴宾斯基征（简称巴氏征）阴性。实验室检查：血常规：WBC $3.9×10^9/L$，N% 60%，L% 35%。

请分析：

1. 该患者初步诊断是什么，有何依据？

2. 为明确诊断，还需做哪些检查？

解析：

1. 该患者的初步诊断为：流行性感冒。

诊断依据：①5 岁幼儿，发热、流涕、咽痛、头痛、乏力 3 日；②查体：精神稍差，急性病容。双侧结膜充血，咽部充血；③外周血白细胞下降，中性粒细胞比例不增高。

2. 为明确诊断，需要进一步做的检查包括：①病毒抗原检查或病毒核酸检测；②血清学检查；③肝肾功能检查、胸部 X 线检查、心电图等。

【治疗】

（一）一般治疗

卧床休息，多饮水，注意营养。密切观察和监测并发症。高热与中毒症状重者应给氧和补充液体。

（二）对症治疗

根据患者的临床表现，给予解热、镇痛，止咳、祛痰、呼吸支持等处理。

（三）病原治疗

1. 抗病毒治疗   目前尚无确切有效的抗病毒药物。

（1）离子通道 M₂ 阻滞剂：代表药为金刚烷胺，只对甲型流感病毒有效。金刚烷胺（amantadine）和甲基金刚烷胺一般用量为每天 0.2g，疗程 5 天。

（2）神经氨酸酶抑制剂：奥司他韦（oseltamivir）能特异性抑制甲、乙型流感病毒的神经氨酸酶，从而抑制病毒的释放，减少病毒传播。推荐口服剂量为成人每天 2 次，每次 75mg，疗程 5 天。儿童体重 15kg 者推荐剂量 30mg，体重 15~23kg 者为 45mg，体重 24~40kg 者为 60mg，体重大于 40kg 者可用 75mg，1 岁以下儿童不推荐使用。

2. 抗菌治疗   有继发细菌感染者，应使用有效抗菌药物。

【预防】

（一）管理传染源

早期发现疫情，及时掌握疫情动态。及早对流感患者进行呼吸道隔离和早期治疗，隔离时间为 1 周或至主要症状消失。

（二）切断传播途径

流感流行期间，避免集会等集体活动，易感者尽量少去公共场所，注意通风，必要时要对公共场所进行消毒。医务人员在工作期间戴口罩，勤洗手，防止交叉感染。流感患者的用具及分泌物使用消毒剂消毒。

（三）保护易感人群

1. 疫苗预防   预防流感最基本的措施是疫苗接种。我国目前使用 3 种流感疫苗：全病毒灭活疫苗、裂解疫苗和亚单位疫苗。

2. 药物预防   可用金刚烷胺 0.1g 口服，每天 2 次，连服 10~14 天，对甲型流感有效。奥司他韦可用于甲型、乙型流感的预防，成人预防用药推荐剂量为 75mg，每天 1 次，连用 7 天。

二、甲型 H1N1 流行性感冒

甲型 H1N1 流感［influenza A（H1N1）］是由新型的甲型 H1N1 流感病毒引起的急性呼吸道传染病。在发生流行初期曾被称为"猪流感""人感染猪流感""新 H1N1 流感""墨西哥流感"等，后来世界卫生组织正式命名为"甲型 H1N1 流感"。

【病原学】

甲型 H1N1 流感病毒属于正黏病毒科（Orthomyxoviridae），甲型流感病毒属（Influenza virus A），为新的甲型 H1N1 亚型流感病毒株，来源于猪、禽类和人类的病毒基因片段，是人流感病毒、猪流感病毒、禽流感病毒通过感染猪后发生基因重组而得到的"混合体"。

【流行病学】

（一）传染源

甲型 H1N1 流感患者为主要传染源，无症状感染者也具有传染性。目前尚无动物传染人类的证据。

（二）传播途径

主要通过飞沫经呼吸道传播，也可通过口腔、鼻腔、眼睛等处黏膜直接或间接接触传播。接触患者的呼吸道分泌物、体液和被病毒污染的物品亦可能引起感染。通过气溶胶经呼吸道传播有待进一步确证。

（三）人群易感性

人群普遍易感。

【临床表现】

潜伏期一般为1～7天，多为1～3天。

典型的流感症状：发热、咳嗽、咽痛、头痛、全身酸痛等，也可伴呕吐、腹泻等消化道症状。多数病例预后良好，少数患者急起高热，继发严重呼吸系统等疾病，最终出现多器官衰竭而死亡。病死率高于一般流感。与既往的季节性流感不同的是，此型流感的大部分死亡病例为年轻人和儿童。

【实验室及其他检查】

（一）血常规检查

白细胞总数一般正常或降低。部分儿童重症病例可出现白细胞总数升高。

（二）血生化检查

部分病例出现低钾血症，少数病例肌酸激酶、天门冬氨酸氨基转移酶、丙氨酸氨基转移酶、乳酸脱氢酶升高。

（三）病原学检查

1. 病毒核酸检测 以RT-PCR检测呼吸道标本（咽拭子、鼻拭子、鼻咽或气管抽取物、痰）中的甲型H1N1流感病毒核酸。

2. 病毒分离 呼吸道标本中可分离出甲型H1N1流感病毒。

3. 血清抗体检查 双份血清甲型H1N1流感病毒特异性抗体水平呈4倍以上升高可以确诊。

（四）胸部影像学检查

甲型H1N1流感肺炎在影像学上表现为肺内片状影，或磨玻璃密度，可合并网状、线状和小结节影。片状影为局限性或多发、弥漫性分布，较多为双侧病变。可合并胸腔积液。儿童病例肺内片状影出现较早，以多发及散在分布多见，易出现过度充气，影像学表现变化快，病情进展时病灶扩大融合，可出现气胸、纵隔气肿等征象。

【诊断与鉴别诊断】

需结合流行病学史、临床表现和辅助检查等综合判断。疑似病例为发病前7日内有密切接触甲型H1N1流感病例史或发病前7日内曾到过流行区，并出现流感样临床表现。确诊病例须有流感样症状并有以下一种或几种实验室及其他检查结果：甲型H1N1流感病毒核酸检测阳性（采用RT-PCR）；分离出甲型H1N1流感病毒；血清甲型H1N1流感病毒的特异性中和抗体水平呈4倍以上升高。

本病应与普通流感、禽流感、上呼吸道感染、肺炎、传染性单核细胞增多症、巨细胞病毒感染、支原体感染、SARS等鉴别。

【治疗】

药敏试验提示甲型H1N1流感病毒对奥司他韦和扎那米韦敏感，对金刚烷胺和甲基金刚烷胺耐药。对危重病例应积极对症治疗，对并发细菌感染者应合理使用抗菌药物等。

【预防】

（一）管理传染源

隔离患者，就地隔离治疗至热退后2天；密切接触者，医学观察7天。

（二）切断传播途径

流行期间少到公共场所、娱乐场所及暂停聚会。与患者近距离接触时，应戴外科口罩和防护眼镜。患者用具进行煮沸消毒。病房进行空气消毒。

（三）保护易感人群

疫苗接种仍是预防流感的基本措施，我国已于2009年9月签发第一批针对甲型H1N1流感病毒的灭活疫苗，并行接种，接种对象为3岁以上人群，孕妇慎用。目前已知的疫苗不良反应一般较轻,但未知的副作用仍在不断观察中。

三、人感染高致病性禽流感

人感染高致病性禽流感(简称人禽流感)是由禽甲型流感病毒某些毒株引起的急性呼吸道传染病。主要临床表现为高热、咳嗽和呼吸急促,病情轻重不一,严重者可出现毒血症、感染性休克、多器官功能障碍综合征以及瑞氏综合征等多种并发症而致死亡。

【病原学】

禽流感病毒属正黏病毒科甲型流感病毒属。根据对禽的致病性的强弱,禽流感病毒可分为高致病性、低致病性和非致病性。其中的 H5 和 H7 亚型毒株(以 H5N1 和 H7N7 为代表)能引起严重的禽类疾病。目前感染人类的禽流感病毒亚型主要为 H5N1、H9N2、H7N7、H7N9,其中感染 H5N1、H7N9 亚型的患者病情重,病死率高。

禽流感病毒很容易被乙醚等有机溶剂以及含氯石灰、碘剂等消毒剂所灭活。对热敏感,56℃ 30 分钟或 100℃ 2 分钟可使该病毒灭活。但对低温抵抗力强。在自然条件下,存在于口腔、鼻腔和粪便中的病毒由于受到有机物的保护,具有较强的抵抗力。

【流行病学】

(一)传染源

主要为患禽流感或携带禽流感病毒的鸡、鸭、鹅等家禽。其他禽类、野禽或猪也有可能成为传染源。患者是否为人禽流感的传染源尚待进一步确定。

(二)传播途径

主要经呼吸道传播。通过密切接触被感染的禽类及其分泌物、排泄物,受病毒污染的水等被感染。

(三)人群易感性

人群普遍易感。12 岁以下儿童发病率较高,病情较重。

(四)流行情况

禽流感通常只在禽类间引起感染和传播,一般不会感染人类。但 1997 年由 H5N1 亚型导致香港禽类禽流感暴发流行过程中,首次发现禽流感病毒由禽到人的传播,有 18 人感染,其中 6 例死亡。自此以后,不断有禽流感病毒(主要为 H5N1、H7N9 等亚型毒株)感染人类的报道。

知识链接

世界卫生组织的流感警告级别

一级:流感病毒在动物间传播,但未出现人感染的病例。

二级:流感病毒在动物间传播,这类病毒曾造成人类感染,因此被视为流感流行的潜在威胁。

三级:流感病毒在动物间或人与动物间传播,这类病毒已造成零星或者局部范围的人感染病例,但未出现人际传播的情况。

四级:流感病毒在人际传播并引发持续性疫情。在这一级别下,流感蔓延风险较上一级别"显著增加"。

五级:同一类型流感病毒在同一地区(比如北美洲)至少两个国家人际传播,并造成持续性疫情。尽管大多数国家在这一级别下仍不会受显著影响,但五级警告意味着大规模流感疫情正在逼近,应对疫情采取措施的时间已经不多。

六级:两个或者两个以上地区发生某种流感病毒的人际传播,意味着全球性流感疫情的蔓延。

【发病机制与病理解剖】

人禽流感的发病机制与普通流感发病机制基本一致。病理解剖显示,支气管黏膜严重坏死;肺泡内大量淋巴细胞浸润,可见散在出血灶和肺不张;肺透明膜形成。

【临床表现】

潜伏期一般在 7 天以内,通常 2～4 天。

起病急,早期与普通流感相似,症状为发热、流涕、咳嗽、咽痛、肌肉酸痛,全身不适等。发热一般在 39℃ 以上,持续 1～7 天。部分病例有恶心、腹痛、腹泻等症状。稍后约半数病例出现呼吸急促及明显的肺炎表现。重症患者病情发展迅速,发病 1 周内很快进展为呼吸窘迫综合征,肺部出现实变体征,随即发展为呼吸衰竭,死亡。还可出现肺出血、胸腔积液、肾衰竭、败血症、感染性休克及瑞氏综合征等并发症。

【实验室及其他检查】

（一）血常规检查

外周血白细胞总数一般正常或降低,重症患者多有白细胞总数及淋巴细胞下降。

（二）病原学检测

1. 病毒抗原及基因检测 取患者呼吸道标本,采用免疫荧光法或酶联免疫法,检查甲型流感病毒核蛋白抗原及禽流感病毒 H 亚型抗原。还可采用 RT-PCR 法检测相应核酸。

2. 病毒分离 可从呼吸道标本中分离禽流感病毒。

（三）血清学检查

取双份血清检查禽流感病毒抗体,抗体效价增高 4 倍以上,有助于回顾性诊断。

（四）影像学检查

X 线胸片可见肺内斑片状、弥漫性或多灶性浸润阴影,但缺乏特异性。重症患者肺内病变进展迅速,呈大片毛玻璃状或肺实变影,少数可伴有胸腔积液。

【诊断】

根据流行病学病史、临床表现及辅助检查结果,排除其他疾病后,可做出人禽流感的诊断。应用 H5 特异性单抗进行直接免疫荧光检测法,阴性结果可快速排除禽流感病毒 H5 亚型。如应用 RT-PCR 法检测特异性血凝素基因 H5 或 H7 则可确定诊断。但最可靠的诊断方法是从呼吸道分泌物中分离到甲型流感病毒 H5N1、H7N9 等亚型。

【治疗】

（一）隔离

对疑似病例、临床诊断病例和确诊病例均应进行隔离治疗。

（二）一般治疗

同流行性感冒治疗。

（三）抗病毒治疗

应在发病 48 小时内试用抗流感病毒药物。用药方法见"流行性感冒"。

（四）重症患者的治疗

处理要点:①营养支持;②加强血氧监测和呼吸支持;③防治继发细菌感染;④防治其他并发症,如短期给予肾上腺皮质激素改善毒血症状及呼吸窘迫。

【预后】

感染 H5N1、H7N9 亚型者预后较差。患者年龄大、存在基础疾病、治疗不及时、出现并发症等影响本病预后。

【预防】

（一）管理传染源

加强对禽类的监测,如确定有禽流感流行,应及时销毁受感染家禽,进行彻底的环境消毒。

进食熟透禽类食物。对患者应加以隔离。

（二）切断传播途径

发生禽流感疫情后，彻底消毒禽类养殖场、市售禽类摊档及屠宰场；彻底消毒患者排泄物；医护人员做好个人防护；保持室内空气清新流通；做好手卫生，杜绝院内感染。

（三）保护易感人群

在禽流感流行时与禽类密切接触者，可口服金刚烷胺预防。目前尚无商品化人用 H5N1、H7N9 疫苗。

（徐　慧）

第四节　流行性乙型脑炎

流行性乙型脑炎（epidemic encephalitis B）简称乙脑，又称日本脑炎（Japanese encephalitis），是由乙型脑炎病毒（Japanese encephalitis virus，JEV）引起的以脑实质炎症为主要病变的中枢神经系统急性传染病。本病经蚊传播，好发于儿童，常流行于夏秋季，主要分布于亚洲。临床上以高热、意识障碍、抽搐、病理反射及脑膜刺激征为特征。病死率高，部分病例可留有严重后遗症。

【病原学】

乙脑病毒属虫媒病毒乙组的黄病毒科，呈球形，为单股正链 RNA。病毒包膜上镶嵌的糖基化蛋白是病毒表面的重要成分，具有血凝活性和中和活性，决定病毒的细胞嗜性与毒力。

乙脑病毒的抗原性稳定，较少变异。人和动物感染病毒后，产生血凝抑制抗体、补体结合抗体、中和抗体，这些特异性抗体的检测有助于临床诊断和流行病学调查。

乙脑病毒易被常用消毒剂所杀灭，不耐热，100℃ 2 分钟或 56℃ 30 分钟即可灭活，对低温和干燥抵抗力较强，用冰冻干燥法在 4℃ 冰箱中可保存数年。乙脑病毒为嗜神经病毒，在细胞质内繁殖，能在乳鼠脑组织内传代，亦能在鸡胚、猴肾细胞和 Hela 细胞中传代增殖。在蚊体内繁殖的适宜温度为 25～30℃。

【流行病学】

（一）传染源

乙脑是人畜共患的自然疫源性疾病，人与许多动物均可成为本病的传染源。在乙脑流行区，动物中家畜（猪、牛、马、羊、犬等）、家禽（鸡、鸭、鹅）和鸟类均可感染乙脑病毒。猪的感染率高达 100%，且病毒血症时间长、血中病毒数量大，是本病的主要传染源。人感染后因血中病毒数量少，病毒血症期短，故病人和隐性感染者不是主要的传染源。

（二）传播途径

乙脑主要通过蚊虫叮咬而传播。库蚊、伊蚊和按蚊的某些种都可传播本病，而三带喙库蚊则是主要传播媒介。蚊虫感染病毒后，可携带病毒越冬，并且可经卵传代，所以蚊虫不仅为传播媒介，也是长期储存宿主。此外，被感染的候鸟、蠛蠓、蝙蝠也是乙脑病毒越冬宿主。

（三）人群易感性

人对乙脑病毒普遍易感，感染表现多为隐性感染，显性与隐性感染之比为 1:（300～2 000）。感染后可获得较持久的免疫力。发病者主要集中在 10 岁以下儿童，以 2～6 岁儿童发病率最高。近年来由于儿童和青少年广泛接种疫苗，成人和老年人的发病率相对增加。

（四）流行特征

1. 地区性　本病流行于亚热带和温带地区，我国除东北北部、青海、新疆及西藏外均有本病流行，农村发病率高于城市。

2．**季节性** 乙脑在热带地区全年均可发生，在亚热带和温带地区有严格的季节性，主要发生在夏秋季，80%～90%的病例集中在7月、8月、9月三个月，这主要与蚊虫活动有关。

3．**散发性** 近年来随着疫苗的广泛接种，乙脑发病率已逐年下降。本病集中发病少，呈高度散发性，家庭成员中很少有多人同时发病。

【发病机制与病理解剖】

带有乙脑病毒的蚊虫叮咬人和动物后，病毒进入机体内，先在单核-吞噬细胞系统内繁殖，随后进入血液循环，引起病毒血症。机体免疫力较强时，病毒不能侵入中枢神经系统，临床上表现为隐性感染或轻型，并可获得终身免疫力。当机体免疫力较弱时，而感染的病毒数量大且毒力强，则病毒可通过血脑屏障侵入中枢神经系统，引起脑实质病变。发病机制与病毒对神经组织的直接侵袭导致神经细胞坏死、胶质细胞增生及炎症细胞浸润有关，亦与免疫性损伤有关。

乙脑的病变范围较广，可累及脑和脊髓，但以大脑皮质、丘脑和中脑最为严重，脊髓的病变最轻。肉眼可见大脑和脑膜充血、水肿、出血，严重者脑实质可出现大小不等的神经细胞坏死软化灶，对本病的诊断具有一定的特征性。镜下可见：

1．**血管病变** 血管高度扩张充血，血流停滞及血管周围环状出血。血管周围间隙增宽，有淋巴细胞为主的炎症细胞浸润，形成所谓的"血管套"。

2．**神经细胞变性、坏死** 表现为细胞肿胀、胞质内空泡形成、尼氏体消失、核偏位、神经元坏死、周围有大量的炎症细胞和少量胶质细胞环绕。

3．**胶质细胞增生** 小胶质细胞增生明显，呈弥漫性或灶性分布。如增生的胶质细胞聚集成群，则形成胶质小结。这些小结多位于小血管旁或坏死的神经细胞附近。

【临床表现】

潜伏期为4～21天，一般10～14天。

（一）典型的临床表现

典型乙脑临床过程可分为3期。

1．**初期** 病初1～3天。起病急，体温在1～2天内上升至39～40℃，伴有头痛、食欲差、恶心、呕吐、精神倦怠和嗜睡，小儿可有上呼吸道或胃肠道症状，此期易误诊为上呼吸道感染。

2．**极期** 病程的第4～10天。初期症状逐渐加重，突出表现为脑实质损害的症状。

（1）高热：体温高达40℃，一般持续7～10天，重型者可达3周以上。热度越高，热程越长，病情越重。

（2）意识障碍：为本病的主要表现，表现为嗜睡、昏睡、昏迷等。最早可发生于第1～2天，多见于第3～8天，通常持续1周左右，重型者可长达1个月以上。昏迷越早、越深、越长，病情越重。

（3）惊厥或抽搐：发生率40%～60%，是病情严重的表现，由于高热、脑实质炎症及脑水肿等引起。先出现面部、眼肌、口唇的小抽搐，后肢体抽搐、强直性痉挛，可发生于单肢或双肢，重者可发生全身强直性痉挛，历时数分至数十分钟不等，均伴有意识障碍。频繁或长时间抽搐可导致发绀、脑缺氧和脑水肿，甚至呼吸暂停。

（4）呼吸衰竭：主要为中枢性呼吸衰竭，多见于重型患者。常因脑实质炎症、缺氧、脑水肿、颅内高压、脑疝和低血钠脑病等所致，尤其是延髓呼吸中枢病变为主要原因。表现为呼吸节律不规则及幅度不均，如呼吸表浅、双吸气、叹息样呼吸、呼吸暂停、潮式呼吸、抽泣样呼吸等，最后呼吸停止。此外，部分患者因合并肺部感染、呼吸道痰液阻塞或脊髓病变导致呼吸肌麻痹而表现为周围性呼吸衰竭，出现呼吸困难、呼吸表浅、短促，呼吸先增快后变慢、发绀等，但呼吸节律整齐。

高热、抽搐和呼吸衰竭是乙脑极期的严重表现，三者互相影响，呼吸衰竭为引起死亡的主要原因。乙脑发生循环衰竭少见。

（5）颅内高压：主要表现为剧烈头痛、频繁呕吐、视神经盘水肿，血压升高、脉搏变慢、四肢肌张力增高等。婴幼儿有前囟隆起。出现脑疝则有瞳孔散大，上眼睑下垂、眼球外斜，病变对侧肢体的肌力减弱或麻痹等症状（颞叶钩回疝）；或极度烦躁、面色苍白、深昏迷、眼球固定、瞳孔扩大、对光反射消失，呼吸骤停而死亡（枕骨大孔疝）。

（6）其他神经系统症状和体征：神经系统的表现多在病程10天内出现。常有①反射改变：浅反射减弱或消失，深反射先亢进后消失，病理反射阳性；②大脑锥体束受损表现：肢体强直性瘫痪、肌张力增强、巴宾斯基征（简称巴氏征，Babinski sign）等病理反射阳性；③脑膜刺激征：以较大儿童及成人多见，可有颈项强直，克尼格征（简称克氏征，Kernig's sign）、布鲁辛斯基征（简称布氏征，Brudzinski's sign）阳性；④其他：因病变部位不同出现相应症状。颞叶受损可有失语、听觉障碍；植物神经受累可有膀胱和直肠麻痹（大小便失禁或尿潴留）；下丘脑受损体温调节障碍出现超高热；延髓麻痹可表现为痰鸣、吞咽困难、语言障碍等。

3. 恢复期　患者体温逐渐下降，神志逐渐转清，语言、意识及各种神经反射日趋好转，一般患者于2周左右可完全恢复，重型患者需要1～6个月才能逐渐恢复。表现为神志迟钝、多汗、失眠、痴呆、失语、流涎、吞咽困难、颜面瘫痪、四肢强直性瘫痪或不自主运动、癫痫样发作等。

4. 后遗症期

约5%～20%的重型患者留有后遗症，主要有失语、肢体瘫痪、意识障碍、痴呆及精神失常等，经积极治疗后仍可有不同程度的恢复，但癫痫有时可持续终身。

（二）临床分型

1. 轻型　发热在39℃以下，神志清楚，可有轻度嗜睡，无抽搐，脑膜刺激征不明显。病程5～7天。

2. 普通型　体温在39～40℃之间，有意识障碍如昏睡或浅昏迷，脑膜刺激征明显，偶有抽搐，病理反射可呈阳性。病程约7～14天，多无恢复期症状。

3. 重型　发热持续在40℃以上，昏迷，反复或持续抽搐，瞳孔缩小，浅反射消失，深反射先亢进后消失，病理反射征阳性。

4. 极重型（暴发型）　起病急骤，体温于1～2天内升至40℃以上，反复或持续强直性抽搐，伴深度昏迷，迅速出现中枢性呼吸衰竭及脑疝，病死率高，多在极期中死亡，幸存者常留有严重后遗症。

【并发症】

并发症发生率约10%，以支气管肺炎最为常见，其次为肺不张、败血症、尿路感染、压疮、口腔炎及应激性胃黏膜病变所致的上消化道大出血。

【实验室及其他检查】

（一）血常规

白细胞总数增高，一般在（10～20）×10^9/L，中性粒细胞在80%以上，部分患者血常规始终正常。

（二）脑脊液

外观无色透明或微浑浊，压力增高，白细胞计数大多在（50～500）×10^6/L，少数可高达1 000×10^6/L以上。早期以中性粒细胞为主，随后则淋巴细胞增多。蛋白轻度增高，糖正常或偏高，氯化物正常。少数患者在病初脑脊液检查正常。

（三）血清学检查

1. 特异性 IgM 抗体测定　该抗体在病后3～4天即可出现，脑脊液中最早在病程第2天即可检测到，2周时达高峰，可作为早期诊断指标。检测的方法有酶联免疫吸附试验（ELISA）、间接免疫荧光法等。

2．补体结合试验　补体结合抗体为 IgG 抗体，具有较高的特异性，多在发病后 2 周出现，不能用于早期诊断，主要用于回顾性诊断或流行病学调查。

3．其他抗体的检测　血凝抑制试验、中和试验均能检测到相应的特异性抗体，主要用于乙脑的流行病学调查。

（四）病毒分离

乙脑病毒主要存在于脑组织中，血及脑脊液中不易分离出病毒，在病程第 1 周内死亡病例的脑组织中可分离到病毒。

【诊断与鉴别诊断】

（一）诊断

诊断依据主要依靠流行病学资料、临床特点，结合辅助检查进行诊断。

1．流行病学资料　严格季节性（夏秋季），多在 7、8、9 月发病，10 岁以下儿童多见，但近年来成人患者有相对增加趋势。

2．临床特点　起病急，有高热、头痛、呕吐，意识障碍，抽搐，病理反射及脑膜刺激征阳性等。

3．实验室及其他检查　白细胞总数及中性粒细胞增高；脑脊液检查结果提示中枢神经系统病毒感染：细胞增多，压力和蛋白增高，糖、氯化物正常；血清学检查，尤其是特异性 IgM 抗体测定可助确诊。补体结合试验双份血清抗体效价呈 4 倍升高者，有助于回顾性诊断。

（二）鉴别诊断

1．中毒性菌痢　多见于夏秋季，且 10 岁以下儿童的发病率高，故需与乙脑相鉴别。中毒性菌痢起病较乙脑更急。常于发病 24 小时内出现高热、抽搐、昏迷，并有脓毒症休克表现，一般无脑膜刺激征，脑脊液多正常。做肛拭或生理盐水灌肠镜检粪便可见大量脓、白细胞。

2．化脓性脑膜炎　中枢神经系统表现与乙脑相似，但多以脑膜炎的表现为主，脑实质病变的表现不突出，脑脊液呈中枢神经系统化脓性感染改变，涂片和培养可找到细菌。其中流脑多见于冬春季，大多有皮肤黏膜瘀点、瘀斑，其他细菌所致者多有原发病灶。

3．结核性脑膜炎　无季节性。常有结核病史，起病较缓，病程长，脑膜刺激征较明显，而脑实质病变表现较轻。脑脊液蛋白明显增高，氯化物和糖均降低，其薄膜涂片或培养可检出结核分枝杆菌，结核菌素试验可呈阳性。胸部 X 线检查和眼底检查可以发现结核病灶。

📋 病案分析

　　男性，6 岁，突起高热 3 天伴抽搐、意识障碍 1 天，于 8 月 12 日入院，体检：T 40.3℃，BP 150/90mmHg，P 107 次/min，R 32 次/min，昏迷状态，全身皮肤未见皮疹，两侧瞳孔不等大，左侧 3mm，右侧 4mm，对光反射迟钝，颈可疑抵抗、双肺可闻及痰鸣音，肝脾未扪及，克氏征阳性，双侧巴氏征阳性，外周血常规 WBC $20.5×10^9$/L，N% 86%。

　　请分析：

　　1．该患者的初步诊断及其依据。

　　2．需进一步做哪些检查？

　　解析：

　　1．该患者的初步诊断为：流行性乙型脑炎。

　　诊断依据：①6 岁幼儿，突起高热 3 天伴抽搐、意识障碍 1 天；②查体：昏迷，皮肤未见皮疹，瞳孔不等大，对方反射迟钝，脑膜刺激征阳性；③外周血白细胞增高。

　　2．需要进一步做的检查包括：①患脑脊液检查；②特异性 IgM 抗体测定；③肝肾功能检查、胸部 X 线检查、心电图检查等。

【治疗】

目前尚无特效的抗病毒治疗药物，病程早期可使用利巴韦林、干扰素等。应采取积极的对症、支持和中西医结合治疗。维持体内水和电解质的平衡，密切观察患者病情变化。重点处理好高热、抽搐、呼吸衰竭等危重症状，降低病死率和减少后遗症的发生。

（一）一般治疗

患者应隔离在有防蚊和降温设施的病房，室温控制在30℃以下。护理应注意患者的体温、神志、血压、呼吸、瞳孔及肌张力的变化。因此，对昏迷患者注意口腔和皮肤清洁，应定时翻身、侧卧、拍背、吸痰，以防止肺部感染和压疮的发生。昏迷、抽搐患者应设护栏以防坠床。应及时补充营养及热量，注意水和电解质的平衡，重症患者应补充足量液体，但不宜过多，以免加重脑水肿。一般成人每天补液1 500~2 000ml，幼儿每天50~80ml/kg，并注意补充钾盐，纠正酸中毒。昏迷者可采用鼻饲。

（二）对症治疗

及时控制高热、抽搐及呼吸衰竭是抢救乙脑患者的关键。

1. 高热　应采取综合治疗措施，以物理降温为主，药物降温为辅，同时降低室温，使肛温保持在38℃左右。

（1）物理降温：包括冰敷额部、枕部和体表大血管部位，如腋下、颈部、腹股沟等处，用30%~50%的乙醇溶液或温水擦浴，冷盐水灌肠等。降温不宜过快、过猛，禁用冰水擦浴，以免引起寒战和虚脱。

（2）药物降温：酌情使用退热药，应防止用药过量致大量出汗而引起循环衰竭。

（3）亚冬眠疗法：持续高热伴反复抽搐者可用亚冬眠疗法，以氯丙嗪和异丙嗪每次各0.5~1mg/kg肌内注射，每4~6小时1次，疗程一般为3~5天。因为该类药物具有降温、镇静、止痉作用。但可抑制呼吸中枢及咳嗽反射，故用药过程中应保持呼吸道通畅，密切观察脉搏、呼吸、血压的变化。

（4）针刺降温：针刺穴位大椎、曲池、内关、合谷、百会等。

2. 抽搐　立即镇静解痉后去除病因。

（1）镇静解痉：首选的镇静剂为地西泮，成人每次10~20mg，幼儿每次0.1~0.3mg/kg（每次不超过10mg），肌内注射或缓慢静脉注射；还可用水合氯醛鼻饲或灌肠，成人每次1~2g，幼儿每次60~80mg/kg（每次不超过1g）；巴比妥钠可用于预防抽搐，成人每次0.1~0.2g，幼儿每次5~8mg/kg；亦可采用亚冬眠疗法。

（2）去除病因：①因高热所致者，以降温为主；②因脑水肿所致者，以脱水治疗为主，可用20%甘露醇静脉滴注或推注（20~30分钟内），每次1~2g/kg，根据病情可每4~6小时重复使用，亦可加用呋塞米、50%葡萄糖、肾上腺糖皮质激素静脉注射；③如因呼吸道分泌物堵塞致脑细胞缺氧者，应吸痰、给氧为主，保持呼吸道通畅，必要时气管切开，加压呼吸。

3. 呼吸衰竭　是乙脑致死的主要原因，应及时采取有效措施。①保持呼吸道通畅：应定时吸痰、翻身拍背，必要时可用化痰药物（α-糜蛋白酶、沐舒坦等）和肾上腺糖皮质激素雾化吸入，伴有支气管痉挛，可用0.25%~0.5%异丙肾上腺素雾化吸入，并可适当加入抗菌药物防治细菌感染；②减轻脑水肿：因脑水肿所致者应加强脱水治疗，吸氧；③人工呼吸器的使用：呼吸道阻塞、突发呼吸停止等，可采用气管插管或气管切开建立人工气道。人工呼吸器是维持有效呼吸功能，保证呼吸衰竭抢救成功，减少后遗症的重要措施之一；④应用中枢呼吸兴奋剂：首选洛贝林（山梗菜碱），成人每次3~6mg，幼儿每次0.15~0.2mg/kg，肌内注射或静脉滴注；亦可选用尼可刹米（可拉明），成人每次0.375~0.75g，幼儿每次5~10mg/kg，肌内注射或静脉滴注；二甲弗林（回苏林）等可交替或联合使用。⑤改善微循环，使用血管扩张剂可解除脑血管痉挛、改善脑微循环、减轻脑水肿和兴奋呼吸中枢。可用山莨菪碱（654-2），成人每次20mg，幼儿每次 0.5～1mg/kg，或东莨菪碱，成人每次 0.3～0.5mg，幼儿每次 0.02～0.03mg/kg；加入葡萄糖注射液中静脉注射，10～30 分钟重复 1 次，一般用 1～5 天；此外，还可使用阿托品、酚妥拉明等。纳洛酮是特异性的吗啡受体阻断药，对于纠正呼吸衰竭有较好的作用，可早期使用。

4. 循环衰竭 根据情况补充血容量，并维持水及电解质的平衡。应用升压药物、强心苷、利尿药等。

5. 肾上腺糖皮质激素的应用 一般认为激素具有抗炎、退热、降低毛细血管通透性和渗出，降低颅内压、防治脑水肿等作用。但也有人认为它抑制机体的免疫功能，增加继发感染机会，且疗效不显著，不主张常规应用。临床上对重型患者采用大剂量的突击疗法，可早期、短程应用。

（三）中医中药治疗

乙脑相当于"暑瘟""暑厥"等病症范畴。轻型者病在卫气，可用银翘散加减；其他各型多属气营，可用石膏汤及清营白虎汤加减。

（四）后遗症治疗

对后遗症的治疗，信心是前提。应注意营养及加强护理，防止肺炎、压疮和继发感染的发生；有后遗症者，可进行语言、智力、吞咽和肢体的功能锻炼，还可结合理疗、针灸、推拿按摩、高压氧、中药等治疗。

【预后】

病死率 10% 左右，其中 70% 发生在病程第 1 周，20% 在第 2 周。死因主要是中枢性呼吸衰竭。约 30% 病例遗留不同程度的后遗症。轻型和普通型大多可顺利恢复；重型和暴发型患者约 20%～50% 死亡。

【预防】

乙脑的预防应采取以防蚊、灭蚊及预防接种为主的综合性预防措施。

（一）管理传染源

及时隔离和治疗患者，隔离至体温正常。但主要的传染源是家畜、家禽，尤其是未经过流行季节的幼猪，故应搞好饲养场所的环境卫生，人、畜居住地分开；流行季节前给猪进行疫苗接种，减少猪群的病毒血症，从而能有效控制人群中乙脑的流行。

（二）切断传播途径

防蚊和灭蚊是预防乙脑病毒传播的重要措施。搞好环境卫生，应消灭蚊虫滋生地，灭越冬蚊和早春蚊，可早期彻底消灭幼蚊。减少人群感染机会，流行季节采用蚊帐、蚊香、纱窗，以及涂擦驱蚊剂等防蚊措施。

（三）保护易感人群

预防接种是降低人群易感性的根本措施。疫苗接种应在流行前 1 个月完成。接种对象为从非流行区进入流行区的人员和 10 岁以下的儿童。通过乙脑疫苗的预防接种可提高人群的特异性免疫力。有中枢神经系统疾病和慢性酒精中毒者禁用。

（徐 慧）

第五节 肾综合征出血热

肾综合征出血热（hemorrhagic fever with renal syndrome，HFRS）在我国称流行性出血热（epidemic hemorrhagic fever，EHF），是由汉坦病毒引起的以鼠类为主要传染源的一种自然疫源性疾病。其主要病理变化是全身小血管广泛性损害，临床上以发热、休克、充血、出血和肾损害为主要表现。典型病例病程呈五期经过。本病广泛流行于欧亚各国，我国为重灾区。

【病原学】

汉坦病毒（Hantavirus）属于布尼亚病毒科（*Bunyaviridae*），为负性单链 RNA 病毒，形态多呈球形或橄榄形，有双层包膜，外膜上有刺突。直径 78～210nm，平均 120nm。其基因 RNA 可分为大（L）、中（M）、小（S）三个片段，分别编码 RNA 聚合酶、包膜糖蛋白、核衣壳蛋白。

根据抗原性和基因结构特征的不同，目前将汉坦病毒分为 20 个以上血清型。其中Ⅰ型汉滩病毒、Ⅱ型汉城病毒、Ⅲ型普马拉病毒和Ⅳ型希望山病毒是经世界卫生组织（WHO）汉坦病毒命名中心认定的。我国所流行的主要是Ⅰ型汉滩病毒和Ⅱ型汉城病毒。

汉坦病毒对乙醚、氯仿、去氧胆酸盐敏感，不耐热和不耐酸，37℃以上及 pH 值 5.0 以下易被灭活，56℃ 30 分钟或 100℃ 1 分钟可被灭活。对紫外线、乙醇和碘酒等消毒剂亦敏感。

【流行病学】

（一）传染源

本病毒呈多宿主性，据国内外不完全统计有 170 多种脊椎动物能自然感染汉坦病毒，我国发现 53 种动物携带本病毒，其中黑线姬鼠和褐家鼠为主要宿主动物和传染源。林区则为大林姬鼠。由于肾综合征出血热患者早期的血液和尿液中携带病毒，虽然有接触后发病的个别病例报告，但人不是主要传染源。

（二）传播途径

1. 呼吸道传播　鼠类带病毒的排泄物如粪、尿、唾液等污染黏附尘埃后，形成气溶胶（aerosol）通过呼吸道感染。

2. 消化道传播　进食被带病毒的鼠类排泄物所污染的食物，可经口腔或胃肠道黏膜感染。

3. 接触传播　被鼠咬伤或破损伤口接触带病毒的鼠类排泄物或血液后亦可导致感染。

4. 母婴传播　感染汉坦病毒的孕妇可以经胎盘致胎儿感染。

5. 虫媒传播　有学者从寄生于鼠类的革螨和恙螨体内分离到汉坦病毒，但其传播作用有待进一步证实。

（三）人群易感性

人群普遍易感，本病在流行区隐性感染率可达 3.5%～4.3%。感染后有免疫力，二次感染发病罕见。

（四）流行特点

1. 地区性　主要分布在亚洲，其次为欧洲和非洲，美洲病例较少。我国疫情最重，除青海和新疆外，均有病例报告。目前我国的流行趋势是老疫区病例逐渐减少，新疫区则不断增加。

2. 季节性　四季均可发病，但有明显的高峰季节，其中黑线姬鼠型以 11～1 月份为高峰，5～7 月份为小高峰。家鼠型以 3～5 月份为高峰。林区姬鼠型的流行季节在夏季。

3. 周期性　本病的流行有一定周期性特点，以姬鼠为主要传染源的疫区，一般相隔数年有一次较大流行，以家鼠为传染源的疫区周期性尚不明确。

4. 人群分布　以男性青壮年农民和工人发病较多，其他人群亦可发病。不同人群发病的多少与接触传染源的机会多少有关。

【发病机制与病理解剖】

（一）发病机制

本病的发病机制尚未完全阐明，但多数研究认为主要包括以下两个方面：

1. 病毒直接作用　汉坦病毒进入人体后随血液到达全身组织细胞，导致感染细胞功能和结构的损害。病毒主要作用于血管内皮细胞，引起血管壁通透性及脆性增加，血浆外渗，出现组织水肿、出血。

2. 免疫损伤作用　汉坦病毒侵入人体后，可引起机体一系列免疫应答，一方面能清除病原体，另一方面能引起机体组织损伤。其中各型变态反应、各种细胞因子及炎症介质，如白细胞介素 1（IL-1）和肿瘤坏死因子（TNF）、γ-干扰素等，均可在发病中起作用，但Ⅲ型变态反应是引起本病血管和肾脏损害的主要原因。

（二）病理生理

1. 休克 病程的 3～7 天常出现的低血压休克，称为原发性休克。其发生的原因主要是由于全身小血管受损，血管通透性增加，血浆外渗使血容量下降所致。少尿期以后发生的休克为继发性休克，其发生的原因有大出血、多尿期水与电解质补充不足和继发感染等。

2. 出血 有多种因素参与，血管壁的损伤、血小板减少和功能异常、肝素类物质增加和 DIC 等是出血的主要原因。

3. 急性肾衰竭 其原因包括：①肾血流量不足；②肾小球和肾小管基底膜的免疫损伤；③肾小球微血栓形成和缺血性坏死；④肾间质水肿和出血；⑤肾小管管腔被蛋白、管型等阻塞；⑥肾素、血管紧张素Ⅱ的激活。

（三）病理解剖

本病病理变化是全身小血管和毛细血管广泛损伤，引起各脏器病变，其中以小血管和肾脏病变最明显，其次为心、肝、脑等脏器的病变。小血管内皮细胞肿胀、变性、坏死、管壁不规则收缩和扩张并有微血栓形成。肉眼可见肾脂肪囊水肿、出血，肾皮质苍白，肾髓质极度充血并有出血和水肿；镜检肾小球充血，基底膜增厚，肾小管上皮细胞变性、坏死及脱落，肾间质充血、水肿。心脏病变主要是右心房内膜下出血，心肌纤维变性、坏死等。脑垂体肿大，前叶显著充血、出血和凝固性坏死，后叶无明显变化。肝大，可出现肝细胞变性、灶性坏死和融合坏死灶。

【临床表现】

潜伏期为 4～46 天，一般为 1～2 周。

本病典型表现有：①早期有发热等中毒症状、毛细血管损害征和肾脏损害三类主要症状；②有发热期、低血压休克期、少尿期、多尿期和恢复期的五期临床过程。多数病例临床表现并不典型，非典型和轻型病例可出现越期现象，而重症患者则可出现发热期、休克期和少尿期之间的互相重叠。

（一）发热期

主要表现为发热、全身中毒症状、毛细血管损害征和肾脏损害。

1. 发热、全身中毒症状

（1）发热：患者多起病急骤，畏寒、发热，体温在 39～40℃之间，以稽留热和弛张热多见。热程多数为 3～7 天，少数达 10 天以上。一般体温越高，热程越长，则病情越重。轻型患者退热后症状缓解，重症患者退热后反而加重。

（2）全身中毒症状：表现为全身酸痛、头痛、腰痛和眼眶痛，头痛、腰痛、眼眶痛一般称为"三痛"。头痛是脑血管扩张充血所引起；腰痛与肾周围组织充血、水肿以及腹膜后水肿有关；眼眶痛为眼球周围组织水肿所致，重者可伴有视力模糊和眼压升高。消化道症状较显著，如食欲减退、恶心、呕吐或腹痛、腹泻。腹痛剧烈者，腹部有压痛、反跳痛，易误诊为急腹症而手术。此类患者多为肠系膜局部充血和水肿所致。腹泻为稀便，可带有黏液和血，易误诊为肠炎或痢疾。重型患者可出现嗜睡、烦躁、谵妄或抽搐等神经精神症状。

2. 毛细血管损害征 主要表现为充血、出血和渗出水肿征。皮肤充血潮红主要见于颜面、颈、胸部等部位。黏膜充血见于眼结膜、软腭和咽部。皮肤出血多见于腋下、胸、背部、上肢等处，常呈搔抓样、条痕状。黏膜出血常见于软腭，呈针尖样出血点，眼结膜呈片状出血。少数患者有鼻出血、咯血、黑便或血尿。如在病程的第 4～6 天出现腰、臀部或注射部位大片瘀斑，则可能为 DIC 所致，是重症表现。渗出征表现为全身性血浆外渗、水肿。球结膜部位渗出、水肿易于观察，轻者在眼球转动时见球结膜有涟漪波，重者球结膜呈水泡样，甚至突出眼裂。部分患者出现眼睑和脸部水肿，亦可出现腹水。一般渗出水肿越重，病情越重。

3. 肾损害　主要表现为蛋白尿和镜检可有管型等。

（二）低血压休克期

一般发生于病程的第4~6天，多数患者在发热末期或退热同时出现血压下降，少数在退热后发生。轻型患者可不发生低血压或休克，重症者出现顽固性休克，由于长期组织血流灌注不足，而出现发绀，并促使DIC、脑水肿、急性呼吸窘迫综合征（ARDS）和急性肾衰竭的发生。

（三）少尿期

少尿期一般发生于病程的第5~8天，持续时间短者1天，长者10余天，一般为2~5天。大多数随低血压休克期而出现，亦可与低血压休克期重叠或由发热期直接进入少尿期。少数患者可见发热、休克、少尿三期重叠。一般认为24小时尿量少于400ml为少尿，少于100ml为无尿。少数患者无少尿而存在氮质血症，称为无少尿型肾功能不全，这是由于肾小球受损而肾小管受损不严重，肾小球对肌酐和尿素氮的排泄有障碍所致。

少尿期的主要表现为尿毒症、酸中毒和水、电解质紊乱，严重者可出现高血容量综合征和肺水肿。

1. 尿毒症　消化道症状有厌食、恶心、呕吐、腹胀和腹泻等，常有顽固性呃逆。神经系统症状有头晕、头痛、烦躁、嗜睡、谵妄，甚至昏迷和抽搐。一些患者出血现象加重，表现为皮肤瘀斑增加、鼻出血、便血、呕血、咯血、血尿或阴道出血，少数患者可出现颅内出血或其他内脏出血。

2. 酸中毒　表现为呼吸增快或库氏（Kussmaul）深大呼吸。

3. 电解质紊乱　主要表现为高血钾、低血钙和低血钠。高血钾、低血钾均能引起心律不齐，低血钙可引起手足搐搦，低血钠表现为头昏、倦怠。严重者可有视力模糊和脑水肿。

4. 腹水和高血容量综合征　因水钠潴留使组织水肿加重而致，后者表现为体表静脉充盈，脉压增大而使脉搏洪大，脸部胀满和心率加快。

（四）多尿期

新生的肾小管重吸收功能尚未完善，加上尿素氮等潴留物质的高渗性利尿作用，使尿量明显增加。多尿期一般出现在病程第9~14天，持续时间短者1天，长者可达数月之久。多数患者少尿期后进入此期，少数患者可由发热期或低血压期转入此期。

1. 移行期　每天尿量由400ml增至2 000ml，此期虽然尿量增加，但血尿素氮和肌酐等浓度反而升高，症状加重。

2. 多尿早期　每天尿量超过2 000ml，氮质血症未见改善，症状仍重。

3. 多尿后期　每天尿量超过3 000ml。并逐日增加，氮质血症逐渐好转，症状随之减轻，精神食欲亦逐日好转。此期每天尿量可达4 000~8 000ml，少数可达15 000ml以上。此期若水和电解质补充不足或继发感染，可发生继发性休克，亦可发生低血钠、低血钾等症状。

（五）恢复期

经多尿期后，每天尿量恢复至2 000ml左右，精神食欲基本恢复，一般尚需1~3个月体力才能完全恢复。部分患者可遗留高血压、肾功能障碍、心肌劳损和垂体功能减退等症状。

临床类型：根据发热高低、中毒症状轻重和出血、休克、肾功能损害程度的不同，临床上可分为四型：①轻型：体温39℃以下，中毒症状轻，除出血点外无其他出血现象，肾损伤轻，无休克和少尿。②中型：体温39~40℃，中毒症状较重，具有明显症状、体征，尿蛋白（+++）。③重型：体温40℃以上，中毒症状和渗出体征严重，可出现中毒性精神症状，有皮肤瘀斑和腔道出血，休克和肾损害严重，少尿持续5天以内或无尿2天以内。④危重型：在重型基础上，并出现以下情况之一者：难治性休克；有重要脏器出血；少尿5天以上或无尿2天以上，BUN超出42.84mmol/L；出现心力衰竭、肺水肿；出现脑水肿、脑出血或脑疝等中枢神经系统并发症；严重感染。

【并发症】

（一）腔道出血

腔道出血以呕血、便血最为常见，咯血、腹腔出血、鼻出血和阴道出血等均较常见。

（二）肺水肿

1．心源性肺水肿　可以由高血容量或心肌受损，肺毛细血管受损，肺泡内大量渗液所致。起病急，发展迅速，表现为急性左心衰竭。

2．急性呼吸窘迫综合征（ARDS）　由于病毒和免疫复合物损伤肺毛细血管，使通透性增高，肺间质大量渗液，此外休克、DIC 造成肺微循环障碍、肺内微小血管的血栓形成、肺泡表面活性物质生成减少等因素均能促成 ARDS，可表现为呼吸急促，发绀，X 线表现为双侧斑点状或片状阴影，呈毛玻璃样，肺部听诊可闻及支气管呼吸音和干、湿啰音。血气分析动脉氧分压显著降低，常见于休克期和少尿期。新近美国报道发生在新墨西哥州等地的汉坦病毒感染，以 ARDS 为主要表现，常于发病 2～6 天内因呼吸窘迫导致急性呼吸衰竭而死亡，病死率高达 67%。

（三）中枢神经系统并发症

包括由休克、凝血机制异常、电解质紊乱和高血容量综合征等引起的脑水肿，高血压脑病和颅内出血，因汉坦病毒直接侵犯中枢神经而引起脑炎和脑膜炎等。

（四）其他

包括继发性感染、自发性肾破裂、心肌损害、肝损害等。

【实验室及其他检查】

（一）常规检查

1．血常规检查　病程第 1～2 天白细胞计数多属正常，第 3 天后逐渐升高，可达（15～30）×10^9/L，少数重型患者可达（50～100）×10^9/L，发病初期中性粒细胞增多，核左移，有中毒颗粒，重症患者可见幼稚细胞呈类白血病反应。第 4～5 天后，淋巴细胞增多，并出现较多的异型淋巴细胞。由于血浆外渗，血液浓缩，所以从发热后期开始至低血压休克期，血红蛋白和红细胞数均升高，血小板从病程第 2 天起开始减少，并可见异型血小板。

2．尿常规检查　显著蛋白尿为本病主要特征之一。病程第 2 天可出现尿蛋白，病程第 4～6 天尿蛋白常达（+++）～（++++），突然出现大量尿蛋白对诊断很有帮助。少数病例尿中出现膜状物，是大量尿蛋白与红细胞和脱落上皮细胞相混合的凝聚物。镜检可见红细胞、白细胞和管型，此外尿沉渣中可发现巨大的融合细胞，是汉坦病毒的包膜糖蛋白在酸性环境下引起泌尿系脱落细胞的融合，这些融合细胞中能检出汉坦病毒抗原。

（二）血液生化检查

尿素氮及肌酐多数患者在低血压休克期开始升高，少数病例在发热后期开始升高，移行期末达高峰，多尿后期开始下降。发热期血气分析常有呼吸性碱中毒，休克期和少尿期以代谢性酸中毒为主。血钠、氯、钙在本病各期中多数降低，而磷、镁等则增高。血钾在少尿期升高，但亦有少数患者少尿期仍出现低血钾。

（三）凝血功能检查

发热期开始血小板减少，其黏附、凝聚和释放功能降低。DIC 时，血小板常减少至 50×10^9/L 以下，DIC 的高凝期出现凝血时间缩短，消耗性低凝血期则纤维蛋白原降低，凝血酶原时间延长和凝血酶时间延长，进入纤溶亢进期则出现纤维蛋白降解物（FDP）升高。

（四）免疫学检查

1．特异性抗体检测　在病程第 2 天即能检出特异性 IgM 抗体，1：20 为阳性。IgG 抗体 1：40 为阳性，1 周后滴度上升 4 倍以上有诊断价值。

2．特异性抗原检测　常用免疫荧光或 ELISA 法，胶体金法则更为敏感。早期患者的血清及周围血中性粒细胞、单核细胞、淋巴细胞和尿沉渣细胞均可检出汉坦病毒抗原。

（五）病原学检查

1．病毒分离　发热期患者的血清、白细胞和尿液等接种 Vero-E6 细胞或 A549 细胞中可分离汉坦病毒。

2．分子生物学检测　应用巢式 RT-PCR 方法可以检出汉坦病毒的 RNA，敏感性较高，具有诊断价值。

【诊断与鉴别诊断】

（一）诊断

诊断依据主要依靠流行病学资料、临床特征性症状和体征，结合实验室检查进行诊断。

1．流行病学资料　发病季节，病前两个月内进入疫区并有与鼠类或其他宿主动物接触史。

2．临床特点　①早期的发热等中毒症状、毛细血管损害征和肾损害三类主要症状；②典型病例的五期经过；③热退后病情反而加重。

3．实验室及其他检查　血液浓缩性血红蛋白和红细胞增高，白细胞计数增高，血小板减少。出现大量尿蛋白和尿中出现膜状物更有助于诊断。病原学、免疫学检查呈阳性时可确诊。

（二）鉴别诊断

发热期应与上呼吸道感染、败血症、急性胃肠炎和菌痢等鉴别。休克期应与其他感染性休克鉴别。少尿期应与急性肾炎及其他原因引起的急性肾衰竭相鉴别。出血明显者需与消化性溃疡出血、血小板减少性紫癜和其他原因所致 DIC 相鉴别。以 ARDS 为主要表现者应注意与其他原因引起者相鉴别。腹痛为主要表现者应与外科急腹症相鉴别。

病案分析

男性，35 岁，11 月 30 日入院。1 周前开始发冷，发热，T 39.5℃，近 4 天加重；面部出现出血点，血压下降，发绀，1 天来无尿入院。半月前去山东临沂出差，当地有发热病流行。体格检查：T 36.5℃，BP 68/40mmHg，P 128 次/min，呼吸 40 次/min，重病容，神志尚清，全身散在多数出血点，两腋下抓痕样出血，球结膜水肿充血，肢端发绀，两肺呼吸音粗。血常规：外周血白细胞数 55.2×10⁹/L；PLT 128×10⁹/L。尿检查：尿蛋白（+++），每高倍镜视野见白细胞 0～4 个，红细胞 5～8 个。ALT 128U/L。

请分析：

1. 该患者的初步诊断是什么，诊断依据有哪些？

2. 应与哪些疾病相鉴别？

解析：

1. 该患者的初步诊断为：肾综合征出血热。

诊断依据：①青壮年，半月前去过疫区，发热 1 周，面部出现出血点，血压下降，发绀，无尿 1 天；②查体：BP 68/40mmHg，P 128 次/min，呼吸 40次/min，重病容，全身散在多数出血点，两腋下抓痕样出血，球结膜水肿充血；③实验室检查：白细胞增高，尿蛋白（+++），红细胞 5～8 个，ALT 增高。

2. 需要与以下疾病相鉴别：①上呼吸道感染；②感染性休克；③血小板减少性紫癜。

【治疗】

治疗应采取综合疗法，"三早一就"仍然是本病治疗原则，即早期发现、早期休息、早期治疗和就近治疗；把好休克、出血、肾衰竭及继发性感染"四关"；早期应用抗病毒治疗，针对各期病理生理进行对症治疗。

（一）发热期

治疗原则：抗病毒治疗，改善中毒症状，减轻外渗和预防 DIC。

1. 抗病毒 发热期患者可应用利巴韦林 1g/d，加入 10% 葡萄糖注射液 500ml 中静滴，连用 3～5 天。能抑制病毒，减轻病情和缩短病程。

2. 改善中毒症状 给予易消化食物。高热以物理降温为主，忌用强烈发汗退热药，以防大汗而进一步丧失血容量。中毒症状重者，可给予地塞米松 5～10mg 静滴。呕吐频繁者给予甲氧氯普胺 10mg 肌内注射。

3. 减轻外渗 应及早卧床休息，可用芦丁、维生素 C 等，以降低血管通透性。每天静脉补充平衡盐溶液或葡萄糖盐水 1 000ml 左右。高热、出汗或呕吐、腹泻者可适当增加。

4. 预防 DIC 适当给予低分子右旋糖酐或丹参注射液静脉滴注，以降低血液黏滞度。发热晚期处于高凝状态时，可给予小剂量肝素抗凝，一般用量 0.5～1ml/kg，每 6～12 小时 1 次，缓慢静脉注射，有助于防止 DIC 发展。高热、中毒症状和渗出征严重者，应定期检查凝血时间。

（二）低血压休克期

治疗原则：补充血容量、注意纠正酸中毒和改善微循环。

1. 补充血容量 宜早期、快速和适量，力争 4 小时内将血压控制稳定。液体应以晶体溶液和胶体溶液相结合，以平衡盐为主，切忌单纯输入葡萄糖注射液。平衡盐液所含电解质、酸碱度和渗透压与人体细胞外液相似。胶体溶液常用低分子右旋糖酐、甘露醇、血浆和白蛋白。10% 低分子右旋糖酐每天输入量不宜超过 1 000ml，否则易引起出血。由于本期存在血液浓缩，因而不宜应用全血。补充血容量期间应密切观察血压变化，血压正常后输液仍需维持 24 小时以上。老年人或原有心肺疾病者输液时需注意心肺功能，掌握输液速度和液体量。

2. 纠正酸中毒 酸中毒可用 5% 碳酸氢钠溶液，可根据二氧化碳结合力（CO_2CP）分次补充或每次 60～100ml，根据病情每天给予 1～4 次，5% 碳酸氢钠溶液渗透压为血浆的 4 倍，不但能纠正酸中毒，且有扩容作用。

3. 肾上腺糖皮质激素的应用 提高机体肾上腺糖皮质激素水平，有利于全面提高机体的应激反应能力。可使用地塞米松，10～20mg/d，静脉滴注。

4. 血管活性药的应用 经补液、纠正酸中毒后，但血压仍不稳定者可应用血管活性药物如多巴胺 100～200mg/L 静脉滴注。山莨菪碱具有扩张血管、解除血管痉挛，改善微循环作用，可酌情应用。

（三）少尿期

治疗原则：为"稳、促、导、透"，即稳定机体内环境、促进利尿、导泻和透析治疗。

1. 稳定内环境 少尿早期需与休克所致肾前性少尿相鉴别，因部分患者少尿期与休克期重叠，如尿比重 >1.20，尿钠 <40mmol/L。尿尿素氮与血尿素氮之比 >10∶1，应考虑肾前性少尿。可快速输注电解质溶液 500～1 000ml，并观察尿量是否增加，或用 20% 甘露醇 100～125ml 静脉注射，观察 3 小时，尿量若不超过 100ml，则为肾实质损害所致少尿，此时宜严格控制输入量。每天补液量为前一日尿量和呕吐量再加 500～700ml。纠正酸中毒应根据 CO_2CP 检测结果，用 5% 碳酸氢钠溶液纠正。给予高碳水化合物、高维生素和低蛋白饮食，以减少体内蛋白质分解，控制氮质血症。不能进食者每天输入葡萄糖 200～300g。必要时可加入适量胰岛素。

2. 促进利尿 少尿的原因之一是肾间质水肿压迫肾小管，因此在少尿初期可应用 20% 甘露醇 125ml 静脉注射，以减轻肾间质水肿。如利尿效果明显，可重复应用 1 次。常用利尿药物为呋塞米（速尿），可从小量开始，逐步加大剂量至 100～300mg/ 次，静脉注射。效果不明显时尚可适当加大剂量，4～6 小时重复 1 次。亦可应用血管扩张剂如酚妥拉明 10mg 或山莨菪碱 10～20mg 静脉滴注，每天 2～3 次。

3. 导泻和放血疗法 导泻可预防高血容量综合征和高血钾，但消化道出血者禁用。常用甘露醇 25g,亦可用 50% 硫酸镁 40ml 或大黄 10～30g 煎水,口服,每天 2～3 次。放血疗法目前已少用,对少尿伴高血容量综合征所致肺水肿、心力衰竭患者可以放血 300～400ml。

4. 透析疗法　出现明显氮质血症,高血钾或高血容量综合征时,可应用血液透析或腹膜透析。

(四)多尿期

治疗原则:移行期和多尿早期的治疗与少尿期相同,多尿后期主要是维持水和电解质平衡,防治继发感染。

1. 维持水与电解质平衡　给予半流质和含钾食物,水分补充以口服为主,不能进食者可以静脉注射。

2. 防治继发感染　由于免疫功能下降,易发生呼吸道和泌尿系感染。若发生感染应及时诊断和治疗,忌用对肾脏有毒性作用的抗菌药物。

(五)恢复期

治疗原则:补充营养,逐步恢复工作,给予高热量、高蛋白、高维生素饮食,出院后应休息 1～2 个月,定期复查肾功能、血压和垂体功能,如有异常应及时治疗。

(六)并发症治疗

1. 消化道出血　应注意病因治疗,如为 DIC 消耗性低凝血期,宜补充凝血因子和血小板。如为 DIC 纤溶亢进期,可应用氨基己酸或氨甲苯酸(止血芳酸)静脉滴注。肝素类物质增高所致出血,则用鱼精蛋白或甲苯胺蓝静脉注射。尿毒症所致出血则需透析治疗。

2. 心力衰竭肺水肿　应控制输液或停止输液,吸氧,半卧位,并用强心药毛花苷 C、镇静药地西泮(diazepam)及扩张血管和利尿药物,还可进行导泻或透析治疗。

3. ARDS　可应用大剂量肾上腺糖皮质激素地塞米松 20～30mg,静脉注射,每 8 小时 1 次。此外应限制入水量和进行高频通气,或用呼吸机进行人工终末正压呼吸。

4. 中枢神经系统并发症　有抽搐、痉挛时应用地西泮(diazepam)或异戊巴比妥钠静脉注射,脑水肿或颅内出血所致颅内高压应用甘露醇静脉注射。

5. 自发性肾破裂　保守治疗无效时,手术缝合。

【预后】

病死率与病情轻重、治疗早晚、措施是否得当有关。近年来通过早期诊断和治疗措施的改进,目前病死率由 10% 下降为 3%～5% 以下。在我国,一般认为病原为 I 型汉滩病毒者病死率高。

【预防】

(一)管理传染源

1. 疫情监测　近年新疫区不断扩大,因此应做好鼠密度、鼠带病毒率、易感人群监测工作。

2. 防鼠、灭鼠　应用药物、机械等方法灭鼠。一般认为灭鼠后汉城病毒引起的 HFRS 发病率能较好地控制和下降。

(二)切断传播途径

防止鼠排泄物污染食物及食具,不要用手直接接触鼠类及其排泄物。动物实验时要防止被大、小鼠咬伤。疫区劳动时穿长裤、长袜,衣裤口扎紧。清扫贮粮仓库时戴多层口罩。

(三)保护易感人群

目前我国研制的沙鼠肾细胞灭活疫苗(I 型汉滩病毒),地鼠肾细胞灭活疫苗(II 型汉城病毒)每次 1ml,共注射 3 次,保护率达 88%～94%。1 年后需加强注射 1 针,有发热、严重疾病和过敏者忌用。

(沈钦海　徐　慧)

第六节　水痘和带状疱疹

水痘（varicella, chickenpox）和带状疱疹（herpes zoster）是由水痘-带状疱疹病毒感染所引起的表现不同的两种急性病毒性传染病。水痘为原发感染，主要通过飞沫和直接接触传播，临床特征是全身同时出现丘疹、水疱及结痂，多见于儿童。带状疱疹是潜伏于感觉神经节的水痘-带状疱疹病毒再激活后发生的皮肤感染，以沿身体一侧周围神经出现呈带状分布的、成簇出现的疱疹为特征，多见于成人。

【病原学】

水痘-带状疱疹病毒（varicella-zoster virus, VZV）属疱疹病毒科，仅一个血清型。病毒呈球形，直径150～200nm。病毒衣壳是由162个壳粒排成的对称20面体，外层为脂蛋白包膜，核心为双链DNA，病毒含有DNA聚合酶（DNA polymerase）和胸腺嘧啶激酶（thymidine kinase），前者为合成DNA所必需的酶，系疱疹病毒属共有，后者仅存在于单纯疱疹病毒和水痘-带状疱疹病毒。一般认为，不能产生胸腺嘧啶激酶的病毒不能造成潜伏感染而引起带状疱疹。

该病毒对外界抵抗力弱，不耐热，不耐酸，不能在痂皮中存活，能被乙醚灭活。人是已知的自然界唯一宿主。

【流行病学】

（一）传染源

患者是唯一的传染源。发病前1～2天至皮疹完全结痂为止，均有传染性。易感患儿接触带状疱疹患者后，也可发生水痘。

（二）传播途径

水痘主要通过飞沫和直接接触传播，亦可通过接触被污染的用具传播。孕妇分娩前6天患水痘可感染胎儿，出生后10～13天内发病。带状疱疹为潜伏性感染病毒再激活所致。

（三）人群易感性

人群对水痘-带状疱疹病毒普遍易感。6个月以下婴儿较少见，但新生儿亦可患病。水痘愈后可获持久免疫，但以后可发生带状疱疹。带状疱疹愈后极少再发。

（四）流行特征

水痘好发于学龄前儿童。一年四季均可发生，但以冬春季发病最高。带状疱疹常年散发，发病率随年龄增长而增加，免疫功能低下者易发生。

【发病机制与病理解剖】

病毒经上呼吸道侵入人体后，先在呼吸道黏膜细胞中增殖，2～3天后进入血流，形成病毒血症，并在单核-巨噬细胞系统内再次增殖后入血，引起第2次病毒血症，并向全身扩散，引起各器官病变。主要损害部位在皮肤、偶尔累及内脏。皮疹分批出现的时间与间隙性病毒血症的发生相一致。皮疹出现1～4天后，特异性抗体产生，病毒血症消失，症状随之缓解。

水痘的皮肤病变主要在表皮棘细胞层，因病变表浅，预后不留瘢痕。小儿初次感染水痘-带状疱疹病毒时，临床表现为水痘，痊愈后可获得持久免疫力。但部分病毒经感觉神经纤维传入，潜伏于脊髓背侧神经根和三叉神经节的细胞内，形成慢性潜伏性感染，成年后可反复发生带状疱疹。免疫低下者可发生播散性水痘，导致肺、脑、肝、心等脏器出现局灶性坏死、出血，并发脑炎者，脑组织可有水肿、充血和点状出血等。

带状疱疹皮肤病理改变与水痘相似。神经病变主要是受累神经节炎症,局部可见单个核细胞浸润,神经细胞变性,核内可发现包涵体,皮疹病变与水痘相同。

【临床表现】

（一）水痘

潜伏期为10～24天,以13～17天为多见。典型水痘可分为两期。

1．前驱期　婴幼儿常无症状或症状轻微,皮疹和全身表现常常同时出现。

年长儿童和成人可有畏寒、低热、头痛、乏力、咽痛、咳嗽、恶心、食欲减退等,持续1～2天后出现皮疹。

2．出疹期　皮疹首先见于躯干和头部,以后延及面部及四肢,四肢末梢稀少,呈向心性分布,此为水痘皮疹的特征之一。初为红斑疹,数小时后变为丘疹,数小时后变为丘疹并发展为疱疹。疱疹为单房性,椭圆形,直径3～5mm,周围有红晕,疱疹壁薄易破,疹液透明,后变混浊,疱疹处常伴瘙痒。1～2天后疱疹从中心开始干枯、结痂,红晕消失。1周左右痂皮脱落愈合,一般不留瘢痕。斑疹、丘疹、水疱、结痂四种形态皮疹可在同一部位存在,这是水痘皮疹的另一个特征。水痘多为自限性疾病,10天左右自愈。

除上述典型水痘外,可有疱疹内出血的出血性水痘;儿童患者症状和皮疹均较轻;成人患者症状较重,易并发水痘肺炎;有免疫功能缺损者,易出现播散性水痘。妊娠期感染水痘,可致胎儿畸形、早产或死胎;产前数日内患水痘,可发生新生儿水痘,病情常较危重;还可有因继发细菌感染所致的坏疽型水痘,皮肤大片坏死,可因脓毒症而死亡。

（二）带状疱疹

起病初期,可出现低热和全身不适。随后出现沿着神经节段的局部皮肤灼痒、疼痛、感觉异常等。1～3天后沿着周围神经分布区域出现成簇的红色斑丘疹,很快发展为水疱,疱疹从米粒大至绿豆大不等,分批出现,沿神经支配的皮肤呈带状排列,故名"带状疱疹"。伴有显著的神经痛系该病突出特征。疱液2～3天后呈现浑浊或变成脓性,1周左右干涸,10～12天结痂,2～3周脱痂,疼痛消失,不留瘢痕。免疫功能严重受损者,病程可延长。带状疱疹可发生于任何感觉神经分布区,但以脊神经胸段最常见,因此皮疹部位常见于胸部,约占50%,其次为腰部、面部等。带状疱疹皮疹多为一侧性,很少超过躯体中线,罕有多神经或双侧受累发生。

水痘-带状疱疹病毒可侵犯三叉神经眼支,发生眼带状疱疹,病后常发展成角膜炎与虹膜睫状体炎,若发生角膜瘢痕可致失明。病毒侵犯脑神经,可出现面瘫、听力丧失、眩晕、咽喉麻痹等。50岁以上带状疱疹患者易发生疱疹后神经痛,可持续数月。

本病轻者可以不出现皮疹,仅有节段性神经疼痛。重型常见于免疫功能缺损者或恶性肿瘤患者,可发生播散性带状疱疹,除皮肤损害外,伴有高热和毒血症,甚至发生带状疱疹肺炎和脑膜脑炎,病死率高。

【并发症】

（一）皮疹继发细菌感染

如化脓性感染、丹毒、蜂窝织炎、脓毒症等。

（二）肺炎

原发性水痘肺炎多见于成人患者或免疫缺损者。轻者可无临床症状,仅X线检查有肺部弥漫性结节性浸润;重者有咳嗽、咯血、胸痛、呼吸困难、发绀等;严重者可于24～48小时内死于急性呼吸衰竭。继发性肺炎为继发细菌感染所致,多见于小儿。

（三）脑炎

发生率低于1%,多发生于出疹后1周左右,临床表现和脑脊液改变与一般病毒性脑炎相仿,病死率为5%左右。重者可遗留神经系统后遗症。

（四）肝炎

多表现为血清丙氨酸氨基转移酶（ALT）升高，伴发肝性脑病可出现瑞氏综合征。

【实验室及其他检查】

（一）血常规检查

白细胞总数正常或稍增高。

（二）脑脊液

出现带状疱疹脑炎、脑膜炎、脊髓炎者，其脑脊液细胞及蛋白有轻度增加，糖和氯化物正常。

（三）疱疹刮片

刮取新鲜疱疹基底组织涂片，用瑞氏染色可发现多核巨细胞，用苏木素 - 伊红染色可查见细胞核内包涵体。

（四）血清学检查

常用酶联免疫吸附法、补体结合试验等检测特异性抗体。补体结合抗体于出疹后 1～4 天出现，2～6 周达高峰，6～12 个月后逐渐下降。

（五）病原学检查

1. **病毒分离**　将疱疹液直接接种于人胚成纤维细胞，分离出病毒后可做进一步鉴定。

2. **抗原检查**　对病变皮肤刮取物，用免疫荧光法检查特异性病毒抗原。其方法敏感、快速，并容易与单纯疱疹病毒感染相鉴别。

3. **核酸检测**　用聚合酶链反应（PCR）检测患者呼吸道上皮细胞和外周血白细胞中的特异性病毒 DNA，是敏感、快速的早期诊断方法。

【诊断与鉴别诊断】

（一）诊断

典型水痘根据临床皮疹特点诊断多无困难；典型带状疱疹病例根据单侧性、呈集簇性带状排列的疱疹和伴有神经痛，诊断多不困难。非典型病例有赖于实验室及其他检查确定。

（二）鉴别诊断

1. **单纯疱疹**　反复发生，分布无规律，疼痛不明显。

2. **脓疱疹**　常发于鼻唇周围或四肢暴露部位，初为疱疹，继成脓疱，最后结痂，无分批出现，无全身症状。

3. **丘疹样荨麻疹**　系皮肤过敏性疾病，婴幼儿多见，四肢、躯干皮肤分批出现红色丘疹，顶端有小疱，周围无红晕，不结痂，不累及头部和口腔。

病案分析

患者，男性，18 岁，学生。因发热伴出水痘样皮疹 4 日，于 2008 年 12 月 29 日入院。入院前曾在当地医院按"水痘"进行抗病毒、对症治疗，效果不佳，今皮疹量增多，稍有头晕，前来我院求治，门诊以"水痘"收住院，病后大小便正常，睡眠好。入院检查：T 37℃，P 80 次/min，R 18 次/min，BP 100/70mmHg，意识清，精神差，发育正常，营养中等，急性病容，自主体位，查体合作，全身皮肤均有散在性水痘样皮疹，有红色刚出的丘斑疹，有周边红中心液化的疱疹，浅表淋巴结未触及，头颅大小正常，巩膜无黄染，双侧瞳孔等大，对光反射存在，鼻窦腔无异常分泌物，口唇干燥，扁桃体无肿大，颈软。气管居中，甲状腺无肿大，胸廓对称，呼吸平稳，双肺呼吸音粗糙，支气管可听到痰鸣音，无湿啰音，心率 80 次/min，律整，心音响亮，各瓣膜听诊区未闻及病理性杂音，腹软，肝脾肋下未触及，肠鸣音存在，双肾区无叩击痛，脊柱四肢无畸形，双下肢活动自如，肛门及外生殖器未查，可见生理反射正常，病理反射未引出。实验室检查：血常规检查正常。胸透：双侧肺纹理增强。

请分析：

1. 该患者的初步诊断是什么？

2. 该患者需要与哪些疾病相鉴别？

解析：

1. 该患者的初步诊断为：水痘。

诊断依据：①青年，发热伴出水痘样皮疹4日；②查体：全身皮肤均有散在性水痘样皮疹，有红色刚出的丘斑疹，有周边红中心液化的疱疹；③入院前曾在当地医院按"水痘"进行抗病毒、对症治疗，今皮疹量增多，稍有头晕。

2. 需与以下疾病相鉴别：①单纯疱疹；②脓疱疹；③丘疹样荨麻疹。

【治疗】

（一）一般治疗和对症治疗

1. 水痘　患者应隔离。发热期卧床休息，给予易消化食物和注意补充水分。加强护理，保持皮肤清洁，避免搔抓疱疹处以免导致继发感染。皮肤瘙痒者可用炉甘石洗剂涂擦，疱疹破裂后可涂甲紫或抗菌药物软膏。

2. 带状疱疹　神经疼痛剧烈者，给予镇痛药，如罗通定（rotundine）、阿米替林、奋乃静等。

（二）抗病毒治疗

早期应用阿昔洛韦（acyclovir）抗病毒治疗有一定疗效，是治疗水痘-带状疱疹病毒感染的首选抗病毒药物，每天600～800mg，分次口服，疗程10天。如皮疹出现24小时内进行治疗，则能控制皮疹发展，加速病情恢复。此外，干扰素和阿糖腺苷也可试用。带状疱疹患者疱疹局部可用阿昔洛韦溶液涂抹。

带状疱疹抗病毒治疗的适应证：患者年龄大于50岁；病变部位在头颈部；躯干或四肢严重的疱疹；有免疫缺陷患者；出现严重的特应性皮炎或严重的湿疹等。

（三）防治并发症

继发细菌感染时应及早选用抗菌药物。脑炎出现脑水肿者应采取脱水治疗。水痘不宜使用肾上腺皮质激素。

【预后】

预后一般良好，痂脱落后大都无瘢痕。重症或并发脑炎者，预后差，甚至可导致死亡。

【预防】

主要是预防水痘，尚无有效办法直接预防带状疱疹。

患者应予呼吸道隔离至全部疱疹结痂，其污染物、用具可用煮沸或日晒等消毒。对于免疫功能低下者、正在使用免疫抑制剂治疗者、孕妇等，如有接触史，可予丙种球蛋白0.4～0.6ml/kg或带状疱疹免疫球蛋白0.1ml/kg肌内注射，以减轻病情。

（徐　慧）

第七节　流行性腮腺炎

流行性腮腺炎（mumps）简称流腮，是由腮腺炎病毒所引起的急性呼吸道传染病，以腮腺非化脓性炎症、腮腺区肿痛为主要临床表现。腮腺炎病毒除侵犯腮腺外，还可侵犯各种腺组织、神经系统、心、肝、肾、关节等器官，可并发脑膜炎、脑膜脑炎、睾丸炎、卵巢炎、胰腺炎等。好发于冬春季，儿童和青少年多见。

【病原学】

腮腺炎病毒属于副黏病毒科德国麻疹病毒属的单股负链 RNA 病毒。病毒直径 100～200nm，呈球形。该病毒抗原结构稳定，只有一个血清型。腮腺炎病毒有两种抗原，核衣壳蛋白（NP）、多聚酶蛋白（P）和 L 蛋白，均为可溶性抗原（又称 S 抗原）；外层表面含有神经氨酸酶和血凝素糖蛋白，具有抗原性（又称 V 抗原）。机体感染后产生相应的抗体：S 抗体于起病后第 7 天即出现，并于 2 周内达高峰，持续 6～12 个月逐渐降低，无保护性；V 抗体出现较晚，起病 2～3 周时才能测得，存在时间长，是检测免疫反应的较好指标。V 抗体有保护作用，感染腮腺炎病毒后无论发病与否都能产生免疫反应，再次感染发病者少见。

人是腮腺炎病毒唯一宿主。腮腺炎病毒能在许多哺乳动物细胞和鸡胚中增殖。其抵抗力低，对热、紫外线、甲醛均敏感。但在 4℃ 时能存活数天。

【流行病学】

（一）传染源

早期患者及隐性感染者均为传染源。自腮腺肿大前 7 天至肿大后 9 天均可在患者唾液中检出，因此在这 2 周内具有高度传染性。无腮腺肿大的其他器官感染者亦能从唾液和尿液中排出病毒。在该病流行时隐性感染所占比例较大，也具有传染性，由于本身无症状，易被忽略未予隔离而引起广泛传播。

（二）传播途径

主要通过飞沫传播。孕妇可通过胎盘传染胎儿，导致胎儿感染。

（三）人群易感性

人群普遍易感，感染后一般可获得较持久的免疫力。1 岁以内婴儿因体内尚有获自母体的特异性抗体而得到保护。成人中约 80% 曾有过显性或隐性感染而产生一定的特异性抗体，不是易感人群。约 90% 病例为 1～15 岁的少年儿童，尤其是 5～9 岁的儿童。

（四）流行特征

本病为世界性疾病，全年均可发病，但以冬、春季为主。好发人群为学龄儿童，亦可见于无免疫力的成年人。

【发病机制与病理解剖】

腮腺炎病毒从呼吸道侵入人体后，在局部黏膜上皮细胞和局部淋巴结中大量增殖，然后进入血液循环（第一次病毒血症），随血流播散至腮腺和中枢神经系统，引起腮腺炎和脑膜炎。腮腺炎病毒在腮腺及中枢神经系统进一步复制增殖后，再次进入血液循环（第二次病毒血症），进一步波及其他脏器，如睾丸、卵巢、心脏、肝脏、肾脏、胰腺、关节等，因此临床表现形式多样。

腮腺炎的病理特征是腮腺非化脓性炎症，腮腺导管卡他性炎症，其壁细胞肿胀，导管周围及腺体壁有淋巴细胞浸润，周围间质细胞水肿等病变可造成腮腺导管的阻塞、扩张和淀粉酶潴留。淀粉酶排出受阻，经淋巴管进入血流，使血和尿中淀粉酶增高。其他腺体组织如睾丸、卵巢、胸腺和胰腺等受累时亦可出现淋巴细胞浸润和水肿等病变。脑组织受累时神经细胞出现变性、坏死、炎性浸润、急性血管周围脱髓鞘。

【临床表现】

潜伏期 14～25 天，平均 18 天。

部分病例有发热、头痛、无力、食欲缺乏等前驱症状。发病 1～2 天后出现颧骨弓或耳部疼痛然后出现唾液腺肿大，体温上升可达 40℃。腮腺肿大最具特征性，通常一侧先肿大后 2～4 天累及对侧。双侧腮腺肿大者约占 75%。腮腺肿大是以耳垂为中心向前、后、下发展，边缘不清，覆盖于腮腺上的局部皮下软组织水肿使局部皮肤发亮,肿痛明显,腮腺管口早期有红肿、阻塞,挤压无脓性分泌物,进食酸性食物促使唾液腺分泌时疼痛加剧。腮腺肿大多于2～3天达高峰,持续4～5天后逐渐消退,整个病程约10～14天。腮腺管口早期常有红肿。颌下腺或舌下腺也可同时受累,有时单独受累。颌下腺肿大时颈部明显肿胀,颌下可触及椭圆形腺体。舌下腺肿大时,可见舌下及颈前下颌肿胀,并出现吞咽困难。

有症状的脑膜炎发生在15%的病例,患者出现头痛、嗜睡和脑膜刺激征。一般发生在腮腺炎发病后4～5天,有的患者脑膜炎先于腮腺炎。一般症状在1周内消失,预后一般良好。脑膜脑炎或脑炎患者,常有高热、谵妄、抽搐、昏迷,重症者可致死亡。可遗留耳聋、视力障碍等后遗症。

睾丸炎常见于腮腺肿大开始消退时患者又出现发热,睾丸明显肿胀和疼痛,可并发附睾炎、鞘膜积液和阴囊水肿。睾丸炎多为单侧,约1/3病例为双侧受累。急性症状持续3～5天,10天内逐渐好转。

卵巢炎发生于5%的成年女性,表现为下腹疼痛。右侧卵巢炎患者可酷似阑尾炎。有时可触及肿大的卵巢。

胰腺炎常于腮腺肿大数天后发生,可有恶心、呕吐和中上腹疼痛和压痛。腮腺炎合并胰腺炎的发病率低于10%。

其他如心肌炎、甲状腺炎和乳腺炎等均可在腮腺炎发生前后发生。

不典型病例可无腮腺肿胀而以单纯睾丸炎或脑膜脑炎的症状出现,也有仅见颌下腺或舌下腺肿胀者。

【实验室及其他检查】

(一)常规检查

白细胞计数大多正常或稍增加,淋巴细胞相对较多,有睾丸炎者白细胞亦可增多。有肾损害时尿中可出现蛋白和管型。

(二)血清和尿淀粉酶测定

90%患者发病早期血清和尿淀粉酶增高,有助诊断。淀粉酶增高程度往往与腮腺肿胀程度成正比。

(三)脑脊液检查

有腮腺炎而无脑膜炎症状和体征的患者,约半数脑脊液中白细胞计数轻度升高,且能从脑脊液中分离出腮腺炎病毒。

(四)免疫学检查

1. 抗体检查　ELISA法检测血清中抗NP的IgM抗体可作近期感染的诊断,IgG抗体恢复期较早期增高4倍或4倍以上即为阳性,可用于腮腺炎患者的诊断。

2. 抗原检查　近年来有应用特异性抗体或单克隆抗体来检测腮腺炎病毒抗原,可作早期诊断。

(五)核酸检测

应用RT-PCR检测腮腺炎病毒RNA可明显提高可疑患者的诊断率。

(六)病毒分离

采用早期患者的唾液、尿、血或脑脊液,接种于猴肾、Vero细胞和Hela细胞可分离出腮腺炎病毒。3～6天内组织培养细胞可观察到细胞病变形成多核巨细胞。

【诊断与鉴别诊断】

(一)诊断

根据有发热和以耳垂为中心的腮腺肿大特征结合流行情况及发病前2～3周有接触史,诊断一般不困难。如遇不典型的可疑病例,确诊需依靠免疫学检查和病毒分离。

（二）鉴别诊断

1.化脓性腮腺炎　主要是一侧性腮腺肿大，不伴睾丸炎或卵巢炎，局部红肿压痛明显。挤压腮腺时有脓液自腮腺管口流出。血常规中白细胞总数和中性粒细胞明显增高。

2.其他病毒性腮腺炎　甲型流感病毒、副流感病毒、肠道病毒中的柯萨奇 A 组病毒及淋巴细胞脉络丛脑膜炎病毒等均可以引起腮腺炎，需根据免疫学检查和病毒分离进行鉴别。

3.其他原因的腮腺肿大　许多慢性病如糖尿病、慢性肝病、结节病、腮腺导管阻塞和营养不良等均可引起腮腺肿大，一般不伴急性感染症状，局部也无明显疼痛和压痛。

病案分析

男性，12 岁，因发热、头痛、右侧面颊肿痛 2 天入院。入院时查：急性病容，右侧面颊以耳垂为中心肿大。边界不清，血常规白细胞总数为 8×10^9/L。N% 64%，L% 35%。

请分析：

1.该患儿的初步诊断是什么？

2.为明确诊断，应进一步检查的项目有哪些？

解析：

1.该患儿的初步诊断为：流行性腮腺炎。

2.为明确诊断，应用酶联免疫吸附试验（ELISA）或间接免疫荧光法检测出腮腺炎病毒特异性IgM 抗体，可用于腮腺炎患者的早期诊断。

【治疗】

（一）一般及对症治疗

患者需卧床休息，给予流质半流质软食，避免进食酸性食物。注意口腔护理，餐后用生理盐水漱口。保证液体摄入量。高热患者可采用物理降温或使用解热剂。头痛和腮腺胀痛可应用镇痛药。睾丸胀痛可用棉花垫和丁字带托起局部间歇进行冷敷。

（二）抗病毒治疗

发病早期可应用利巴韦林，成人每天 1g，儿童 15mg/（kg·d），静脉滴注，疗程 5～7 天。干扰素亦可试用，100 万～300 万 U/d，肌内注射，疗程 5～7 天。

（三）肾上腺糖皮质激素的应用

对重症或脑膜脑炎、心肌炎患者，可应用地塞米松每天 5～10mg，静脉滴注，5～7 天。

（四）颅内高压处理

若出现剧烈头痛、呕吐，疑为颅内高压的患者，可应用 20% 的甘露醇 1～2g/kg，静脉推注，每 4～6 小时 1 次，直至症状好转。

（五）预防睾丸炎

男性成人患者，为预防睾丸炎的发生，早期可应用己烯雌酚（乙菧酚），每天 3 次，每次 1mg 口服。

（六）中医中药治疗

采用内外兼治法。内服以柴胡葛根汤、普济消毒饮方为主，随证加减；或板蓝根注射液 2ml 肌内注射，每日 1 次。鲜仙人掌切片贴敷或捣烂外敷；紫金锭或青黛散醋调局部外涂，一日数次；或用蒲公英、鸭跖草、水仙花根、马齿苋等捣烂外敷，可减轻局部症状。

【预后】

流行性腮腺炎大多预后良好，病死率为 0.5%～2.3%。主要死于重症腮腺炎病毒性脑炎。

【预防】

（一）管理传染源

由于本病主要是通过飞沫传播，应及早隔离患者直至腮腺肿完全消退为止。

（二）切断传播途径

对流行性腮腺炎易感者，应避免与流行性腮腺炎患者接触。流行期间，幼儿园、托儿所等儿童较集中的机构应加强通风、空气消毒等。

（三）保护易感人群

目前国内、外应用的腮腺炎减毒活疫苗进行皮内、皮下接种，亦可采用喷鼻或气雾方法，90%以上可产生抗体。免疫后腮腺炎病毒的中和抗体可持续9.5年。在潜伏期接种可减轻发病症状。孕妇、先天或获得性免疫低下者以及对鸡蛋蛋白过敏者不能使用腮腺炎活疫苗。

（秦召敏）

第八节 麻 疹

麻疹（measles）是由麻疹病毒引起的急性呼吸道传染病。临床表现主要有发热、咳嗽、流涕、眼结膜充血，特征性表现为口腔麻疹黏膜斑，又称科氏斑（Koplik spot）及皮肤斑丘疹。主要发生于儿童，传染性强，易并发肺炎。病后免疫力持久，大多终身免疫。

【病原学】

麻疹病毒属于副黏液病毒科、麻疹病毒属，直径100～150nm，电镜下呈球形或丝状，病毒有脂蛋白包膜，中心为单股负链RNA，基因组有16 000个核苷酸，由核蛋白（nucleoprotein, N）环绕。包膜有三种结构蛋白，即基质蛋白（M蛋白）、血凝素（H蛋白）和融合蛋白（F蛋白），是主要的致病物质，只有一个血清型。病毒可在许多原代或传代细胞（如人胚肾、人羊膜、Vero、Hela等细胞）中增殖，并产生细胞融合或形成多核巨细胞病变。

麻疹病毒体外抵抗力弱，对热、紫外线及一般消毒剂很敏感。56℃ 30分钟即可灭活，紫外线能很快灭活病毒。尽管随飞沫排出的病毒在室内可存活34小时，但在流通的空气中或阳光下半小时即失去活力。病毒耐寒、耐干燥，室温下可存活数日，在-70～-15℃可保存数月至数年。

【流行病学】

（一）传染源

人类为麻疹病毒唯一宿主，急性患者为最重要的传染源，无症状带病毒者和隐性感染者较少，传染性也较低。自发病前2天（潜伏期末）至出疹后5天内，眼结膜分泌物、鼻、口咽、气管的分泌物中都含有病毒，具传染性，以前驱期最显著，出疹后很快降低，疹退后无传染性。

（二）传播途径

主要通过飞沫经呼吸道直接传播，患者咳嗽、打喷嚏时，病毒随排出的飞沫经口、咽、鼻部或眼结膜侵入易感者。密切接触者亦可经污染病毒的手传播，通过衣物、玩具、公共设施等传播的概率甚少。

（三）人群易感性

人群普遍易感，感染后获得持久免疫力。易感者接触患者后90%以上发病。6个月内婴儿可受到母体抗体的保护而很少患病，故易感者往往是6个月～5岁的儿童。成人多因儿童时患过麻疹而获免疫力，但目前成年麻疹病例增加，主要原因为幼时接种过麻疹疫苗，以后未再复种，致免疫力逐渐下降而成为易感者。

（四）流行特征

发病季节以冬春季为多，但全年均可有病例发生。自20世纪60年代麻疹疫苗问世以来，普种疫苗的国家发病率大大下降，麻疹流行得到了有效控制。近年因长期疫苗免疫的结果，麻疹流行强度减弱，平均发病年龄后移。

知识链接

麻疹目前流行现状

麻疹一直是极大威胁小儿生命的疾病。自20世纪60年代麻疹疫苗问世以来，普种疫苗的国家发病率大大下降。目前麻疹流行情况有以下特点：①自然感染率下降，育龄妇女抗体水平降低，对婴儿的保护率也下降；②发病年龄向大年龄推移，成人麻疹增多；③流动人口或免疫空白点易造成城镇局部易感人群累积，导致局部麻疹暴发流行。

【发病机制与病理解剖】

麻疹病毒经飞沫到达人的上呼吸道或眼结膜，在上皮细胞内复制繁殖，通过局部淋巴组织进入血流（初次病毒血症），随后在全身单核-吞噬细胞系统大量繁殖。感染后第5～7天，大量复制后的病毒再次侵入血流，造成第二次病毒血症，出现高热和出疹等症状。病毒血症持续至出疹后第2日，由增强的特异性免疫清除病毒。麻疹病毒通过直接作用和免疫机制引起细胞病变。

麻疹的病理变化特征是当病毒侵袭任何组织时均出现单核细胞浸润及形成多核巨细胞。多核巨细胞大小不一，内含数十至百余个核，核内外均有病毒集落（嗜酸性包涵体）。因病毒或免疫复合物在皮肤真皮表浅血管，使真皮充血水肿。血管内皮细胞肿胀、增生与单核细胞浸润并渗出而形成麻疹皮疹和黏膜疹。

因病程中机体非特异免疫力和免疫反应降低，哮喘、湿疹、肾病综合征等在麻疹病程中或病后可得到暂时的缓解，且较易继发细菌感染。结核病在麻疹后可复发或加重，麻疹初期结核菌素试验多转为阴性。

【临床表现】

潜伏期为6～21天，平均为10天，曾接受被动或主动免疫者可延至3～4周。典型麻疹的临床经过可分为三期：

1. 前驱期　从发热到出疹一般持续3～4天。起病急，此期主要表现为上呼吸道和眼结膜卡他症状，主要表现为：①发热：一般逐渐升高，小儿也可骤发高热伴惊厥。②上呼吸道炎：在发热同时出现咳嗽、喷嚏、流涕、咽部充血等症状。③眼结膜充血、畏光、流泪、眼睑水肿。④口腔麻疹黏膜斑（科氏斑），为麻疹前驱期的特征性体征，具有早期诊断价值。于病程第2～3天，90%以上的患者口腔可见麻疹黏膜斑，位于双侧第二磨牙对面的颊黏膜上，为0.5～1mm针尖大小白色小点，周围绕以红晕，最初可只有数个，在1～2天内迅速增多，有时融合扩大成片，似鹅口疮，2～3天内消失。

2. 出疹期　病程第3～4天，呼吸道症状及发热达到高峰，此时开始出现皮疹。皮疹首先见于耳后、发际，渐及额、面、颈，自上而下蔓延到胸、背、腹及四肢，最后达手掌与足底，2～5天出齐。皮疹初为淡红色斑丘疹，大小不等，高出皮肤，呈充血性皮疹，初发时稀疏，色较淡，以后部分融合成暗红色，少数病例可呈现出血性皮疹，疹间皮肤正常。随出疹达高峰，全身毒血症状加重，体温可达40℃，伴嗜睡，重者有谵妄、抽搐，咳嗽频繁。结膜红肿，畏光，咽红，口干，全身表浅淋巴结及肝脾轻度肿大。肺部可闻干、湿啰音，X线胸片可有轻重不等弥漫性肺部浸润改变。出疹期为3～5天。

3. 恢复期　出疹 3～5 天后,发热开始减退,全身症状明显减轻,皮疹随之按出疹的先后顺序消退,留浅褐色色素斑,伴糠麸样脱屑,历时约 1～2 周完全消失。无并发症者病程为 10～14 天,成人麻疹全身症状多较小儿重,但并发症较少。

除典型麻疹外,其他非典型的临床类型有:①轻型麻疹;②重型麻疹(含中毒性麻疹和休克性麻疹);③出血性麻疹;④异型麻疹。

【并发症】

(一)肺炎

为麻疹最常见的并发症,发病率 12%～15%,占麻疹患儿死因的 90% 以上。多见于 5 岁以下小儿,由麻疹病毒引起的肺炎多不严重,主要为继发肺部感染,病原体有金黄色葡萄球菌、肺炎链球菌、流感杆菌、腺病毒等,也可为多种菌混合感染。表现为高热持续、咳嗽、脓性痰,有气急、发绀、肺部啰音,易并发急性心力衰竭、心肌炎、脓胸及败血症等。

(二)心肌炎

多见于 2 岁以下患重型麻疹或并发肺炎和营养不良的小儿,致心肌缺氧,心力衰竭。表现为气促、烦躁、肢端发绀、心音低钝、心率快、面色苍白,唇发绀。皮疹不能出全或突然隐退。心电图:T 波和 ST 段改变。

(三)喉炎

发生率为 1%～4%,2～3 岁小儿多见。小儿喉腔狭小,并发细菌感染时喉部组织水肿,分泌物增多,极易造成喉梗阻。表现为犬吠样咳嗽、声音嘶哑、缺氧、吸气性呼吸困难,如不及时抢救可因窒息致死。

(四)脑炎

麻疹并发脑炎的发生率为 0.01%～0.5%,多发生于出疹后 2～6 天,也可发生于出疹后 3 周内。与麻疹病情轻重无关。临床表现与其他病毒性脑炎相似。病死率约 15%,多数经 1～5 周恢复。部分患者有智力减退,强直性瘫痪、癫痫等后遗症。

(五)亚急性硬化性全脑炎

是麻疹的远期并发症,属亚急性进行性脑炎,发生率(1～4)/100 万。病理变化主要为脑组织退行性病变。患者多患过麻疹,其潜伏期约 2～17 年。表现为进行性智力减退,性格改变,肌痉挛,视听障碍,脑脊液麻疹抗体持续强阳性,最后因昏迷、强直性瘫痪死亡。

【实验室及其他检查】

(一)血常规检查

白细胞总数减少,淋巴细胞相对增高。如果白细胞数增加,尤其是中性粒细胞增加,提示继发细菌感染;若淋巴细胞严重减少,常提示预后不好。

(二)血清抗体测定

ELISA 法测定血中特异性 IgM 和 IgG 抗体,敏感性和特异性好,其中 IgM 抗体病后 5～20 天最高,测定血清 IgM 抗体是诊断麻疹的标准方法,IgG 抗体恢复期较早期增高 4 倍以上即为阳性。亦可用血凝抑制试验或中和试验、补体结合试验检测患者的双份血清,抗体效价增高 4 倍以上亦为阳性。

(三)病原学检查

1. 病毒分离　取前驱期或出疹初期患者的眼、鼻咽分泌物、血和尿接种原代人胚肾或羊膜细胞,分离麻疹病毒,但阳性率低,不作为常规检查。

2. 病毒抗原检测　通过间接免疫荧光法检测涂片中细胞内麻疹病毒抗原,如阳性,可早期诊断。

3. 核酸检测　用反转录聚合酶链反应(RT-PCR)测定临床标本中的麻疹病毒 RNA,是敏感而特异的诊断方法。

（四）查找多核巨细胞

取初期患者鼻咽部分泌物、痰和尿沉渣涂片，用瑞特染色（Wright stain）查多核巨细胞，也可通过电镜找多核巨细胞核内外包涵体中的麻疹病毒颗粒。多核巨细胞以出疹前 2 日至出疹后 1 日阳性率最高。

【诊断与鉴别诊断】

（一）诊断

典型麻疹诊断不难。在麻疹流行期间接触过麻疹患者的易感者，出现急起发热，伴上呼吸道卡他症状，结膜充血、畏光，早期口腔麻疹黏膜斑即可诊断。非典型患者难以确诊者，则依赖于实验室及其他检查。

（二）鉴别诊断

1. 风疹　前驱期短，全身症状和呼吸道症状轻，无口腔麻疹黏膜斑。发热 1～2 天出疹，皮疹分布以面、颈和躯干为主，1～2 天皮疹退尽，无色素沉着和脱屑，常伴耳后和颈部淋巴结肿大。

2. 幼儿急疹　幼儿急起发热或高热 3～4 天，上呼吸道症状轻，热骤降而出现皮疹，呈玫瑰色，多位于躯干，面部及四肢远端皮疹甚少，经 1～3 天皮疹退尽。热降后出疹为其特点。

3. 药物疹　近期有服用或接触药物史，皮疹呈多样性，痒感，伴低热或无热，无黏膜斑及呼吸道卡他炎症，停药后皮疹可渐消退。血嗜酸性粒细胞可增多。

【治疗】

对麻疹病毒尚无特异抗病毒药物，重点为对症治疗，加强护理和防治并发症。

（一）一般治疗

卧床休息，保持室内安静，通风，温度适宜。眼、鼻、口腔保持清洁，鼓励多饮水，饮食宜富营养易消化。因为维生素 A 缺乏是儿童麻疹的危险因素，对住院麻疹患儿应补充维生素 A，来降低并发症和病死率。

（二）对症治疗

高热可酌用小剂量退热剂或头部冷敷，应避免急骤退热致虚脱。咳嗽用祛痰止咳药。体弱病重患儿可早期肌内注射丙种球蛋白。有抽搐者采取止痉措施。注意水电解质及酸碱平衡，有循环衰竭按休克处理。

（三）并发症治疗

1. 肺炎　主要为抗菌治疗，常首先考虑使用青霉素 G，3 万～5 万 U/(kg·d)，分次肌内或静脉注射，再参考痰菌药敏选用抗菌药物。高热中毒症状严重者可短期用氢化可的松，5～10mg/(kg·d)，静滴，2～3 天好转后即可停用。

2. 心肌炎　有心衰者宜及早静脉注射毒毛花苷 K 或毛花苷 C（西地兰）。重症者同时用肾上腺糖皮质激素保护心肌。

3. 脑炎　参考流行性乙型脑炎治疗。

4. 急性喉炎　应尽量使患儿安静，蒸汽雾化吸入稀释痰液，选用抗菌药物。对喉部水肿者可试用肾上腺糖皮质激素，喉梗阻严重时应及早行气管切开术或气管插管。

📋　病案分析

患儿，男性，8 个月。于 2008 年 12 月 26 日入院，患者 5 天前，在无明显诱因情况下出现发热、咳嗽，3 天前皮肤又出现红色斑丘疹，曾在当地诊所治疗，效果差。入院检查：T 39.5℃，P 108 次/min，R 25 次/min，BP 未测。口颊黏膜充血，全身膝关节以上皮肤可见红色斑丘疹，压之褪色，疹间皮肤正常。双肺呼吸音粗，双下肺可闻及湿啰音及少许干啰音，心率 108 次/min，律齐，其余检查正常。

请分析：

1.该患者的初步诊断是什么？

2.如何处理该患者？

解析：

1.该患者的初步诊断为：麻疹合并肺炎。

2.目前无治疗麻疹的特效药，主要采取对症支持治疗：①患者应按照呼吸道传染病隔离至体温正常或至少出疹后 5 天。②卧床休息，保持室内安静、通风，温度适宜，眼、鼻、口腔保持清洁，多饮水，给予易消化饮食。③高热可酌用小剂量退热剂或头部冷敷，避免急骤降温致虚脱；咳嗽用祛痰止咳药。④主要是抗菌治疗，可选用 1～2 种抗菌药物，或参考药敏结果选用抗生素。⑤取患者的鼻咽分泌物、痰和尿沉渣涂片查多核巨细胞，或用直接免疫荧光检测剥脱细胞中麻疹病毒抗原等以确诊。

【预后】

单纯麻疹预后良好，重型麻疹病死率较高。

【预防】

采用以麻疹减毒活疫苗接种为主的综合性措施。

（一）管理传染源

对麻疹患者应做到"五早"，即早发现、早诊断、早报告、早隔离、早治疗，患者隔离至出疹后 5 天，伴有呼吸道并发症者应延长到出疹后 10 天。对接触麻疹的易感儿应隔离检疫 3 周，并使用被动免疫制剂。

（二）切断传播途径

流行期间避免去公共场所或探亲访友，出入应戴口罩。无并发症的患儿在家中隔离，以减少传播和避免医院感染。

（三）保护易感人群

1.主动免疫　是保护易感人群预防麻疹的最好办法。未患过麻疹的小儿应接种麻疹减毒活疫苗。我国计划免疫定于 8 个月龄初种。7 岁时复种。每次皮下注射 0.2ml，儿童和成人剂量相同。应急接种时最好于麻疹流行季节前一个月。接种疫苗后一般反应轻微，少数接种后有短时低热。

接种禁忌为妊娠、过敏体质、活动性结核病、白血病、恶性肿瘤及免疫缺陷病或免疫功能被抑制者（如用肾上腺糖皮质激素或放射治疗等）。若有发热和急、慢性疾病者应暂缓主动免疫。凡 6 周内接受过丙种球蛋白者，应推迟 3 个月接种。

2.被动免疫　年幼、体弱患病的易感儿接触麻疹患者后，应立即采用被动免疫。在接触患者后 5 天内注射人血丙种球蛋白 3ml，可预防发病。在接触患者 5 天后注射，则只能减轻症状。免疫有效期 3～8 周。

思政元素

为中国医学事业奉献一生的微生物学家—— 朱既明

朱既明(1917—1998)，为中国医学事业奉献一生的微生物学家，成功研制高度减毒麻疹活疫苗，为麻疹的防控及生物制品生产与应用的规范化与人才培养做出了巨大贡献。

他自幼勤奋好学，有仁爱之心，曾参加护理伤兵的工作，经受过血与火的洗礼，坚定了以医学报效国家的志向。在以后的医学实践中，他强烈感到需要预防的疾病很多，因此较早明确了为预防医学献身的方向。

　　他坚持原则，一生敬业担当，在实践中能始终坚守信条，始终不忘医务工作者的天职和自己的专业操守。具有披荆斩棘的勇气和坚忍不拔的精神，以及爱国爱科学爱人民的优良品质，坚持学以致用，医学专业的性质决定了他从来不忘为社会服务，在我国医学事业发展方面做出了杰出的贡献。

（秦召敏）

第九节　手足口病

　　手足口病（hand-foot-mouth disease，HFMD）是由多种肠道病毒引起的急性传染病，多发生于学龄前儿童，尤以 3 岁以下儿童发病率最高。大多数患者症状轻微，主要表现为发热、口腔痛和手、足、口腔、臀部等部位的斑丘疹、疱疹。少数病例可出现神经系统、呼吸系统、循环系统等并发症。

【病原学】

　　肠道病毒属小 RNA 病毒科，为单股正链 RNA 病毒，长约 7.4～7.5kb。病毒颗粒直径 20～30nm，无包膜，呈 20 面体立体对称。引起手足口病的肠道病毒有 20 多种，其中柯萨奇 A 组 16 型（CoxA16）和肠道病毒 71 型（EV71）是最常见的病原体。

　　肠道病毒对紫外线及干燥敏感。各种氧化剂（高锰酸钾、漂白粉等）、甲醛、碘酊均能灭活病毒。对乙醚、脱氧胆酸盐、去污剂、弱酸等有抵抗力，能抵抗 70% 的乙醇溶液和 5% 甲酚皂溶液。56℃ 30 分钟可被灭活，4℃ 可存活 1 年，−20℃ 可长期保存，在外环境中病毒可长期存活。

【流行病学】

（一）传染源

　　人是肠道病毒唯一宿主，患者、隐性感染者为本病的传染源。发病前数日，感染者咽部与粪便中均可检出病毒，此时便有传染性，通常在发病 1 周内传染性最强；散发期间，隐性感染者为主要传染源。

（二）传播途径

　　手足口病主要经粪 - 口途径传播，也可经飞沫传播。因此，患者和隐性感染者的粪便、呼吸道分泌物及患者的疱疹液中均有大量病毒，被其污染的手、用物均可导致病毒传播。其中污染的手是传播中的关键传播媒介。

（三）人群易感性

　　人对肠道病毒普遍易感，以隐性感染为主，隐性感染和显性感染后均可获得一定免疫力，持续时间不明确。病毒的各型间无交叉免疫。

（四）流行特征

　　手足口病流行无明显的地区性。四季均可发病，以夏秋季多见。肠道病毒传染性强，隐性感染比例大，传播速度快，有时可造成暴发或大流行，疫情控制难度大。各年龄组均可发病，但以≤3 岁年龄组发病率最高。

【发病机制与病理解剖】

　　肠道病毒进入人体后，在咽部、肠上皮细胞及附近淋巴组织中增殖，病毒一方面从口咽部分泌物或粪便中排出，另一方面进入血液形成第一次病毒血症。病毒随血流进入肝、脾、淋巴结等组织，大量复制后再次侵入血液，导致第二次病毒血症。病毒可随血流播散至全身各器官，进一步复制并引起病变。

一般情况下柯萨奇病毒 A 组不引起细胞病变,故症状较轻;而柯萨奇病毒 B 组、埃可病毒及肠道病毒 71 型引起细胞病变,可表现为严重病例。

皮疹或疱疹是手足口病特征性的组织病变。光镜下可见表皮内水疱,水疱内有中性粒细胞和嗜酸性粒细胞碎片;水疱周围上皮有细胞间和细胞内水肿;水疱下真皮有多种白细胞浸润,水疱周围有细胞及细胞间质水肿。电镜下可见上皮细胞内有嗜酸性包涵体。

【临床表现】

潜伏期多为 2～10 天,平均 3～5 天。

（一）轻症病例

起病急,发热,口腔黏膜疹出现比较早,起初为粟粒样斑丘疹或水疱,周围有红晕,破溃后形成溃疡,疼痛剧烈,婴幼儿表现为哭闹、流涎、拒食。以后手、足和臀部出现斑丘疹、疱疹,疱疹周围可有炎性红晕,疱内液体较少。可伴有咳嗽、流涕、食欲缺乏等症状。皮疹一般具有不痛、不痒、不结痂、不留瘢痕的"四不"特征。部分病例仅表现为皮疹或疱疹性咽峡炎,多在 1 周内痊愈,预后良好。部分病例皮疹不典型,如在单一部位或仅表现为斑丘疹。

（二）重症病例

少数病例(尤其是小于 3 岁者)病情进展迅速,可出现脑炎、脑膜炎、脑脊髓炎、肺水肿和循环衰竭等表现,病情凶险,可致死亡或留有后遗症。

1. 神经系统表现　精神差、嗜睡、易惊、头痛、呕吐、谵妄甚至昏迷;肢体抖动、肌痉挛、眼球震颤、共济失调、眼球运动障碍;无力或急性弛缓性麻痹,惊厥。查体可见脑膜刺激征,腱反射减弱或消失,巴宾斯基征等病理征阳性。

2. 呼吸系统表现　呼吸浅促、呼吸困难或节律改变,口唇发绀,咳嗽,咳白色、粉红色或血性泡沫样痰液;肺部可闻及湿啰音及痰鸣音。

3. 循环系统表现　面色苍白、皮肤花纹、四肢湿冷、指(趾)发绀;毛细血管再充盈时间延长。心率增快或减慢,脉搏浅速或减弱甚至消失;血压升高或下降。

【实验室及其他检查】

（一）血常规检查

轻症病例白细胞计数正常,重症病例白细胞计数可明显升高。

（二）血生化检查

部分病例可有轻度谷氨酸氨基转移酶(ALT)、门冬氨酸氨基转移酶(AST)、肌酸激酶同工酶(CK-MB)升高,重症病例可有肌钙蛋白、血糖升高。

（三）脑脊液检查

神经系统受累时脑脊液外观清亮,压力增高,白细胞增多,蛋白正常或轻度增多,糖和氯化物正常。少数病例早期脑脊液检查正常。

（四）病原学检查

肠道病毒(CoxA16、EV71 等)特异性核酸阳性或分离到肠道病毒。咽、气道分泌物、疱疹液、粪便阳性率较高。

（五）血清学检查

急性期与恢复期血清 CoxA16、EV71 等肠道病毒中和抗体有 4 倍以上的升高。

（六）影像学检查

X 线胸片可表现为双肺纹理增多,呈网格状、斑片状阴影,部分病例以单侧为著。磁共振发现神经系统受累者可有异常改变,以脑干、脊髓灰质损害为主。脑电图可表现为弥漫性慢波,少数可出现棘(尖)慢波,心电图一般无特异性表现。

【诊断与鉴别诊断】

（一）诊断

1. 流行病学资料　好发于夏、秋季,但暴发可发生在任何季节。常见于学龄前儿童,婴幼儿多见。

2. 临床表现　轻症病例表现为发热,口腔痛,手、足、口、臀出现斑丘疹、疱疹等表现,可伴有上呼吸道感染症状。病程短,多在1周内痊愈。重症患者有脑膜炎、心肌炎和肺炎等表现。

3. 实验室检查　有临床表现,且具有下列之一者即可确诊:①肠道病毒(CoxA16、EV71等)特异性核酸检测阳性。②分离出肠道病毒,并鉴定为 CoxA16、EV71 或其他可引起手足口病的肠道病毒。③急性期与恢复期血清 CoxA16、EV71 或其他可引起手足口病的肠道病毒中和抗体有4倍以上的升高。

（二）鉴别诊断

1. 轻症病例　需与其他发疹性疾病鉴别,如疱疹性荨麻疹、水痘、不典型麻疹、幼儿急疹以及风疹等。

2. 重症病例　重症病例常表现为高热、惊厥、昏迷、弛缓性瘫痪及心肺衰竭,可无手足口病的典型表现,需与中毒性菌痢、乙型脑炎、化脓性脑膜炎、结核性脑膜炎、Reye 综合征、急性呼吸窘迫综合征等鉴别。以弛缓性瘫痪为主要症状者应该与脊髓灰质炎鉴别。发生神经源性肺水肿者,还应与重症肺炎鉴别。

3. 散发或不典型病例鉴别

（1）口蹄疫:一般发生于畜牧区,主要通过接触病畜,经皮肤黏膜感染,成人牧民多见,四季散发。皮疹特征为口、咽、掌等部位出现大而清亮的水疱,疱疹易溃破,继发感染成脓疱,然后结痂、脱落。

（2）疱疹性口炎:病原体为单纯疱疹病毒,多发于3岁以下。典型表现为口腔黏膜数目较多成簇、针头大小、壁薄透明的小水疱,常累及齿龈,一般无皮疹,常伴颏下或颌下淋巴结肿痛。

（3）脓疱疮:多发生于夏秋季节,儿童多见。传染性强,常在托儿所、幼儿园中引起流行。皮疹好发于颜面、颈、四肢等暴露部位;形态初起时为红斑、丘疹或水疱,迅速变成脓疱,疱壁薄易破,瘙痒。重者可伴有高热、淋巴结肿大或引起败血症。实验室检查示白细胞总数及中性粒细胞增高,脓液细菌培养为金黄色葡萄球菌或溶血性链球菌。

病案分析

患儿,女,3岁,因发热、咳嗽3天,手、足等部位散在疱疹出现2天而入院。查体:T 38.5℃,R 40 次/min,P 120 次/min,BP 88/60mmHg,精神差,手足远端和臀部分布几十个斑丘疹、疱疹,皮疹圆形、质硬、边缘充血,口腔黏膜有几处溃疡。双肺呼吸音粗糙,无干、湿啰音。血常规:Hb 125g/L,WBC $5.0×10^9$/L,N% 60%,L% 40%。

请分析:

1. 该患儿的初步诊断是什么?

2. 为确诊,需进一步做哪些检查?

解析:

1. 该患儿的初步诊断为:手足口病。

2. 为确诊,需进一步做的检查包括:分离出肠道病毒、特异性核酸检测阳性、血清特异性抗体升高4倍以上。

【治疗】

（一）轻症病例

1. 隔离与消毒　严格消化道、呼吸道及接触隔离,直到发热、皮疹消退及水疱结痂,一般需隔离 2 周。患儿用过的物品应彻底消毒。可用含氯的消毒液浸泡，不宜浸泡的物品可置于日光下暴晒。患儿居室定期开窗通风，保持空气新鲜、流通。

2．休息和饮食   出疹期或有并发症者应卧床休息。给予患儿高蛋白、高维生素、清淡、易消化的流质或半流质饮食；禁食刺激性食物；对于进食不足的患儿，应给予静脉补液，以预防脱水及水、电解质紊乱。

3．口腔护理   保持口腔清洁，每次进食前后，用温水或生理盐水漱口。禁食患儿每天用生理盐水清洁口腔 2～3 次，预防细菌继发感染。已有溃疡者可给予超声雾化吸入，同时将维生素 B_2 直接涂于口腔糜烂部位，亦可口服维生素 C、维生素 B_1、维生素 B_2 等，或者给予双料喉风散局部涂抹，以消炎止痛和促进溃疡面愈合。

4．皮肤护理   ①保持皮肤清洁，温热清水洗澡，水温不宜过高；②保证患儿衣服、被褥清洁，床单平整干燥；③勤剪指甲，必要时包裹双手，防止患儿抓破皮疹；④臀部有皮疹时要保持臀部的清洁干燥，避免皮疹感染；⑤皮疹或疱疹已破裂者，局部皮肤可涂抗菌药物软膏或炉甘石水剂；⑥已结痂处应让其自行脱落，不能强行撕脱。

5．对症处理   体温超过 38.5℃时，给予物理降温，酌情使用解热镇痛药；呕吐、腹泻者予以补液，纠正水、电解质和酸碱平衡紊乱。

6．病原治疗   手足口病目前还缺乏特异、高效的抗病毒药物，可酌情选用广谱抗病毒药物如利巴韦林，小儿按体重 10～15mg/（kg·d），分 4 次口服，疗程 5～7 天；或 10～15mg/（kg·d）分 2 次静脉滴注，每次静滴 20 分钟以上，疗程 3～7 天。

（二）重症病例

1．神经系统受累   控制颅内高压，每次给予甘露醇 0.5～1.0g/kg，每 4～8 小时一次，必要时加用呋塞米。静脉注射免疫球蛋白，酌情应用糖皮质激素治疗，并用降温、镇静、止惊等对症治疗。

2．呼吸、循环衰竭   需监测呼吸、心率、血压和血氧饱和度，保持呼吸道通畅，吸氧。有呼吸功能障碍时，及时气管插管并使用正压机械通气。在维持血压稳定的情况下，限制液体入量。根据血压、循环的变化可选用多巴胺、多巴酚丁胺、米力农等药物；酌情应用利尿药物治疗。

3．恢复期   避免继发呼吸道感染，促进各脏器功能恢复，可采用功能康复治疗或中西医结合治疗。

【预后】

轻症病例预后良好，病死率低于 1%。重型患者的病死率约 20%。少部分神经系统严重受累患者会留下后遗症。

【预防】

（一）管理传染源

对患者进行消化道、呼吸道、接触隔离，直至体温正常后 3 天，皮疹基本消失方能解除隔离。

（二）切断传播途径

手足口病传染性强，与治疗相比积极预防更为重要。搞好儿童个人、家庭和托幼机构的卫生是预防本病的关键。

（三）保护易感人群

我国自主研发的肠道病毒 71 型（EV71）灭活疫苗已成功完成 Ⅰ、Ⅱ、Ⅲ 期临床试验研究，在国内外首次证实 EV71 灭活疫苗预防手足口病安全可靠。预计该疫苗将不久用于预防接种。

（秦召敏）

第十节 狂 犬 病

狂犬病（rabies）又名恐水症（hydrophobia），是由狂犬病病毒（rabies virus）所致的以侵犯中枢神经系统为主的急性人兽共患传染病。人主要通过被病兽咬伤、抓伤等方式而感染。临床表现为特有的恐水、恐声、怕风、恐惧不安、咽肌痉挛、进行性瘫痪等，病死率几乎100%。

知识链接

征服狂犬病的足迹

1546年意大利内科医师 Girolamo Fracastoro 描述了人患狂犬病的情况，到了18世纪，狂犬病曾一度在欧洲流行猖獗。由于没有防治办法，病死率极高。1879年，Pierre-Victor Galtier 在法国里昂将狂犬病从犬传播到家兔，之后再从家兔传播到家兔，然后使用狂犬病感染的物质静脉注射来使绵羊和山羊获得免疫。直到19世纪法国著名学者（Louis Pasteur，1881）用动物实验把狂犬病病毒减毒，制成疫苗后并于1885年首次预防接种以防止本病的发生。1904年 Negri 在狂犬脑中发现内氏小体（Negri body），并建议作为狂犬病的诊断指标之一。20世纪60年代才弄清病毒的结构和形态。

【病原学】

狂犬病病毒属弹状病毒科拉沙病毒属，形似子弹，平均大小为（130～300）nm×（60～85）nm。病毒中心为单股负链 RNA，外绕以衣壳和含脂蛋白及糖蛋白的包膜。

狂犬病病毒含5种主要蛋白，即糖蛋白（G）、核蛋白（N）、聚合酶（L）、磷蛋白（NS）和膜蛋白（M）。糖蛋白能与乙酰胆碱受体结合，决定了狂犬病病毒的嗜神经性，能刺激机体产生中和抗体。核蛋白是荧光免疫法检测的靶抗原，有助于临床诊断。

从患者或患病动物直接分离得到的病毒称野毒株或街毒株（street strain），特点为致病力强，能在唾液腺中繁殖。固定毒株（fixed strain）是街毒株连续在家兔脑内50次传代获得的毒株，特点为毒力减弱，对人和犬失去致病力，但仍保持其免疫原性，可供制备疫苗。

病毒对外界抵抗力不强，易为紫外线、季铵化合物、碘酒、高锰酸钾、酒精、甲醛等灭活，100℃2分钟可灭活。乳鼠接种能分离病毒，也能用地鼠肾细胞、人二倍体细胞等细胞株增殖、传代。

【流行病学】

（一）传染源

带狂犬病病毒的动物是本病的传染源。家畜中以犬为主，其次为猫、猪和牛、马等；野生动物，如蝙蝠、浣熊、臭鼬、狼、狐狸等，是发达国家和基本控制了犬狂犬病地区的主要传染源。我国狂犬病的主要传染源是病犬，近年国内报道外观健康的家犬带毒率平均为14.9%（8%～25%），也能传播狂犬病。

一般来说，狂犬病患者不是传染源，不形成人与人之间的传播。这是因为人唾液中病毒数量相当少，而且患者伤人的机会也很少。

（二）传播途径

病毒主要通过病兽咬伤、抓伤而自皮肤破损处侵入体内，也可由带病毒犬的唾液，经各种伤口或黏膜侵入，少数可在宰杀病犬、剥皮、切割等过程中被感染。蝙蝠群居洞穴中的含病毒气溶胶也可经呼吸道传播。有报告角膜移植可传播狂犬病。

（三）人群易感性

人群普遍易感。人被病犬咬伤后发生狂犬病的概率为15%～30%，被病狼咬伤后为50%～

60%。被病兽咬伤后是否发病与下列因素有关：咬伤部位是否神经末梢丰富及咬伤程度、伤口局部是否及时清洗消毒、是否及时全程注射狂犬病疫苗等。

（四）流行特征

狂犬病是一种人畜共患的传染病，其地理分布广泛，全球除南极洲外均有流行，世界上死于狂犬病的人数99%在热带地区。我国属狂犬病流行较为严重的国家，主要在农村。

【发病机制与病理解剖】

狂犬病病毒自皮肤或黏膜破损处入侵人体后，对神经组织有强大的亲和力，致病过程可分为三个阶段：①组织内病毒小量增殖期：病毒先在伤口附近的肌细胞内小量增殖，再侵入近处的末梢神经；②侵入中枢神经系统期：病毒沿神经的轴浆向中枢神经作向心性扩展，至脊髓的背根神经节再大量繁殖，入侵脊髓并很快到达脑部。主要侵犯脑干、小脑等处的神经细胞；③向各器官扩散期：病毒从中枢神经向周围神经扩展，侵入各器官组织，尤以唾液腺、舌部味蕾、嗅神经上皮等处的病毒量较多。由于迷走、舌咽及舌下脑神经核受损，致吞咽肌及呼吸肌痉挛，出现恐水，吞咽和呼吸困难。交感神经受累时出现唾液分泌和出汗增多。迷走神经节、交感神经节和心脏神经节受损时可引起患者心血管功能紊乱或猝死。

病理变化主要为急性弥漫性脑脊髓炎，以大脑基底、海马回脑干部位（中脑、桥脑和延髓）及小脑损害最为明显。具特征性的病变是嗜酸性包涵体，称内氏小体（Negri body），为狂犬病病毒的集落，位于细胞质内呈圆形或椭圆形，直径$3\sim10\mu m$，染色后呈樱红色，具有特异诊断意义。该小体最常见于海马及小脑浦肯野细胞（Purkinje cell）中。

【临床表现】

潜伏期长短不一，5天至19年或更长，一般1～3个月，超过3个月的约占15%，超过1年者约占1%。根据临床表现不同狂犬病分为狂躁型和麻痹型两个类型，临床上以前者多见。

（一）狂躁型

1. 前驱期　低热、倦怠、头痛、恶心、全身不适，继而恐惧不安，烦躁失眠，对声、光、风等刺激敏感而有喉头紧缩感。具有诊断意义的早期症状是在愈合的伤口及其神经支配区有痒、痛、麻及蚁走等异样感觉。本期持续2～4天。

2. 兴奋期　表现为高度兴奋，突出为极度恐怖表情、恐水怕风。体温常升高（38～40℃）。恐水为本病的特征，但不一定每例都有。典型患者虽渴极而不敢饮，见水、闻水流声、饮水，甚至提及"水"字均可引起咽喉肌痉挛。风、光、声等刺激也可引起咽喉肌痉挛。声嘶、说话吐词不清，严重发作时可出现全身肌肉阵发性抽搐，因呼吸肌痉挛致呼吸困难和发绀。患者交感神经功能常亢进，表现为流涎、大汗，心率加快，血压升高等。患者神志多清楚，可出现精神失常，幻听、幻视等。本期约1～3天。

3. 麻痹期　肌肉痉挛停止，进入全身弛缓性瘫痪，渐趋安静进入昏迷。最后因呼吸、循环衰竭而死亡。本期持续6～18小时。

整个病程不超过6天。

（二）麻痹型

麻痹型病理损害以脊髓或延髓受损为主。因咽喉肌麻痹不能说话，又称"哑型"狂犬病。该型无兴奋症状及恐水表现，而表现为高热、头痛、呕吐、腱反射消失、肢体软弱无力、共济失调、大小便失调，呈横贯性脊髓炎或上行性麻痹等症状，最终因瘫痪而死亡。

【实验室及其他检查】

（一）血常规及脑脊液检查

外周血白细胞总数轻至中度增多，中性粒细胞占80%以上。脑脊液蛋白质及细胞数可稍增多，糖、氯化物正常。

（二）病原学检查

1. 病毒分离　取患者的唾液、脑脊液、泪液或脑组织接种于鼠脑分离病毒。

2.**内氏小体(Negri body)检查**　取动物或死者的脑组织做切片染色,镜检找内格里小体,阳性率达 70%~80%。

3.**病毒核酸**　反转录聚合酶链反应(RT-PCR)直接检测脑脊液、皮肤或脑组织狂犬病病毒RNA,阳性率达 100%,可用于早期诊断。

4.**病毒抗原检查**　取角膜印片、发际皮肤或脑组织通过免疫荧光抗体检测技术检测病毒抗原,如与病毒接种法结合,阳性率可达 98%~99.5%。

(三)特异性抗体检测

现 WHO 和美国疾病预防控制中心(CDC)推荐用快速荧光焦点抑制试验(rapid fluorescent focus inhibition test,RFFIT)检测血清或脑脊液中和抗体。方法快捷,特异性和敏感性均高。国内多采用 ELISA 检测血清中特异性抗体,该抗体出现较晚,主要用于流行病学调查。

【诊断与鉴别诊断】

(一)诊断

依据被犬或病兽咬伤或抓伤史及特有的临床表现即可做出临床诊断。确诊有赖于病毒抗原检查、病毒核酸检测及内氏小体检查阳性即可确诊。

(二)鉴别诊断

本病尚需与破伤风、病毒性脑膜脑炎、类狂犬病性癔症、脊髓灰质炎等相鉴别。

【治疗】

目前缺乏特异性治疗手段,发病后以对症治疗和综合治疗为主,包括:

(一)隔离患者

单室严格隔离患者,保持安静,减少风、光、声等刺激,必要时可用镇静剂。防止唾液污染。

(二)支持及对症治疗

补充水、电解质及热量。有心动过速、心律失常、血压升高等症状可用 β 受体阻滞剂、降血压及强心剂治疗患者。应及时处理,出现脑水肿应及时给予脱水剂。

病案分析

　　患者,女性,56 岁,农民,杭州临安人。2011 年 11 月 15 日下午,在田里干活时不慎被鼬獾咬伤左脚背,当时出血较多。被鼬獾咬破的伤口只用水简单冲洗,没有进行消毒处理,亦未注射狂犬疫苗和免疫球蛋白。2012 年 6 月 2 日,因尿频尿急到当地医院就诊,随即出现多汗、流口水、怕风、恐水、抽搐等症状,被紧急送到浙医二院治疗。查体:恐惧表情,神志清楚,吐词含糊不清。T 38.7℃,P 120 次/min,R 30 次/min,BP 150/90mmHg。腱反射亢进。外周血检查:WBC 11×10⁹/L,N% 82%。

　　请分析:

　　1.该患者的初步诊断及依据是什么?

　　2.对患者进一步的处理有哪些?

　　解析:

　　1.该患者的初步诊断是:狂犬病。

　　诊断依据:①曾被鼬獾咬伤过而没有消毒处理,亦未注射狂犬疫苗和免疫球蛋白;②起病急,且临床表现有多汗、流口水、怕风、恐水、抽搐等症状;③体格检查:T 38.7℃,P 120 次/min,R 30 次/min,BP 150/90mmHg,恐惧表情,腱反射亢进;④实验室检查提示血WBC 及 N 均升高。

　　2.以对症治疗和综合治疗为主,主要包括:单室严格隔离患者;加强监护、镇静、解除痉挛、给氧,必要时气管切开,维持水、电解质、酸碱平衡,稳定血压,控制心力衰竭等。

【预防】

（一）管理传染源

捕杀野犬、管理和免疫家犬、对进口动物检疫等措施。病死动物应予焚毁或深埋处理。

（二）伤口处理

正确处理伤口对预防狂犬病有非常重要的意义。恰当的处理方法为：①及时处理伤口：争取在咬伤后 2 小时内处理伤口；②彻底清洗：用 20% 肥皂水或 0.1% 苯扎溴铵（新洁尔灭）反复冲洗至少半小时（两者不可合用）；③认真消毒：冲洗后用 75% 的乙醇溶液擦洗或用 2.5%～5% 的活力碘反复涂拭；④伤口深者清创；⑤伤口一般不予缝合或包扎；⑥伤口周围浸润注射人抗狂犬病毒免疫球蛋白或抗狂犬病马血清，后者注射前做皮肤过敏试验，皮试阳性者行脱敏疗法。

（三）预防接种

对防止发病有肯定作用。

1. 暴露前预防接种　主要用于高危人群，如兽医、从事狂犬病病毒研究的实验室工作人员、动物管理人员、野外工作人员等。WHO 建议的方案为 0、7、28 天于三角肌注射三剂疫苗，并每两年加强一剂。暴露前的预防接种，使得被病犬咬伤后的发病率降至 0.15%。

2. 暴露后的处理　目前多采用 5 针免疫方案，即咬伤后第 0、3、7、14 和 30 天各注射 1 剂。严重咬伤者可全程注射 10 针，即当天至第 6 天各注射 1 针，随后于 10、14、30、90 天各注射 1 针。

（秦召敏）

第十一节　风　疹

风疹（rubella）是风疹病毒引起的一种急性呼吸道传染病。临床特点为低热、上呼吸道轻度炎症、红色斑丘疹和耳后、枕后、颈部淋巴结肿大，全身症状轻，病程短。孕妇在妊娠早期感染风疹病毒后，易引起先天性风疹综合征（congenital rubella syndrome，CRS）。

【病原学】

风疹病毒为披膜病毒科风疹病毒属的唯一成员，电镜下多呈球形，直径 50～70nm，核心为单股正链 RNA。病毒外有包膜，由脂蛋白等组成，其表面刺突有凝集雏鸡等禽类红细胞的活性。只有一个血清型，抗原结构稳定。在体外生活力较弱，紫外线、加热 56℃ 30 分钟、酸性（pH 值 <3.0）、乙醚、氯仿和甲醛均可将其杀灭。但能耐寒和干燥，在 −70℃ 可保存其活力 3 个月，干燥冰冻下可保存 9 个月。

【流行病学】

（一）传染源

人是风疹病毒唯一的自然宿主，患者是唯一的传染源。从出疹前 5 天到出疹后 3 天均有传染性，起病当日和前 1 日传染性最强。患者口、鼻、咽部分泌物及血液、尿液、粪便中均带有病毒。

（二）传播途径

空气飞沫经呼吸道传播为主要方式。患者大、小便中排出的病毒可接触传播。亦可通过胎盘传给胎儿，人与人之间密切接触也可传染。胎内被感染的新生儿，特别咽部可排病毒数周、数月甚至 1 年以上，因此通过污染的奶瓶、奶头、衣被、尿布及直接接触等感染缺乏抗体的医务人员、家庭成员，或者引起婴儿室内传播。

（三）人群易感性

人群普遍易感，感染后获得较持久免疫力。本病多见于 1～5 岁儿童，青少年也可发病，6 个月以下婴儿因从母体获得被动免疫而很少感染。

（四）流行特征

风疹呈世界性流行，曾在世界上引起多次大流行，自广泛使用风疹疫苗后，流行已很少见。但未能应用风疹疫苗的多数发展中国家，风疹仍在广泛流行。一年四季均可发生，以冬、春季节发病较多。城市发病率高于农村。

【发病机制】

病毒首先侵入上呼吸道黏膜、颈淋巴结，复制后引起上呼吸道炎症和病毒血症，表现为发热、皮疹和浅表淋巴结肿大。妊娠3个月内感染风疹病毒，可经胎盘发生宫内感染，病毒能在胎盘绒毛膜上产生持续感染，通过抑制胎儿细胞分化，可导致各种先天性畸形，称为先天性风疹综合征。生后亦可在婴儿体内有较多的病毒继续繁殖排出。

【临床表现】

潜伏期为14~21天，平均18天。临床表现可分为以下几种：

（一）典型风疹

1. 前驱期 1~2天，症状多较轻，低热或中度发热，伴轻咳、咽痛和流涕等，耳后、后颈部及枕部淋巴结肿大，单个分散伴轻压痛。口腔无黏膜斑。

2. 出疹期 大多数患者发热1~2天后出疹，皮疹先见于面颈部，1天内波及全身，但手掌和足底常无皮疹。皮疹为淡红色细点状斑疹、斑丘疹，直径2~3mm。四肢远端皮疹较疏，躯干、背部皮疹较多，融合成片，类似猩红热样皮疹。可出现全身淋巴结肿大，以耳后、枕后及颈后淋巴结肿大最明显，轻度压痛，脾脏轻度肿大。皮疹经2~3天消退，疹退时全身症状消失，淋巴结和脾亦逐渐缩小。皮疹消退后不留色素沉着，也不脱屑。偶可并发脑炎、中耳炎、肺炎、心肌炎、关节炎及内脏出血等。

（二）无皮疹型风疹

少数患者不出现皮疹，只有发热、淋巴结肿大、全身及上呼吸道症状，称无皮疹型风疹。

（三）先天性风疹综合征

胎儿感染风疹病毒，可发生宫内死亡、流产、早产，但较多见为出生时有各种畸形或多种脏器损害表现。先天性畸形以先天性心血管畸形、失明（白内障、视网膜病，青光眼）、小头畸形、智力障碍、骨发育障碍为多见。也可有新生儿肝炎、溶血性贫血、血小板减少性紫癜、耳聋、脑炎及脑膜炎等并发症。

【并发症】

风疹并发症很少见。少数患者可并发脑炎、关节炎、心肌炎、中耳炎、支气管炎、肺炎、胰腺炎、肝炎、血小板减少性紫癜、溶血性贫血、肾病综合征、慢性肾炎等。

【实验室及其他检查】

（一）血常规检查

白细胞总数下降，淋巴细胞相对增多，并出现异型淋巴细胞及浆细胞。

（二）血清学抗体检查

以红细胞凝集抑制试验、中和试验、补体结合试验和免疫荧光试验等检测，双份血清抗体效价增高4倍以上为阳性。其中红细胞凝集抑制试验具有快速、简单、可靠的优点而最常被应用。

（三）病毒抗原检测

用直接免疫荧光法检测咽拭子涂片中脱落细胞内风疹病毒抗原。

（四）病毒分离

获得性风疹患者的鼻咽分泌物，先天性风疹患者尿液、脑脊液、血液等可分离出风疹病毒。

【诊断与鉴别诊断】

典型患儿可根据流行病学和临床表现进行诊断，确诊有赖于血清学检查或病毒分离。由于风疹患者的皮疹形态介于麻疹和猩红热之间，所以应着重与麻疹、猩红热鉴别。先天性风疹综合征还需与宫内感染的弓形虫病、巨细胞病毒感染等相鉴别。

【治疗】

尚无特效疗法,以对症支持、处理并发症为主。

（一）一般及对症治疗

风疹患者一般症状轻微,不需要特殊治疗。症状较显著者应卧床休息,流质或半流质饮食。对高热、头痛、咳嗽、结膜炎者可予对症处理。

（二）抗病毒治疗

可使用干扰素、利巴韦林。

（三）并发症的治疗

高热、嗜睡、昏迷、惊厥者,按流行性乙型脑炎原则处理;紫癜出血倾向严重者,可用肾上腺糖皮质激素治疗,必要时输新鲜全血或血小板。

【预后】

一般预后良好。并发脑炎、心肌炎、颅内出血者预后差。先天性风疹综合征常引起死胎、早产及各种先天性畸形,预后极差。

【预防】

重点预防先天性风疹。风疹患者隔离期为出疹后 5 天,孕妇在妊娠 3 个月内应避免与风疹患者接触,若有接触史可于接触 5 天内注射丙种球蛋白,可减轻症状或阻止发病。对已确诊为风疹的早期孕妇,应考虑终止妊娠。对儿童及易感育龄妇女,可接种风疹减毒活疫苗。风疹减毒活疫苗能通过胎盘感染胎儿,故孕妇不宜接种。

（蒋建平）

第十二节　登　革　热

登革热(dengue fever)是由登革病毒(dengue virus)引起的由伊蚊传播的急性传染病。其临床特点为突起发热,剧烈头痛,全身肌肉、骨骼、关节酸痛,极度疲乏,皮疹,淋巴结肿大及白细胞减少等。严重病例可出现脑膜脑炎、失血性休克等,病死率高。主要流行于热带及亚热带,在世界各地曾多次发生地区性流行。

【病原学】

登革病毒归为黄病毒科中的黄病毒属。病毒颗粒呈哑铃状、棒状或球形。其基因组为单股正链 RNA。外层为脂蛋白组成的包膜,包膜含有型和群特异性抗原。根据抗原特性的差异,登革病毒可分为 4 个血清型,各型之间及与乙脑病毒之间有部分交叉免疫反应。可用补体结合试验、中和试验、血凝抑制试验鉴定其型别。

登革病毒不耐热,60℃ 30 分钟或 100℃ 2 分钟即可灭活,但耐低温,在人血清中保存于 –20℃可存活 5 年,–70℃可存活 8 年以上。登革病毒对酸、乙醚、紫外线和 0.65% 甲醛均敏感。

【流行病学】

（一）传染源

患者和隐性感染者是主要传染源。患者自发病前 1 天至发病后 5 天传染性最强。在流行期间,轻型患者和隐性感染者占大多数,可能是更重要的传染源。本病尚未发现慢性患者及病毒携带者。

（二）传播途径

主要通过蚊虫叮咬而传播,其传播媒介主要是埃及伊蚊及白纹伊蚊。在东南亚及我国海南省,以埃及伊蚊为主;而在太平洋岛屿和我国广东、广西,则以白纹伊蚊为主。在非流行期间,伊蚊可能是病毒的储存宿主。

（三）人群易感性

在新流行区，人群普遍易感，但发病以成人为主。在地方性流行区，当地成年居民血清中几乎均可检出登革病毒的中和抗体，故发病以儿童为主。

感染后对同型病毒可获得较为持久的免疫力，并可维持多年，对异型病毒也有一年以上的免疫力。对其他黄病毒属成员，如乙脑病毒和圣路易脑炎病毒，亦有一定的交叉免疫力。

（四）流行特征

登革热是一种古老的地方性传染病。在 20 世纪，全球曾发生过多次登革热大流行。近年来，由于受全球气候变暖、城市化进程加速及交通便捷等因素的影响，登革热已迅速波及全世界 100 多个国家和地区，且发病率呈逐年上升的趋势。

1. 地区性　登革热主要在北纬 25°到南纬 25°的热带及亚热带地区流行，特别是在东南亚、太平洋岛屿及加勒比海地区。在我国主要分布于海南、台湾、香港、澳门、广东、广西等地。常先流行于城镇，再向农村蔓延。

2. 季节性　因本病流行与伊蚊滋生有关，故主要发生于夏、秋雨季。在热带地区，蚊媒常年繁殖，故全年均可发病。在我国广东、广西，发病的高峰期为 5～11 月，海南省为 3～12 月。

3. 周期性　在地方性流行区有隔年发病率升高的趋势，但近年流行周期常表现为不规则性。

【发病机制与病理解剖】

登革病毒通过伊蚊叮咬进入人体，在毛细血管内皮细胞和单核-吞噬细胞系统内增殖后进入血液循环，形成第一次病毒血症。然后再定位于单核-吞噬细胞系统和淋巴组织中复制，再次释放入血形成第二次病毒血症，并引起临床症状。机体产生的抗登革病毒抗体与登革病毒形成免疫复合物，激活补体系统，使血管通透性增加；同时还抑制骨髓中的白细胞及血小板系统，导致白细胞、血小板减少及出血倾向。

病理改变：肝、肾、心和脑的退行性变；心内膜、心包、胸膜、胃肠黏膜、肌肉、皮肤及中枢神经系统有不同程度的出血；皮疹内小血管内皮细胞肿胀，血管周围水肿，单核细胞浸润，瘀斑中有广泛血管外溢血。

脑型患者可见蛛网膜下腔灶性出血，脑实质灶性出血、脑水肿及脑软化。重症患者可有肝小叶中央灶性坏死及淤胆、小叶性肺炎、肺小脓肿形成等。

【临床表现】

潜伏期 3～15 天，平均 5～8 天。

感染登革病毒后，可导致隐性感染、登革热、登革出血热，其中登革出血热在我国少见。临床上将登革热分为典型、轻型及重型三型：

（一）典型登革热

1. 发热　所有患者均有发热。起病急，先有寒战，随之体温迅速升高，24 小时内可达 40℃。热程一般为 5～7 天，然后骤降至正常，热型多不规则；少数病例于第 3～5 天体温降至正常，1 天后又再升高，称之为双峰热或马鞍热。

2. 全身中毒症状　发热时伴头痛、腰痛、眼眶痛，尤其骨骼、关节疼痛剧烈，似骨折样或碎骨样，故本病曾称为"断骨热"。患者极度乏力，可有恶心、呕吐、腹痛、腹泻或便秘等胃肠道症状。脉搏在发病早期加速，后期可有相对缓脉。早期体征有面色潮红，结膜充血及浅表淋巴结肿大。常因显著衰弱需数周后才能完全恢复。儿童患者起病较缓，体温较低，毒血症较轻，恢复较快。

3. 皮疹　于病程第 3～6 天出现，多为斑丘疹或麻疹样皮疹，也有猩红热样皮疹、红斑疹及出血点等，可同时有两种以上皮疹。皮疹分布于全身，以胸、背部多见，颜面较少；可有痒感，皮疹持续3~4天消退,消退后一般无脱屑及色素沉着。

4．出血　25%~50%患者有不同程度的出血,如牙龈出血、鼻出血、呕血或黑便、皮下出血、咯血、血尿、阴道出血、腹腔或胸腔出血等,出血多发生在病程的第5~8天。

5．其他　约1/4患者有肝大及转氨酶升高,个别患者有黄疸,脾大少见。

(二)轻型登革热

临床表现较典型登革热轻,表现为:发热较低,全身疼痛较轻、皮疹稀少或不出疹,无出血倾向,浅表淋巴结常肿大,病程1~4天。流行期间此型病例很多,因其临床表现类似流行性感冒或不易鉴别的短期发热而常被忽视。

(三)重型登革热

早期表现类似典型登革热,但发热3~5天后病情突然加重。表现为脑膜脑炎,出现剧烈头痛、呕吐、抽搐、狂躁、谵妄、昏迷、大汗、血压骤降、颈强直、瞳孔缩小等。有些患者表现为消化道大出血和失血性休克。此型病情凶险,进展迅速,多于24小时内死于中枢性呼吸衰竭或失血性休克。本型罕见,但病死率很高。它不符合登革出血热的诊断标准,故命名为重型登革热。

知识链接

登革出血热

　　登革出血热起病类似典型登革热,发热2~5天后病情突然加重,多器官较大量出血和休克,血液浓缩,血小板减少,白细胞增多,肝大。多见于儿童,病死率高。

　　1950年在泰国首先发现登革出血热,以后在东南亚、太平洋岛屿及加勒比海地区相继发生本病流行。

　　登革出血热诊断标准:①有典型登革热临床表现;②多器官较大量出血;③肝大。具备其中2~3项,同时血小板在$100×10^9$/L以下,血细胞容积增加20%以上者,为登革出血热。同时伴有休克者,为登革休克综合征。

【并发症】

以急性血管内溶血最为常见,发生率约为1%,多见于葡萄糖-6-磷酸脱氢酶(G-6-PD)缺乏的患者。其他并发症包括精神异常、心肌炎、尿毒症、肝肾综合征、急性脊髓炎、吉兰-巴雷综合征(Guillain-Barré syndrome)及眼部病变等。

【实验室及其他检查】

(一)常规检查

白细胞总数减少,发病第2天开始下降,第4~5天降至最低点,可低至$2×10^9$/L,分类中性粒细胞减少。1/4~3/4病例血小板减少。部分病例可见尿蛋白和红细胞、白细胞。脑型病例脑积液压力升高,白细胞和蛋白质正常或稍增加,糖和氯化物正常。约半数病例有轻度丙氨酸氨基转移酶(ALT)升高。

(二)脑脊液检查

脑型病例脑脊液压力升高,白细胞和蛋白质正常或稍有增加,糖和氯化物正常。

(三)免疫学检查

单份血清补体结合试验效价达到1:32以上,红细胞凝集抑制试验效价超过1:1 280有诊断意义。双份血清抗体效价4倍以上增长可以确诊。此外,ELISA法检测特异性IgM抗体有助于早期诊断。

(四)病毒分离

将急性期患者血清接种于乳鼠脑内或白纹伊蚊胸肌细胞C6/36细胞系可分离病毒。以

C6/36细胞系常用,其分离阳性率为20%~65%。

（五）反转录聚合酶链反应

反转录聚合酶链反应(RT-PCR)敏感性高于病毒分离,可用于早期快速诊断及血清型鉴定,技术要求较高。

【诊断与鉴别诊断】

依据流行病学资料(如夏秋季节在登革热流行区内出现大量高热病例)、临床特征(急起高热、皮疹、骨、关节及肌肉疼痛、淋巴结肿大、出血等)及实验室及其他检查可做出诊断。确诊有赖于病毒分离及免疫学检查。

本病尚需与流行性感冒、麻疹、猩红热、流行性出血热、钩端螺旋体病等疾病相鉴别。

病案分析

患者,女性,37岁,湖北省荆州市人,8月11日入院。因发热伴皮疹、双下肢骨、关节疼痛3天入院。7天前在海南旅游。体检:体温39.3℃,皮肤有散在分布的斑丘疹,伴有痒感,浅表淋巴结未触及。肝肋下仅及,脾未触及。周围血液白细胞数为3.8×10^9/L,红细胞为4.5×10^{12}/L,血小板为7.8×10^9/L。ALT 300U/L。

请分析:

1. 该患者的初步诊断是什么?

2. 为明确诊断,还需做哪些辅助检查?

解析:

1. 该患者的初步诊断为:登革热。

2. 为明确诊断,还需做的检查项目有:补体结合试验与红细胞凝集抑制试验。

【治疗】

无特殊治疗药物,主要采取支持及对症治疗。

（一）一般治疗

急性期应卧床休息,流质饮食或半流质饮食,恢复期不应过早活动,防蚊隔离至完全退热。重型病例应加强护理,注意口腔及皮肤清洁,保持大便通畅。

（二）对症治疗

1. 物理降温 高热时先用物理降温,慎用止痛退热药物,以防在G-6-PD缺乏患者中诱发急性血管内溶血。高热不退及感染中毒症状严重者,可短期使用小剂量肾上腺糖皮质激素,如口服泼尼松5mg,每天3次。

2. 恰当补液 有大量出汗、呕吐或腹泻而致脱水者,应及时口服补液,非必要时不滥用静脉补液,以免诱发脑水肿。

3. 应用止血药物 有出血倾向者,可选用卡巴克络、酚磺乙胺、维生素C及维生素K等止血药;出血量大时,可输新鲜全血或血小板;严重上消化道出血者,可口服冰盐水或去甲肾上腺素,静脉给予奥美拉唑。

4. 防治脑水肿 脑型病例应及时应用20%甘露醇250~500ml快速静脉滴注或静脉注射脱水,同时静脉滴注地塞米松。呼吸中枢受抑制者应及时使用人工呼吸器。

5. 抗休克 有休克表现者,应及时补充血容量。

【预后】

本病预后良好,病死率3/10 000,主要死因为中枢性呼吸衰竭。

【预防】

（一）管理传染源

地方性流行区或可能流行地区要做好登革热疫情监测预报工作，早发现，早诊断，及时隔离治疗。同时尽快进行特异性实验室检查，识别轻型患者。加强国境卫生检疫。

（二）切断传播途径

防蚊灭蚊是预防本病的根本措施。改善卫生环境，消灭伊蚊孳生。喷洒或施用对人无毒的杀虫剂消灭成蚊。

（三）保护易感人群

疫苗预防接种处于研究试验阶段，尚未能推广应用。

（蒋建平）

第十三节　传染性单核细胞增多症

传染性单核细胞增多症（infectious mononucleosis）是由 EB 病毒感染所引起的一种急性单核 - 吞噬细胞系统增生性传染病。典型临床三联征为发热、咽峡炎和淋巴结肿大，可合并肝脾肿大，外周淋巴细胞及异型淋巴细胞增高。病程常呈自限性。多数预后良好，少数可出现噬血综合征等严重并发症。

【病原学】

EB 病毒（Epstein-Barr virus，EBV）是一种新的人类疱疹病毒，即 HHV-4，属于 γ 亚科疱疹病毒，为嗜淋巴细胞性双链 DNA 病毒。完整的病毒颗粒为圆形，由类核、膜壳、壳微粒及包膜组成，类核中含病毒 DNA，主要侵犯 B 淋巴细胞。EB 病毒基因组编码有 5 个抗原蛋白：早期抗原（EA）、衣壳抗原（VCA）、膜抗原（MA）、EBV 核抗原（EBNA）和淋巴细胞检出的膜抗原（LYDMA）。其中 VCA 可产生 IgM 和 IgG 抗体，IgM 在早期可出现，在 1～2 个月后消失，是新近被 EBV 感染的标志。EA-IgG 抗体是近期感染或 EBV 活跃增殖的标志。

【流行病学】

本病呈世界性分布，一般为散发，也可流行。全年均可发病，流行以晚秋至初春为多。

（一）传染源

人是 EBV 的贮存宿主，患者和 EBV 携带者为传染源。感染后病毒大量存在于唾液腺及唾液中，可持续或间断排毒数周至数月甚至达数年。

（二）传播途径

主要经唾液传播，口 - 口传播是主要传播方式。飞沫和输血传播也有可能，但不重要。

（三）人群易感性

人群普遍易感，多见于儿童与少年，隐性感染率高，无性别差异。6 岁以下多为隐性感染或轻症感染，体内出现抗 EBV 抗体，但无嗜异性抗体。15 岁以上青年多呈现典型发病，抗 EBV 抗体和嗜异性抗体均阳性。35 岁以上患者少见。发病后可获得持久免疫力，第二次发病罕见。

【发病机制与病理解剖】

发病机制尚未完全阐明。病毒经口进入咽部淋巴组织内复制，导致渗出性咽扁桃体炎，局部淋巴管受累、淋巴结肿大，随后侵入血流引起病毒血症，进一步累及淋巴系统的各组织和脏器，引起淋巴结、肝脾大。病毒还可在腮腺及其他唾液腺上皮细胞中繁殖，导致部分感染者可长期向唾液中排放病毒。

EBV 主要侵犯 B 淋巴细胞，一方面刺激能产生特异抗体的 B 细胞亚群，使之产生抗 EBV 抗体。另一方面使 B 细胞表面抗原发生改变，诱生新的抗原物质如嗜异性抗原等。这些抗原除可刺激其他 B 细胞产生相应抗体(如嗜异性抗体)外,还可刺激 T 细胞增生,导致血中出现异型淋巴细胞(为细胞毒性 T 淋巴细胞)。增生的 T 淋巴细胞可直接清除被 EBV 感染的 B 淋巴细胞,使病毒呈自限性。

主要病理特征为淋巴组织的良性增生。淋巴结肿大,无化脓。淋巴细胞及单核 - 巨噬细胞高度增生,胸腺依赖副皮质区的 T 细胞增生最为显著。肝、脾、肾、骨髓、中枢神经系统亦可受累,主要表现为异常的多形性淋巴细胞浸润。

【临床表现】

潜伏期儿童 9~11 天,成人通常为 4~7 周。起病急缓不一,症状呈多样性,约 40% 有全身不适、乏力、头痛、头昏、畏寒、鼻塞、食欲差、恶心、呕吐、轻度腹泻等前驱症状。发病期典型表现如下:

1. **发热** 除轻型病例外,大多有发热,一般 38.5~40℃ 不等,热型不定,热程一般 10~14 天,少数可长达数月,热渐退或骤退,多伴有出汗。部分患者伴有畏寒、寒战。病程早期可有相对缓脉。

2. **淋巴结肿大** 70% 患者有明显淋巴结肿大,在病程第 1 周内即可出现,浅表淋巴结普遍累及。以颈部淋巴结肿大最常见,腋下、腹股沟次之,胸廓、纵隔、肠系膜淋巴结亦可受累。肿大淋巴结分布不对称,直径一般 1~4cm,中等硬度,分散而不粘连,不化脓,无明显触痛,消退缓慢,常在 3 周之内,偶可持续至数月。肠系膜淋巴结受累时可引起腹痛等症状。

3. **咽峡炎** 约半数患者诉咽喉痛,常见咽、扁桃体、腭垂充血水肿,少数扁桃体上有溃疡或假膜形成,腭部可见小出血点,肿胀严重者可出现呼吸及吞咽困难。

4. **肝、脾大** 约 10% 患者有轻度肝大,可伴有 ALT 升高,部分患者有黄疸。肝脏病变一般为急性,慢性化及肝硬化罕见。半数患者有轻度脾大,有疼痛和压痛,偶可发生脾破裂。

5. **皮疹** 约 10% 病例可出现多形性皮疹,有斑丘疹、猩红热样皮疹、结节性红斑、荨麻疹等,偶见出血性皮疹。皮疹多见于躯干,四肢较少,常在起病后 1~2 周内出现,3~7 天后消退,不留痕迹,未见脱屑。比较典型者可有黏膜疹,表现为软、硬腭交接处有多发性针尖样瘀点。

6. **神经系统** 症状极少见。临床表现为无菌性脑膜炎、脑膜脑炎、脑干脑炎、周围神经炎等,临床上可出现相应的症状,脑脊液蛋白质和淋巴细胞可轻、中度增多,并可见异型淋巴细胞。预后大多良好。

7. **其他** 偶见心包炎、心肌炎、肾炎或肺炎,腹泻。

本病病程一般为 1~3 周,少数超过 6 个月,甚至数年。偶有复发,复发时病情较轻,病程较短。

【并发症】

约 30% 患者可并发咽峡部溶血性链球菌感染。急性肾炎的发生率可高达 13%,临床表现似一般肾炎。脾破裂发生率约 0.2%,通常多见于疾病的 10~21 天内。约 6% 的患者并发心肌炎。

【实验室及其他检查】

(一)血常规检查

血常规改变是本病的重要特征,早期白细胞总数可正常或偏低,以后逐渐升高,一般为 (10~20)×10⁹/L,亦有高达 (30~50)×10⁹/L 者,分类时单核细胞可高达 60% 以上,其中具有诊断意义的是异型淋巴细胞增多,可达 10%~30%,异型淋巴细胞超过 10% 或其绝对数超过 1.0×10⁹/L,具有诊断价值。其他病毒性疾病也可出现异型淋巴细胞,但其百分率一般低于 10%。此外,常见血小板计数减少。

(二)血清学检查

1. **EB 病毒抗体测定** 可采用 ELISA 法和免疫荧光法进行检测。临床常检测 IgM 型膜壳抗体(IgM-VCA),该抗体出现早,持续仅 4~8 周,且灵敏性与特异性高,有助于嗜异性凝集试验阴性者的早期诊断，是新近 EBV 感染的标志。IgG-VCA 可持续终身，常用于流行病学调查。

2. 嗜异性凝集试验 阳性率达 80%～90%，患者血清中含有 IgM 型嗜异性凝集抗体。能凝集绵羊和马红细胞，并为豚鼠肾部分吸收和牛红细胞完全吸收。患者血清经豚鼠肾吸收后，效价在 1∶64 以上者具有诊断价值。双份血清效价 4 倍以上增长，诊断意义更大。恢复期效价迅速下降。少数患者嗜异凝集试验始终阴性，多属轻型，尤以儿童多见。

3. EBV-DNA 检测 Southern 印迹法可检测整合的 EBV-DNA；原位杂交可确定口咽上皮细胞中 EBV 的存在；PCR 法检测 EBV-DNA，敏感、快速、特异，有助于诊断。

【诊断与鉴别诊断】

主要依据临床表现、特异性血常规、嗜异性凝集试验阳性及 EBV 抗体阳性、EBV-DNA 检测进行诊断。当出现局部流行时，流行病学资料有重要参考意义。嗜异性凝集试验阴性者可查抗 EBV 抗体及 EBV-DNA。

需与下列疾病鉴别：①急性扁桃体炎、疱疹性咽炎、白喉等；②淋巴结结核、淋巴瘤、急性淋巴细胞白血病等；③风疹、肠道病毒感染、血清病、药物疹等；④巨细胞病毒感染、病毒性肝炎等。

【治疗】

一般以对症治疗为主，患者多能自愈。急性期特别是并发肝炎、心肌炎时，应卧床休息，有肝损害时按病毒性肝炎对症治疗，有心肌炎时应用营养心肌等药物。抗菌药物仅用于咽或扁桃体继发细菌性感染时，一般常用青霉素 G，疗程 7～10 天，忌用氨苄西林或阿莫西林，因用后常引起多形性皮疹而加重病情。

重症患者如严重咽喉水肿，或有中枢神经系统并发症、血小板减少性紫癜、心肌炎、心包炎、溶血性贫血等，可短期使用肾上腺皮质激素。肌内注射恢复期血清 20～30ml 有一定的疗效。早期应用抗病毒药物干扰素、阿昔洛韦、更昔洛韦等可能有效。小儿重症患者可联合使用抗病毒制剂及人免疫球蛋白（每天 200～400mg/kg），能有效改善症状，缩短病程。脾破裂若能及时确诊，迅速处理，常可获救。

 病案分析

男性，22 岁，湖北荆州人，发热、咽痛 8 天于 12 月 9 日入院。体检发现急性病容，体温 39.5℃，心率 98 次/min，BP 126/66mmHg。颈部、腹股沟淋巴结如黄豆大小、无压痛。咽充血，双侧扁桃体肿大、表面见渗出物。肝未及，脾肋下仅及，质软。外周血白细胞总数为 15.3×10^9/L，分类：N% 28%，L% 65%，M% 3%，E% 4%，异型淋巴细胞占 15%。红细胞为 5.6×10^{12}/L。血小板为 152×10^9/L。ALT 160U/L，AST 70U/L。

请分析：

1. 该患者的诊断及其依据。

2. 为明确诊断需要做哪些进一步检查？

3. 怎样对该患者进行治疗？

解析：

1. 该患者的诊断为：传染性单核细胞增多症。

诊断依据：①病例有发热、淋巴结肿大、咽峡炎、轻度脾大等临床症状；②实验室检查改变：白细胞总数升高，异型淋巴细胞超过 10%，转氨酶升高。

2. 为明确诊断，还需做的检查项目有：EB 病毒抗体测定、嗜异性凝集试验或病毒核酸检测等。

3. 卧床休息，抗病毒治疗及对症治疗。早期应用更昔洛韦有明确的疗效。

【预后】

本病预后大多良好，病程一般为 1～3 周，可有复发。病死率低于 1%，死亡原因为脾破裂、脑膜炎、心肌炎等。有先天性免疫缺陷者感染本病后，病情迅速恶化而死亡。

【预防】

本病尚无有效的预防措施。急性期应呼吸道隔离，其呼吸道分泌物可用漂白粉、氯胺或煮沸消毒。目前研究者正在努力开发 EBV 疫苗。

（蒋建平）

第十四节　脊髓灰质炎

脊髓灰质炎（poliomyelitis）俗称小儿麻痹症，是由脊髓灰质炎病毒（poliovirus）所致的一种急性消化道传染病。病毒主要损害脊髓前角运动神经细胞，临床表现以发热、上呼吸道症状、肢体疼痛为特征，部分病例可出现弛缓性神经麻痹。

【病原学】

脊髓灰质炎病毒属于小核糖核酸病毒科，肠道病毒属，呈球形，直径 27～30nm，无包膜，核心含单正链 RNA。本病毒按其抗原性不同分为 Ⅰ、Ⅱ、Ⅲ 型血清型，各型间偶有交叉免疫。本病毒可用人胚肾、人胚肺、猴肾、Hela、Vero 等多种细胞培养来分离病毒及制备疫苗。

脊髓灰质炎病毒在体外环境中生存力较强，在水中、粪便和牛奶中可存活数月，冰冻条件下可保存几年，在酸性环境中较稳定，不易被胃酸和胆汁灭活。各种氧化剂，如过氧化氢溶液、含氯石灰、高锰酸钾等，均能使之灭活。对紫外线、热、干燥均敏感，加热至 56℃ 以上可使病灭活。

【流行病学】

（一）传染源

人是脊髓灰质炎病毒的唯一自然宿主，隐性感染者和轻症瘫痪型患者是本病的主要传染源，瘫痪型在传播上意义不大。

（二）传播途径

粪 - 口途径是本病的主要传播方式，病初也可通过空气飞沫传播，但时间短暂。此外，口服的减毒活疫苗可通过粪便排出体外，在外界环境中有可能恢复毒力，从而感染其他易感者。

（三）人群易感性

人群普遍易感，感染后获得持久免疫力。新生儿自母体获得的免疫力在生后 3～4 个月降至最低水平，5 岁以上儿童及成人大多通过隐性感染或服用疫苗而获得免疫。

（四）流行特征

本病遍及全球，终年可见，以夏秋季发病率最高，可散发或流行。发病年龄以 6 个月至 5 岁发病率最高，占 90% 以上。在应用减毒活疫苗的地区，发病率显著下降。

知识链接

我国脊髓灰质炎的流行历史

二十世纪五六十年代，脊髓灰质炎曾在中国历史上广泛大范围暴发，造成大量儿童瘫痪甚至死亡。1960 年，中国病毒学专家顾方舟成功研制出脊灰减毒活疫苗，1965 年，在全国开始逐步推广使用，脊灰的发病和死亡急剧下降，1980 年，全国实施计划免疫，脊灰疫苗接种率进一步提升，脊髓灰质炎的发病率进一步下降。到 2000 年，经世界卫生组织证实，中国自此成为无脊髓灰质炎国家。

【发病机制与病理解剖】

（一）发病机制

脊髓灰质炎病毒经口咽及消化道侵入人体后，先在鼻咽部及胃肠道淋巴组织内繁殖，如果机体产生相应特异性抗体，则病毒不进入血流，不出现症状或仅有轻微不适，为隐性感染。若机体抵抗力低下，病毒可入血先引起较轻的病毒血症，若病毒未侵犯神经系统，机体产生的特异性抗体足以将病毒中和，患者可不出现神经系统症状，为顿挫型感染；少部分患者因病毒毒力强或血中特异性抗体不足，病毒随血流扩散至全身淋巴组织或其他组织中进一步增殖，大量繁殖并再度入血形成较为严重的病毒血症，病毒可通过血脑屏障，侵入中枢神经系统，在脊髓前角运动神经细胞中增殖，引起细胞坏死，若运动神经元受损严重，则导致瘫痪。

（二）病理解剖

脊髓灰质炎病毒为嗜神经病毒，可引起中枢神经系统广泛病理损害。病变可累及脊髓前角、延髓、脑桥和中脑，以脊髓损害为主，大部分脑干及脑神经核都可受损，以网状结构、前庭核及小脑盖核病变多见，大脑皮质很少出现病变。偶见交感神经节及周围神经节病变，脊髓病变以前角运动神经元最显著，特别是脊髓颈段及腰段的前角灰白质细胞损害较多，故临床上可见四肢瘫痪。

早期镜检可见神经细胞质内染色体溶解，尼氏小体消失，出现嗜酸性包涵体，伴有周围组织充血、水肿和血管周围细胞浸润。病变轻者，病变严重者，细胞核浓缩及坏死，最后为吞噬细胞所清除。

【临床表现】

潜伏期一般为9～12天（5～35天）。

临床表现轻重不等，有无症状型（隐性感染）、顿挫型、无瘫痪型及瘫痪型。其中无症状型占90%以上，表现为无症状或轻型，仅可从粪便或鼻咽部分泌物中分离出病毒；4%～8%为顿挫型，通常无特异性临床表现，一般不伴神经系统症状体征；1%～2%为瘫痪型。

瘫痪型是本病典型表现，分为以下五期：

（一）前驱期

主要表现为呼吸道症状或消化道症状。如有发热（2～3天）、头痛、乏力，咽喉肿痛，或食欲减退、恶心、腹痛等。症状多轻微，一般持续1～4天。

（二）瘫痪前期

可从前驱期直接发展至本期，也可在症状消失后1～6天再次出现体温上升。体检可有颈抵抗或克尼格征、布鲁津斯基征阳性，同时伴有头痛、呕吐，烦躁不安或嗜睡，皮肤感觉过敏、肢体强直灼痛。三脚架征，即患儿坐起时因颈背肌痛、强直，不能屈曲，坐起时需双手后撑床上而呈"三脚架"样。吻膝试验阳性，即患者坐起后不能自如地弯颈而使下颌抵膝。可伴自主神经功能紊乱而出现面色潮红、多汗、尿潴留等表现。腱反射最初大多正常或活跃，后期可减弱或消失。

（三）瘫痪期

通常于起病后3～10天，体温开始下降时出现瘫痪，瘫痪前可有肌力减弱，伴腱反射减弱或消失，并逐渐加重。多数患者体温正常后瘫痪也停止进展。根据病变部位可分以下几型：

1. 脊髓型　最常见。表现为不对称弛缓性瘫痪，肌张力减退，腱反射消失，因病变多在颈、腰部脊髓，故四肢瘫痪，尤以下肢瘫多见。近端大肌群较远端小肌群瘫痪出现早且重。影响躯干肌群时头不能直立，颈背无力，不能坐起和翻身。影响呼吸肌（膈肌及肋间肌）表现呼吸浅速、咳嗽无力等。腹肌或肠肌瘫痪时可发生顽固性便秘，膀胱肌瘫痪时可出现尿潴留或尿失禁。

2. 延髓型　即脑干型麻痹或球麻痹型，是损伤延髓和脑桥所致。脑神经受损时则出现相应的症状和体征，其中面神经和第X对脑神经损伤多见。呼吸中枢受损时出现呼吸浅快而不规则，呼吸暂停，严重时出现呼吸衰竭。血管运动中枢受损时可有心律失常、脉细数不规则、血压下降、循环衰竭等。

3. 脑型　少见。表现为高热、头痛、烦躁不安、惊厥、嗜睡或昏迷。

4. 混合型　以上几型同时存在为混合型。

（四）恢复期

瘫痪通常持续数周至数月，肌力一般从远端肌群开始恢复，继之近端肌群。轻者1～3个月内可基本恢复，重者需6～18个月或更久才能恢复。

（五）后遗症期

因神经组织严重受损，形成瘫痪和肌肉萎缩，1～2年仍不能恢复则进入后遗症期，长期瘫痪可导致肌肉萎缩，肢体畸形。部分瘫痪型病例在感染后25～35年，发生进行性神经肌肉软弱、肌肉萎缩、疼痛，受累肢体瘫痪加重，称为脊髓灰质炎后综合征。

【并发症】

脊髓灰质炎最主要的并发症是呼吸系统并发症，见于延髓型呼吸中枢受损及脊髓型呼吸肌麻痹患者，可继发肺水肿、肺炎、肺不张等。消化系统并发症为消化道穿孔、出血、肠麻痹等。其他并发症还包括尿潴留所致的尿路感染。

【实验室及其他检查】

（一）血常规检查

白细胞大多正常，早期及继发感染时可增多，以中性粒细胞为主。部分患者血沉增快。

（二）脑脊液

脑脊液细胞数稍增，早期中性粒细胞为主，后以淋巴细胞为主。退热后细胞数迅速降至正常，蛋白可略高，呈蛋白-细胞分离现象。少数患者脑脊液可始终正常。

（三）血清学检查

目前以中和试验较常用，阳性率及特异性均较高。此外用补体结合试验及酶标等方法检测特异抗体。脊髓灰质炎病毒IgM抗体阳性或IgG抗体4倍以上增长有诊断意义。

（四）病毒分离

第一周内可从患者的鼻咽部分泌物、粪便、血液或脑脊液中分离出病毒，多次送检可增加阳性率。

【诊断与鉴别诊断】

（一）诊断

在流行季节，未服用脊髓灰质炎疫苗者接触患者后可发生多汗、烦躁不安、感觉过敏、重度头痛、颈背疼痛、强直，腱反射消失等现象，应考虑本病。弛缓性瘫痪的出现有助于诊断。病毒分离或血清特异性抗体检测可确诊。

（二）鉴别诊断

1. 前驱期　前驱期应与上呼吸道感染、流行性感冒、病毒性胃肠炎等鉴别。

2. 瘫痪前期　瘫痪前期患者可与化脓性脑膜炎、结核性脑膜炎、流行性乙型脑炎及各种病毒性脑炎相鉴别。瘫痪患者还应和周期性瘫痪、吉兰-巴雷综合征以及其他骨关节病变引起的病变相鉴别。

病案分析

患儿，男，3岁，因发热一周后出现左下肢瘫痪一天就诊，查体左下肢弛缓性瘫痪，腱反射减弱，不伴有感觉障碍。

请分析：

1. 该患儿的初步诊断是什么？

2. 如何进一步确诊？

解析：

1. 该患儿的初步诊断是：脊髓灰质炎。

2. 进一步确诊，应结合流行病学资料、临床表现和根据病毒分离或血清特异性抗体检测结果进行综合判断。

【治疗】

本病目前尚无特效抗病毒治疗,以对症支持治疗为主,促进恢复、预防、处理并发症和积极开展康复治疗等综合治疗。

（一）前驱期及瘫痪前期

1.一般治疗　卧床休息至热退后 1 周,保证补液量及热量的供给。避免各种引起瘫痪的诱因,如剧烈运动、手术等。

2.对症治疗　可适当使用退热药物、镇静剂解除肌肉痉挛和疼痛;适量的被动运动可减少肌肉萎缩、畸形发生。

（二）瘫痪期

1.保持功能体位　瘫痪肢体应保持功能位,卧床时,保持身体成一直线以免产生垂腕、垂足等现象。疼痛消失后,应积极做主动和被动运动训练,以防止肌肉萎缩、畸形。

2.促进功能恢复　使用促进神经传导作用药物地巴唑及神经细胞的营养药物如维生素 B_1、B_{12};增进肌肉张力药物,如新斯的明、加兰他敏等,一般在急性期后使用。

3.及时补充营养　给予充足的营养及足够的水分,维持电解质平衡。

4.延髓型瘫痪　①采取头低位,及时吸出气管内分泌物,以保持气道通畅;②声带麻痹、呼吸肌瘫痪者,需行气管切开术,必要时使用呼吸机辅助通气;③监测血气、电解质、血压等,发现问题立即处理。

（三）恢复期及后遗症期

体温降至正常、肌肉疼痛消失、瘫痪停止发展后应进行积极康复治疗,同时可进行中医按摩、针灸、康复锻炼及其他理疗,以促进功能恢复。若畸形较严重,可行外科矫形治疗。

【预防】

（一）管理传染源

患者自发病日起至少隔离 40 天;密切接触者应医学观察 20 天;对于病毒携带者应按患者的要求隔离。

（二）切断传播途径

患者呼吸道的分泌物、粪便及污染物品应彻底消毒,沾有粪便的尿布、衣裤应煮沸消毒,被褥应日光暴晒。

（三）保护易感人群

1.被动免疫　未服过疫苗的幼儿、孕妇、免疫低下者、扁桃体摘除等术后,若与患者密切接触,应及早肌内注射丙种球蛋白。

2.人工主动免疫

（1）减毒活疫苗（OPV）:价廉、方便,95% 以上接种者可产生长期免疫,但由于活病毒,应用于免疫功能缺陷者、免疫抑制剂治疗者,则有可能瘫痪。我国多采用混合多价糖丸,为Ⅰ、Ⅱ、Ⅲ型混合物。一般首次免疫从 2 月龄开始,连服 3 次,间隔 4～6 周,4 岁时再加强免疫一次。服用疫苗时应用冷开水吞服,服疫苗后半小时内不宜饮热开水,以免影响疫苗效果。

（2）灭活疫苗（IPV）:较为安全,可用于免疫功能缺陷者及接受免疫抑制剂治疗者,但价格昂贵,免疫力维持时间较短,需重复注射,且不产生肠道局部免疫。

（李影影）

第十五节　严重急性呼吸综合征

严重急性呼吸综合征（severe acute respiratory syndrome,SARS）又称传染性非典型肺炎

(infectious atypical pneumonia)，是由 SARS 冠状病毒引起的急性呼吸道传染病。主要通过近距离飞沫、接触患者呼吸道分泌物及密切接触传播。临床上以起病急、发热、头痛、肌肉酸痛、乏力、干咳少痰为特征，严重者出现气促或呼吸窘迫。此病传染性强、病死率高。

【病原学】

SARS 冠状病毒（SARS coronavirus，SARS-CoV）为一种变异的冠状病毒。归属冠状病毒科，但是否为冠状病毒属的成员未有定论，为一种单股正链 RNA 病毒。

SARS-CoV 对外界的抵抗力和稳定性要强于其他人类冠状病毒。在干燥塑料表面最长存活 4 天，尿液中至少存活 1 天，腹泻患者粪便中至少存活 4 天。在 4℃温度下培养存活 21 天，−80℃保存稳定性佳，加热到 56℃ 90 分钟或 75℃ 30 分钟能够灭活病毒。SARS-CoV 对氯仿、甲醛、乙醚、紫外线等敏感。

【流行病学】

（一）传染源

患者是主要传染源。急性期患者体内病毒含量高，通过咳嗽、喷嚏等排出病毒。少数患者有腹泻，排泄物含有病毒。部分重症患者因为频繁咳嗽或需要气管插管、呼吸机辅助呼吸等，呼吸道分泌物多，传染性强。个别患者可造成数十甚至成百人感染，被称为"超级传播者（super spreader）"。潜伏期患者传染性低或无传染性，康复期患者无传染性。另外，我国香港学者从中华菊头蝠体内分离到病毒，性状类似 SARS 冠状病毒，认为中华菊头蝠是 SARS 冠状病毒的天然宿主。

（二）传播途径

1. 呼吸道传播　近距离飞沫传播是本病的主要传播途径。SARS-CoV 患者在咳嗽、打喷嚏或大声讲话时，含有 SARS-CoV 的呼吸道黏液或纤毛上皮脱落细胞在空气中形成气溶胶颗粒，易感者吸入后可造成感染。

2. 接触传播　通过直接接触患者的呼吸道分泌物、消化道排泄物和其他体液，或者间接接触被患者污染的物品而导致感染。

3. 消化道传播　患者粪便中可检出病毒 RNA，通过消化道传播可能是另一个传播途径。

4. 其他　患者粪便中的病毒污染建筑物污水排放系统或排气系统造成环境污染，可能造成局部流行。

（三）人群易感性

人群普遍易感。发病者以青壮年居多，儿童和老年人较少见。男女比例约为 1：0.87。患者家庭成员和接触患者的医务人员属高危人群。患者康复后无再次发病的报告，病后体内的特异性 IgG 抗体持续 12 个月以上，提示病后可获得较持久的免疫力。

（四）流行特征

SARS 发病季节为 2002 年冬末及 2003 年春初，有明显的家庭和医院聚集发病现象。社区发病以散发为主，偶见点状暴发流行。本病主要流行于人口密度高的大都市，农村地区甚少发病。

知识链接

SARS 疫情

2002 年 11 月，在广东省佛山市出现 SARS 病例，其后不断扩散，2003 年 2 月开始在我国香港地区流行，并迅速蔓延至越南、加拿大、新加坡等地。2003 年 8 月卫生部公布，我国 24 个省、自治区、直辖市共 266 个县、市有本病病例报告，全国 5 327 例，死亡 349 例。全球约 32 个国家和地区出现疫情，累计 8 422 例，死亡 916 例。医务人员发病 1 725 例，约占 20%。后在新加坡及我国台湾、北京发现实验室感染病例，2004 年初广东省报告 4 例散发病例。

【发病机制与病理解剖】

发病机制尚不清楚。从体外病毒培养分离过程中可观察到对细胞的致病性，推测在人体的 SARS-CoV 可能对肺组织细胞有直接的损害作用。但是，SARS 患者发病期间淋巴细胞减少，$CD4^+$ 和 $CD8^+T$ 淋巴细胞均明显下降，表明细胞免疫可能受损，细胞因子如 TNF-α、IL-6、IL-8、IL-16 等水平明显升高，且临床上应用肾上腺糖皮质激素可以改善肺部炎症反应，减轻临床症状，故目前倾向于认为 SARS-CoV 感染诱导的免疫损伤是本病发病的主要原因。

肺部的病理改变明显，双肺明显膨胀，镜下以弥漫性肺泡损伤病变为主，有肺水肿及透明膜形成。病程 3 周后有肺泡内机化及肺间质纤维化，造成肺泡纤维闭塞，可见小血管内微血栓和肺出血、散在的小叶性肺炎、肺泡上皮脱落、增生等病变。肺门淋巴结充血、出血及淋巴细胞减少。肝、肾、心、胃肠道可见退行性变和坏死。

【临床表现】

潜伏期 1～16 天，常见为 3～5 天。典型病例大致分为三个阶段：

（一）初期

病初的 1～7 天。典型患者起病急，首发症状多为发热，偶有畏寒，体温常超过 38℃，呈不规则热或弛张热、稽留热等，热程为 1～2 周；常伴有头痛、肌肉酸痛、全身乏力，部分患者可有干咳、胸痛、腹泻等症状，肺部体征多不明显。

（二）极期

一般为病程的第 8～14 天。此期除全身中毒症状外，主要出现肺受损的表现。病情于 10～14 天达到高峰，发热、乏力等感染中毒症状加重，并出现频繁咳嗽，呼吸困难，轻微活动则气喘、心悸，易发生呼吸道的继发感染。

（三）恢复期

病程进入 2～3 周后，发热渐退，其他症状与体征减轻乃至消失。肺部炎症的吸收和恢复则较为缓慢，患者体温恢复正常后，仍需 2 周左右肺部炎症才能完全吸收。

轻型患者临床症状轻，病程短。重症患者病情重，进展快，易出现急性呼吸窘迫综合征。儿童患者的病情轻。

【并发症】

（一）肺部继发感染

肺部继发感染可使病变影像的范围增大及病程延长。

（二）肺间质改变

少数患者在肺内炎症吸收后残存肺间质纤维化，表现为局部不规则的高密度斑片、索条状及蜂窝状影像，可引起牵拉性支气管扩张。

（三）纵隔气肿、皮下气肿和气胸

纵隔气肿表现为纵隔间隙有气体影，呈条状或片状，气体量较多时可位于食管、气管、大血管等结构周围。皮下气肿较为明显。气胸的量一般较少。

（四）胸膜病变

肺内病变可引起邻近胸膜的局限性胸膜增厚，或轻度幕状粘连。胸膜改变可随肺内病变的吸收而消退。明显的胸腔积液较少见。

（五）心肌病变

可能与心肌缺氧有关。X 线胸片见心影增大。

（六）骨质缺血性改变

患者在治疗后若出现关节疼痛和活动受限等症状，建议作 CT 或 MRI 检查。骨质异常改变以髋关节多见，也可发生在膝、肩等关节和长骨骨干。

【实验室及其他检查】

（一）血常规检查

血白细胞计数一般正常或降低；常有淋巴细胞计数减少，部分患者血小板减少。淋巴细胞亚群计数见 CD3$^+$、CD4$^+$、CD8$^+$T 淋巴细胞计数均降低，尤其 CD4$^+$T 淋巴细胞减少明显。疾病后期多能恢复正常。

（二）血液生化检查

丙氨酸氨基转移酶（ALT）、乳酸脱氢酶（LDH）及其同工酶等均有不同程度的升高。血气分析血氧饱和度降低。

（三）血清学检测

主要应用荧光免疫检验法（IFA）和酶联免疫吸附试验（ELISA）检测血清中 SARS-CoV 特异性抗体。IgG 抗体在起病后第 1 周检出率低或检测不到，第 2 周末检出率在 80% 以上，第 3 周末95% 以上，且效价持续升高，在病后第 6 个月仍保持很高的滴度。特异性 IgM 抗体在发病 1 周后可检出，在急性期和恢复早期达高峰，3 个月后消失。

（四）分子生物学检测

采用反转录聚合酶链反应（RT-PCR）检测患者血液、粪便、呼吸道分泌物或组织中的 SARS-CoV RNA。

（五）病毒分离培养

将患者的呼吸道分泌物或血液等标本接种到 Vero 细胞进行培养，若阳性可明确诊断。

（六）影像学检查

绝大多数 SARS 患者在起病早期即有胸部 X 线异常，多呈斑片状或网状改变。起病初期常呈单灶病变，短期内病灶迅速增多，常累及双肺或单肺多叶。对于 X 线胸片未见病变而临床又怀疑为本病的患者，1~2 天内要复查 X 线胸片。胸部 CT 检查可见局灶性病变，以毛玻璃样改变最多见，肺部阴影吸收、消散较慢，阴影改变与临床症状体征有时可不一致。

【诊断】

（一）诊断依据

1. 流行病学资料　①与 SARS 患者有密切接触史，或属于被感染的群体发病者之一，或有明确传播他人的证据；②发病前 2 周内曾到过或居住于严重急性呼吸综合征流行的区域。

2. 临床表现　起病急，有发热、头痛、关节酸痛、肌肉酸痛等症状，常无上呼吸道卡他症状，病情严重者呼吸系统症状较明显。

3. 实验室及其他检查　外周血白细胞计数一般不升高或降低，常有淋巴细胞计数减少，部分患者血小板减少。胸部影像学检查异常。病原学及免疫学检查具有确诊意义。

（二）诊断标准

1. 临床诊断　对于有流行病学依据、临床症状、肺部 X 线改变，并能排除其他疾病者，可做出 SARS 临床诊断。

2. 确定诊断　在临床诊断基础上，若分泌物 SARS-CoV RNA 检测阳性，或血清 SARS-CoV 抗体阳性，或双份血清抗体滴度 4 倍以上增长，可作为确定诊断。

3. 疑似诊断　①对于缺乏明确流行病学依据，但具备其他 SARS 支持证据者，可作为疑似诊断，需进一步进行流行病学追访，并作病原学检查。②对有流行病学依据及临床症状，尚无肺部影像学变化者，也应做出疑似诊断。但需动态复查 X 线胸片或胸部 CT，一旦肺部病变出现，在排除其他疾病的前提下，可做出临床诊断。

4. 医学隔离观察　对近 2 周内有与 SARS 患者或疑似 SARS 患者接触史，但无临床表现者，医学隔离观察 2 周。

5. 重症 SARS 的诊断标准　具备以下三项之中的任何一项，均可诊断为重症 SARS。

（1）呼吸困难：呼吸频率≥30次/min，且伴有下列情况之一：①影像学显示病变面积占双肺总面积1/3以上；②病情进展，肺多叶病变或X线胸片显示48小时内病灶进展>50%且占双肺总面积1/4以上。

（2）低氧血症：氧合指数低于300mmHg。

（3）出现休克或多器官功能障碍综合征。

（三）病原学检测的诊断意义

1. 分离SARS-CoV　通过细胞培养方法从患者临床标本中分离到SARS-CoV，是感染的可靠证据。

2. 检测SARS-CoV RNA　用RT-PCR法检测患者血液、分泌物或排泄物中SARS-CoV RNA。

3. 检测特异性抗体　主要有荧光免疫检验法（IFA）和酶联免疫吸附试验（ELISA）检测血清中SARS-CoV特异性抗体。

【鉴别诊断】

注意排除其他临床表现类似呼吸系统疾病，如普通感冒、流行性感冒、人禽流感、普通细菌性肺炎、肺炎支原体肺炎、肺炎衣原体肺炎、军团菌性肺炎、真菌性肺炎、普通病毒性肺炎、肺结核等。

病案分析

男，30岁，在广州居住，于2003年2月10日开始出现发热，咳嗽，痰少，于2月13日入院，体检：T 39.2℃，颌下淋巴结轻度肿大，肝于肋下1.0cm可触及，白细胞计数$3.83×10^9$/L，N% 74%，L% 16%，胸部X线片示双肺片状模糊阴影。

请分析：

1. 本例最可能的诊断是什么？

2. 此病的传播途径有哪些？

解析：

1. 其最可能的诊断为：严重急性呼吸综合征。

2. 严重急性呼吸综合征可通过飞沫、接触和消化道等途径传播。

【治疗】

目前尚无特效治疗手段，临床上以对症支持治疗为主。

（一）隔离和护理

按呼吸道传染病隔离和护理。疑似病例与临床诊断病例分开收治。密切观察病情变化，重点监测体温、呼吸频率等。提供足够的维生素和热量，保持水、电解质平衡。

（二）轻症病例的处理

1. 一般治疗　应卧床休息，早期可给予患者持续鼻导管吸氧。咳嗽剧烈者给予镇咳药，咳痰者给予祛痰药。发热超过38.5℃者，可使用解热镇痛药，或给予冰敷、酒精擦浴等物理降温。腹泻患者应注意补液及纠正水、电解质失衡。有心、肝、肾等器官功能损害，应及时处理。

2. 肾上腺糖皮质激素的应用　应用糖皮质激素的目的在于抑制异常免疫病理反应，缓解全身炎症反应，防止或减轻后期肺纤维化。具有以下指标之一即可应用：①有严重中毒症状，高热持续3天不退；②48小时内肺部阴影面积扩大超过50%；③有急性肺损伤或出现急性呼吸窘迫综合征（ARDS）。一般成人剂量相当于甲泼尼龙80～320mg/d，必要时可适当增加剂量。具体剂量及疗程应根据病情调整，待病情缓解或胸部X线片阴影有所吸收应逐渐减量至停用。建议采用半衰期短的糖皮质激素,应注意糖皮质激素的不良反应,儿童慎用。

3. 病原治疗

(1) 抗菌药物:重叠细菌感染时,可根据情况,选用适当的抗菌药物,如氟喹诺酮类、大环内酯类等。

(2) 抗病毒药物:早期可使用蛋白酶抑制剂类药物洛匹那韦(lopinavir)及利托那韦(ritonavir)等。

4. 增强免疫力　重症患者可使用增强免疫功能的药物,如胸腺肽、干扰素、静脉用丙种球蛋白等,疗效尚未肯定,不推荐常规使用。恢复期患者血清疗法的临床疗效和风险有待评估。

5. 中医药治疗　本病属于中医学的瘟疫、热病范畴,应根据不同病情和病期进行辨证施治。

(三) 重症病例的处理

对重症患者须严密监护,及时给予呼吸支持,合理使用糖皮质激素,加强营养支持和器官功能保护,注意水电解质和酸碱平衡,预防和治疗继发感染,及时处理合并症。

1. 加强监护　一般治疗及病情监测与非重症患者基本相同,但重症患者还应加强对生命体征、出入液量、心电图及血糖的监测。

2. 呼吸支持　患者应该经常监测经皮动脉血氧饱和度(SpO_2)的变化。活动后 SpO_2 下降是呼吸衰竭早期表现,应该给予及时处理。

(1) 氧疗:对于重症病例,即使在休息状态下无缺氧表现,也应给予持续鼻导管吸氧。有低氧血症者,通常需要较高的吸入氧流量,使 SpO_2 维持在 93% 以上,必要时可选用面罩吸氧。应尽量避免脱离氧疗的活动(如上洗手间、医疗检查等)。若吸氧流量≥5L/min(或吸入氧浓度≥40%)条件下,SpO_2<93%,但呼吸频率仍在 30 次/min 或以上,呼吸负荷仍保持较高的水平,均应及时考虑无创人工通气。

(2) 无创正压人工通气(NIPPV):可以改善呼吸困难症状、改善肺氧合功能、有利于患者度过危险期,有可能减少有创通气的应用。其应用指征为:①呼吸次数>30 次/min;②吸氧 5L/min条件下,SpO_2<93%。禁忌证为:①有危及生命的情况,需要紧急气管插管;②意识障碍;③呕吐、上消化道出血;④气道分泌物多和排痰能力障碍;⑤不能配合 NIPPV 治疗;⑥血流动力学不稳定和有多器官功能损害。

NIPPV 常用模式和相应参数如下:①持续气道正压通气(CPAP),常用的压力水平为 4～10cmH_2O;②压力支持通气(PSV)+呼气末正压通气(PEEP),PEEP 水平为 4～10cmH_2O,吸气压力水平为 10～18cmH_2O。吸入氧浓度(FiO_2)<0.6 时,应维持动脉血氧分压(PaO_2)≥70mmHg,或 SpO_2≥93%。NIPPV 应持续应用,减少暂停时间,直到病情缓解。

(3) 有创正压人工通气:对 SARS 患者实施有创正压人工通气的指征为:①使用 NIPPV 治疗不耐受,或呼吸困难无改善,氧合改善不满意,PaO_2<70mmHg,并显示病情恶化趋势;②有危及生命的临床表现或多器官功能衰竭,需要紧急进行气管插管抢救者。

人工气道建立的途径和方法应根据具体情况来选择。为了缩短操作时间,减少有关医务人员交叉感染的机会,在严格防护情况下,可采用经口气管插管或纤维支气管镜诱导经鼻插管。

3. 合理使用糖皮质激素　对于重症且达到急性肺损伤标准的病例,应该及时规律使用糖皮质激素,以减轻肺渗出、损伤和后期肺纤维化,并改善肺氧合功能。目前多数医院使用的成人剂量相当于甲泼尼龙 80～320mg/d,具体可根据病情及个体差异来调整。少数危重患者可考虑短期(3～5 天)甲泼尼龙冲击疗法(500mg/d)。

4. 营养支持　由于大部分重症患者存在营养不良风险,因此早期应鼓励患者进食易消化食物。当病情恶化不能正常进食时,应及时给予临床营养支持,采用肠内营养与肠外营养相结合,尽量保持血浆白蛋白和维生素在正常水平。

5. 预防和治疗继发感染　重症患者通常免疫功能低下,需要密切监测和及时处理继发感染,必要时可慎重地进行预防性抗感染治疗。

6. 及时处理合并症。

【预后】

本病是自限性疾病。大部分患者经综合性治疗后痊愈,少数患者可进展至 ARDS 甚至死亡。部分重症病例可发现肺部有不同程度纤维化。

【预防】

（一）管理传染源

1. 疫情报告　《中华人民共和国传染病防治法（2004 年修订）》将 SARS 列为乙类传染病,但其预防、控制措施按照甲类传染病管理。各级医院发现 SARS 疑似或临床诊断病例后,应尽快向卫生防疫机构报告。做到早发现、早隔离、早治疗。

2. 隔离治疗患者　对临床诊断患者及疑似患者分别收入不同病房进行严格隔离或医学观察,禁止探视及患者间接触。符合下列条件时可考虑出院:①体温正常 7 天以上;②呼吸系统症状明显改善;③X 线胸片显示有明显吸收。

3. 观察密切接触者　对医学观察病例和密切接触者,如条件许可应在指定地点接受隔离观察,为期 14 天。在家接受隔离观察者,应注意通风,避免与家人密切接触。

（二）切断传播途径

1. 社区综合性预防　加强科普宣传,保持公共场所空气流通,避免大型集会活动;注意空气、水源、下水道系统的消毒处理。

2. 养成良好的个人卫生习惯　树立良好个人防护意识,养成良好个人卫生习惯,不随地吐痰,避免在人前打喷嚏、咳嗽,且事后应洗手。勤通风,避免去人多或相对密闭的地方。避免与人近距离接触。

3. 严格隔离患者　应设立发热门诊,医院必须加强管理,高度重视消毒隔离,注意医护人员的防护,防止医院内交叉感染。加强医务人员 SARS 防治知识的培训。

（三）保护易感人群

良好的生活习惯有助于提高人体对 SARS 的抵抗能力。对 SARS-CoV 的抗血清和灭活疫苗正在研制中,已进入临床试验阶段。

（李影影）

? 复习思考题

1. 简述重型肝炎治疗原则和方案。
2. 如何预防艾滋病?
3. 典型流行性乙型脑炎的临床表现有哪些?
4. 试述预防麻疹的综合性措施。
5. 被病犬咬伤后是否发病与哪些因素有关?

ER-2-3

扫一扫,测一测

第三章　立克次体病

PPT课件

ER-3-1

ER-3-2

知识导览

学习目标

　　了解流行性斑疹伤寒、地方性斑疹伤寒与恙虫病的病原学特点、发病机制及病理解剖。熟悉流行性斑疹伤寒、地方性斑疹伤寒与恙虫病的实验室及其他检查、鉴别诊断。掌握流行性斑疹伤寒、地方性斑疹伤寒与恙虫病的流行病学特征、临床表现、并发症、诊断及治疗。

第一节　斑疹伤寒

一、流行性斑疹伤寒

　　流行性斑疹伤寒（epidemic typhus）又称虱传斑疹伤寒（louse-borne typhus），是普氏立克次体（Rickettsia prowazeki）经人虱传播所致的急性传染病。临床上以急性起病、稽留高热、剧烈头痛、皮疹及中枢神经系统症状为主要特征。随着卫生条件改善，其发病率已显著下降。

【病原学】

知识链接

立克次体

　　立克次体（Rickettsiae）是一类严格细胞内寄生的原核细胞型微生物，可引起斑疹伤寒、斑点热、恙虫病等传染病。美国医师 Howard Taylor Ricketts 于 1906 年首次发现。

　　立克次体目（Rickettsiales）包括立克次体科和无形体科。对人类致病的主要有立克次体科的立克次体属（Rickettsia）、东方体属（Orientia），以及无形体科的埃立克体属（Ehrlichia）、无形体属（Anaplasma）和新立克次体属（Neorickettsia）。

　　立克次体共同特性为：①专性细胞内寄生；②有革兰氏阴性菌细胞壁，形态多样，主要为球杆状，大小介于细菌和病毒之间；③与变形杆菌某些 X 菌株的 O 抗原（又称菌体抗原）有共同抗原成分；④含有 DNA 和 RNA 两类核酸；⑤以二分裂为繁殖方式；⑥以节肢动物为传播媒介，在吸血节肢动物体内，使其成为寄生宿主，或储存宿主；⑦除 Q 热病原体外，多数立克次体对热及一般消毒剂抵抗力弱，但均耐低温及干燥；⑧对广谱抗菌药物敏感。

　　普氏立克次体属于立克次体属，斑疹伤寒群。呈多形态性，以短杆形为主，大小为（0.3～1.0）μm×（0.3～0.4）μm。革兰氏染色阴性，但不易着色，常用吉姆萨染色（Giemsa stain）。病原体的化学组成及代谢产物有蛋白质、糖、脂肪、磷脂、DNA、RNA、多种酶类及内毒素样物质等。可用鸡胚卵黄囊做组织培养，也可做动物接种。当接种雄性豚鼠腹腔，可引起发热及血管病变，但不引起阴囊红肿，这可与莫氏立克次体相鉴别。

普氏立克次体耐低温及干燥，-20℃以下可长期保存，在干燥虱粪中可存活 2 个月左右,但对热、紫外线及一般消毒剂均敏感,56℃ 30 分钟或 37℃ 5～7 小时可灭活。

【流行病学】

（一）传染源

患者是本病唯一传染源,潜伏期末即有传染性,发病后第 1 周传染性最强,一般不超过 3 周。

（二）传播途径

人虱是本病的传播媒介,主要为体虱,头虱次之,阴虱一般不传播。人虱叮咬传染源后,立克次体在虱肠壁上皮细胞内繁殖,胀破细胞,大量立克次体排入肠腔。易感者被人虱叮咬时,搔抓或虱被压碎使立克次体逸出,通过抓痕侵入皮肤内而感染。干燥虱粪内的立克次体,偶可通过呼吸道或眼结膜感染人体。当患者发热或死亡,人虱将迁移至新宿主致使本病在人群中传播。

（三）人群易感性

人群普遍易感,病后可获较持久免疫力。

（四）流行特征

本病多发生在寒冷地区,冬春季发病较多。战争、饥荒、贫困及不良的卫生条件等,均易引起本病的发生和流行。

【发病机制与病理解剖】

（一）发病机制

主要为病原体所致的血管病变、毒素引起的毒血症和超敏反应。普氏立克次体侵入人体后,主要侵犯小血管及毛细血管内皮细胞。在胞质大量繁殖,引起血管内皮细胞病变。当细胞溶解破裂,大量立克次体释放,进入血液形成立克次体血症,立克次体分布于全身各脏器的内皮细胞继续繁殖,当病原体死亡后,释放大量毒素造成全身中毒症状。此外,立克次体直接损伤血管内皮细胞和释放的内毒素可引起全身微循环障碍。临床上表现出组织器官受损的相应临床症状。病程第 2 周出现的免疫变态反应,使血管病变加重。

（二）病理解剖

本病的基本病理变化是小血管炎,典型特点为增生性、血栓性、坏死性血管炎及其周围炎症细胞浸润而形成的斑疹伤寒结节。这种病变可遍及全身,尤以皮肤真皮、心肌、脑及脑膜、肺、肾、肾上腺及睾丸等部位明显,非特异性改变包括支气管肺炎、间质性心肌炎、间质性肝炎及间质性肾炎。

【临床表现】

潜伏期为 5～23 天,通常为 10～14 天。可分为以下临床类型:

（一）典型斑疹伤寒

1.发热　起病多急骤,体温于 1～2 天内迅速上升至 39～40℃或更高,开始为稽留热,后期为弛张热,可伴寒战。亦有乏力、全身疼痛、肌痛、剧烈头痛,面部及眼结膜充血等全身毒血症症状。

2.皮疹　约 90% 以上患者有皮疹,为本病的重要特征。多于病后第 3～5 天开始出疹,1～2 天内皮疹由躯干遍及全身。重症患者手掌、足底均有皮疹,但面部少见。皮疹开始为鲜红色充血性斑丘疹,以后转为暗红色;也可为出血性皮疹,多孤立存在,皮疹多于 1 周左右消退,轻者则 1～2 天即消退,常留有色素沉着。

3.中枢神经系统症状　表现为持续剧烈头痛、头晕、失眠,耳鸣及听力减退,甚至出现反应迟钝、谵妄、狂躁、双手震颤及脑膜刺激征。

4.肝脾大　约 90% 患者有轻度脾大,少数患者有肝大,偶见黄疸。

5.其他　可有食欲差、恶心、呕吐、腹胀及便秘等消化道症状。部分患者有明显的咳嗽。严重者可出现中毒性心肌炎、循环衰竭和肾衰竭的症状。

（二）轻型

近年来,我国发生的散发病例多为轻型。其特点:①病程短,一般 7～17 天;②热度低,体温多在 39℃以下,呈弛张热型;③全身毒血症症状轻,虽有明显头痛及全身疼痛,很少出现意识障碍及其他神经系统症状;④无皮疹或仅有少量充血性皮疹,1～2 天即消退;⑤肝脾大者少见。

(三)复发性斑疹伤寒

复发性斑疹伤寒又称布里尔 - 津瑟病(Brill-Zinsser disease),多呈轻型表现,我国少见。第一次发病后,立克次体潜伏在体内,当机体免疫力下降时,再度繁殖而引起复发。临床特点为散发,无季节性,高龄人群发病率高。表现为低热,热型不规则,热程仅 7～11 天。可有明显头痛,但无其他神经系统症状。无皮疹或仅有少许斑丘疹。并发症少、病死率低。外斐反应常为阴性,如复发与首发时间相距 10 年以上者可呈阳性。

【并发症】

可有肺炎、心肌炎、中耳炎及腮腺炎,可并发感染性精神病及指、趾端坏疽,现已少见。

【实验室及其他检查】

(一)血常规检查

白细胞计数多在正常范围,中性粒细胞常增高,嗜酸性粒细胞减少或消失,血小板也可减少。

(二)血清学检查

1. 外斐反应(Weil-Felix reaction) 在外斐反应中,变形杆菌 OX$_{19}$ 凝集试验多在第 1 周出现阳性,第 2～3 周达高峰,持续数周至 3 个月。效价≥1:160 或病程中有 4 倍以上增高者有诊断价值。复发性斑疹伤寒虽由普氏立克体引起,但外斐反应常为阴性。

知识链接

外斐反应

立克次体的外表结构由多糖黏液与微荚膜组成,其内为细胞壁和细胞膜,细胞壁含肽聚糖和脂多糖,此结构与革兰氏阴性菌非常相似。立克次体抗原包括群特异性和种特异性两种,前者主要由脂多糖构成,后者主要由外膜蛋白构成。斑疹伤寒等立克次体及恙虫病东方体与普通变形杆菌 X$_{19}$、X$_2$、X$_K$ 菌株菌体有共同抗原,故可用这些菌株菌体"O"抗原(OX$_{19}$、OX$_2$、OX$_K$)代替立克次体抗原检测患者血清中相应抗体,此交叉凝集试验称外斐反应,可辅助诊断立克次体病。

2. 补体结合试验 用普氏立克次体与患者血清做补体结合试验,效价≥1:32 有诊断意义。第 1 周阳性率约 64%,第 2 周达高峰,阳性率 100%。特异性强,可与地方性斑疹伤寒鉴别。此抗体持续时间很长(10～30 年),故可用于流行病学调查。

3. 立克次体凝集试验 用普氏立克次体与患者血清做凝集反应,阳性率高,特异性强,虽与地方性斑疹伤寒患者血清有交叉凝集反应,但同种间血清反应呈高凝集效价,可达 1:2 560。阳性反应出现时间早,第 5 天阳性率为 85%,第 2～3 周 100%。

4. 微量间接血凝试验 用患者血清与被红细胞致敏物质(普氏立克次体抗原中的成分)所致敏的绵羊红细胞进行凝集反应。阳性反应出现早。仅用于其他群立克次体感染鉴别。但不能区别流行性和地方性斑疹伤寒。

5. 微量间接免疫荧光试验 检测血清中特异性 IgM 抗体,可作早期诊断。灵敏度高,特异性强。可与其他立克次体感染包括地方性斑疹伤寒进行鉴别。同时检测特异性 IgG 抗体可鉴别初次感染和复发型,因后者仅有 IgG 抗体。

(三)核酸检测

DNA 探针杂交与 PCR 基因扩增技术,检测普氏立克次体 DNA,有助于斑疹伤寒的早期诊断。

(四)病原体分离

一般不用于临床诊断。取急性期尚未用抗菌药物治疗的患者血 3～5ml,注入雄性豚鼠腹腔,

7～10 天后豚鼠发热,但阴囊轻度发红,无明显肿胀。取其脑、肾上腺、脾、睾丸鞘膜或腹膜,做涂片或刮片及染色,可检出大量立克次体。也可接种于鸡胚卵黄囊内,经多次传代后分离出立克次体。

【诊断与鉴别诊断】

（一）诊断

发病季节去过流行区,与患者有接触史,有被人虱叮咬史。出现发热,第 4～5 天出现出血性皮疹;剧烈头痛及意识障碍。外斐反应滴度大于 1∶160 或效价 4 倍以上增长即可诊断。可做立克次体凝集试验、补体结合试验、间接血凝或间接免疫荧光试验检测特异性抗体。

（二）鉴别诊断

1.其他立克次体病　恙虫病除高热、头痛及皮疹外,恙螨叮咬处皮肤可有焦痂及淋巴结肿大,变形杆菌 OX_K 凝集试验阳性。Q 热除发热及头痛外,主要表现为间质性肺炎,无皮疹,外斐反应阴性,贝纳立克次体补体结合试验、凝集试验及荧光抗体检测阳性。

2.伤寒　多见于夏、秋季,起病较缓,持续发热,食欲缺乏、腹胀等消化道症状,神经系统中毒症状,相对缓脉,肝脾大,玫瑰疹。血培养伤寒沙门菌生长,肥达试验阳性。

3.回归热　是由回归热螺旋体经虱或蜱传播引起的急性虫媒传染病。发热急起骤退、全身痛、中毒症状及肝脾大。但发热间断数日可再次发热。若诊断斑疹伤寒用广谱抗菌药物治疗无效时,应怀疑为回归热。血、尿及脑脊液在暗视野中可见活动螺旋体。

4.肾综合征出血热　表现为早期三大症状:发热、出血和肾损害;典型病例临床表现分为 5 期:发热期、低血压休克期、少尿期、多尿期及恢复期;热退后病情反而加重。血清学检测特异性 IgM 有助于确诊。

📋　病案分析

患者,女性,42 岁,因持续发热、剧烈头痛、全身肌肉酸痛 4 天,失眠、疲乏 2 天,皮疹 1 天入院。T 39.5℃,P 92 次 /min,眼结膜及面部充血,颈部、腋下、上臂内侧有直径约 3～4mm 椭圆形斑丘疹,压之褪色。左肾区有轻度叩痛。辅助检查:尿蛋白(+),尿沉渣镜检:WBC 8～10 个 /HP,RBC 6～8 个 /HP,管型 1～3 个 /LP;BUN 10.5mmol/L,ALT、AST 均升高。末梢血常规检查:WBC $5.6×10^9$/L,N% 60%,L% 25%,M% 15%,PLT $160×10^9$/L,外斐反应(变形杆菌 OX_{19})效价 1∶320。

请分析:

1. 该患者最可能的诊断是什么?
2. 该患者的治疗原则是什么?

解析:

1. 该患者最可能的诊断为:流行性斑疹伤寒。
2. 流行性斑疹伤寒治疗采取一般治疗,对症治疗和病原治疗相结合的方法。

【治疗】

（一）一般治疗

灭虱是本病的关键,患者可进行剃发、更衣和洗澡,剃下的头发应焚烧,换下的衣服应消毒灭虱。不能剃发者,用 10% 百部煎液灭虱。患者应卧床休息,保证足够水分及热量。

（二）病原治疗

可用多西环素(doxycycline),成人每天 0.2～0.3g,顿服或分 2 次服用,小儿用量酌减。若合用甲氧苄啶(TMP)疗效更好,成人每天 0.2～0.4g,分 2 次服用。治疗需持续至体温正常后 2～3 天。发病后 1～2 天即进行治疗的患者因没有产生获得性免疫来抑制残余立克次体增殖,可出现复发。成人患者也可选择喹诺酮类药物进行治疗。

（三）对症治疗

剧烈头痛者可用止痛镇静药；毒血症症状严重者，可应用肾上腺糖皮质激素。

【预后】

本病预后与病情轻重、年龄大小及治疗早晚有关。未经治疗的典型斑疹伤寒病死率为 10%～60%。60 岁以上患者病死率最高。早期诊断、及时应用有效抗菌药物治疗，多可治愈，病死率在 1.4% 以下。

【预防】

灭虱是控制流行及预防本病发生的关键，应采用灭虱为中心的综合措施。

（一）管理传染源

及时发现、早期隔离、正确治疗患者，密切接触者医学观察 21 天。

（二）切断传播途径

防虱、灭虱是关键。注意个人卫生，勤洗澡及换衣。物品可用干热、湿热或煮沸等方法灭虱 30 分钟，温度在 85℃ 以上；也可用敌敌畏及敌百虫等。

（三）保护易感人群

应对疫区居民及新入疫区人员注射疫苗，常用鸡胚或鼠肺灭活疫苗，皮下注射 2 次；也可用减毒 E 株活疫苗，注射 1 次，免疫效果维持 5 年。人工免疫只能减轻病情，不能完全阻止此病发生。

二、地方性斑疹伤寒

地方性斑疹伤寒（endemic typhus）又称鼠型斑疹伤寒（murine typhus），是由莫氏立克次体（*Rickettsia mooseri*）经鼠蚤传播的急性传染病。临床表现与流行性斑疹伤寒相似，但症状轻，病程短，病死率低。

【病原学】

莫氏立克次体的形态、染色特点、生化反应、培养条件及其对热及消毒剂的抵抗力均和普氏立克次体相似，但 DNA 同源性的比较研究结果显示：两者无密切关系。两者有共同的耐热可溶性抗原，有交叉反应，但具有不耐热型颗粒性抗原，可用补体结合试验和立克次体凝集试验相区别。莫氏立克次体接种雄性豚鼠腹腔，可引起阴囊明显肿胀，称之为豚鼠阴囊现象，是与普氏立克次体的重要鉴别点。莫氏立克次体接种能使大鼠和小鼠感染致死，可用来保存立克次体或进行传代及分离病原体。然而，大、小鼠对普氏立克次体均不敏感。

【流行病学】

（一）传染源

家鼠是本病的主要传染源，莫氏立克次体通过鼠蚤在鼠间传播。鼠蚤在鼠死亡后离开鼠体，叮咬人后使人传染此病。此外，患者及牛、羊、猪、马、骡也可能作为传染源。

（二）传播途径

主要通过鼠蚤为媒介传播，传播方式与流行性斑疹伤寒相似。受感染的蚤叮咬人时，同时蚤将含有病原体的蚤粪或呕吐物污染于人体皮肤上，或蚤被打扁压碎后，莫氏立克次体释出，通过皮肤破溃处进入人体内。干蚤粪内的病原体偶成为气溶胶，通过呼吸道及眼结膜使其受染。人虱寄生于人体时，也可作为传播媒介。

（三）人群易感性

人群普遍易感，感染后可获持久免疫力，与流行性斑疹伤寒有交叉免疫。

【发病机制与病理解剖】

莫氏立克次体经吞噬作用进入内皮细胞，大量繁殖，使细胞破坏，引起血管炎，但病情比较轻,毛细血管内较少形成血栓。

【临床表现】

潜伏期为1～2周,临床表现与流行性斑疹伤寒相似,但症状轻,病程短。

(一)发热

起病多急骤,体温多在39℃左右,为稽留热或弛张热,热程一般9～14天,体温多逐渐下降至正常,可伴发冷、头痛、全身疼痛及结膜充血。

(二)皮疹

50%～80%患者有皮疹。皮疹出现时间及特点与流行性斑疹伤寒相似,皮疹数目较少,但足底和手掌有时可见,多为充血性皮疹,出血性皮疹极为少见。持续数日皮疹消退,一般不留痕迹。

(三)中枢神经系统症状

大多数患者仅有头痛、头晕、失眠等轻度神经系统症状,很少有意识障碍和脑膜刺激征等。

(四)其他

约50%患者轻度脾大,少见肝大。偶见淋巴结病、腓肠肌触痛和长久坐立所致静脉血栓。儿童感染后,临床症状与成人基本相同。

【实验室及其他检查】

(一)血常规检查

白细胞总数及分类多正常。

(二)血清学检查

外斐反应变形杆菌OX_{19}凝集试验呈阳性,但效价较流行性斑疹伤寒低,可借助补体结合试验及立克次体凝集试验来鉴别。采用的特殊间接免疫荧光抗体技术,具有一定临床意义。

(三)DNA探针杂交与PCR基因扩增技术

检测患者血中莫氏立克次体DNA,用于本病早期诊断。

(四)动物接种

见本章第一节中关于流行性斑疹伤寒的内容。

【诊断与鉴别诊断】

居住地区为疫区,有鼠及被蚤叮咬史。本病临床表现与流行性斑疹伤寒相似,但症状轻,病程短。外斐反应有筛选价值,进一步确诊应做补体结合试验或立克次体凝集试验。

本病需与流行性斑疹伤寒鉴别,参见流行性斑疹伤寒。

📋 病案分析

患者,女,46岁,农民,家住浙江安吉县某村。发热,头痛,全身关节酸痛,食欲缺乏,胸部以上皮肤潮红5天,于2009年6月26日收入院。查体:T 38.5℃,P 80次/min,R 20次/min,BP 95/65mmHg。躯干皮肤充血性斑丘疹,左肩部有虫咬伤口结痂。辅助检查:血常规检查:WBC $5.8×10^9$/L,N% 83%,L% 17%,PLT $80×10^9$/L,Hb 114g/L;血生化检查:ALT 24U/L,AST 46U/L;尿常规检查:隐血(++)蛋白质(+)。

请分析:

1. 该患者的初步诊断是什么?

2. 进一步确诊需要做哪些检查项目?

解析:

1. 该患者的初步诊断为:地方性斑疹伤寒。

2. 可以进一步检查的项目有:外斐反应、补体结合试验、间接免疫荧光试验和立克次体凝集试验等。

【治疗】

同流行性斑疹伤寒。多西环素（doxycycline）对本病效果较佳。

【预后】

本病病情较轻，并发症少，偶见多脏器衰竭。未经治疗者，病死率一般不到 5%。患者使用抗菌药物后，很少死亡。近年来虽有暴发流行，但无死亡者。

【预防】

主要措施是灭鼠灭蚤。对患者及早隔离、治疗。因本病多为散发，故一般不用预防注射，但对从事动物实验人员和灭鼠人员进行预防接种，可用普氏立克次体株灭活疫苗。

（李影影）

第二节　恙虫病

恙虫病（tsutsugamushi disease）又名丛林斑疹伤寒（scrub typhus），是由恙虫病东方体（*Orientia tsutsugamushi*）引起的一种急性自然疫源性传染病。鼠类是主要的传染源。本病通过恙螨幼虫（chigger）叮咬传播给人。临床上以叮咬部位焦痂（eschar）或溃疡形成、发热、皮疹、淋巴结肿大、肝脾大以及周围血液白细胞数减少等为特征。

【病原学】

恙虫病东方体呈球形或球杆状，大小为（0.3～0.6）μm×（0.5～1.5）μm。专性细胞内寄生，在细胞质内靠近细胞核旁成堆排列。革兰氏染色呈阴性，吉姆萨染色呈紫蓝色。恙虫病东方体呈二分裂方式进行繁殖，在原代鼠肾细胞、原代鸡胚细胞、Hela 细胞中生长良好，用鸡胚卵黄囊接种可分离本病病原体，亦可通过动物实验如小鼠腹腔内接种来分离本病病原体。

恙虫病东方体与变形杆菌 OX$_K$ 株有交叉免疫原性，临床上利用变形杆菌 OX$_K$ 的抗原与患者的血清进行凝集反应，有助于本病的诊断。

恙虫病东方体抵抗力弱，不易保存，对各种消毒方法都很敏感，如在 0.5% 苯酚溶液中或加热至 56℃ 10 分钟即死亡。对氯霉素、四环素类和红霉素类都极为敏感，但能耐受青霉素类、头孢菌素类及氨基苷类抗菌药物。

【流行病学】

本病主要流行于亚洲太平洋地区，尤以东南亚多见。在我国，本病流行于广东、福建、广西、江西、湖南、云南、四川、贵州、西藏、安徽、陕西、江苏、浙江、山东、台湾和海南等省、自治区，其中，以东南沿海地区为多发。

（一）传染源

鼠类是主要传染源。鼠类感染后常无症状而成为贮存宿主。人感染后可出现立克次体血症，但人再被恙螨叮咬的可能性极小，故患者作为传染源的意义不大。

（二）传播途径

恙螨（chigger mite）是本病的传播媒介。能传播本病的恙螨有数十种，在我国最主要的是地里纤恙螨和红纤恙螨。恙螨的生活周期包括卵、幼虫、蛹、稚虫和成虫 5 期，其中只有幼虫是寄生性，当人在疫区的草地上工作、活动时，被带有病原体的幼虫叮咬而得此病。

（三）人群易感性

人对本病普遍易感。从事野外劳动、较多接触丛林杂草的青壮年因暴露机会多而发病率较高。病后对同一血清型的病原体有较持久的免疫力。

（四）流行特征

本病一般为散发，但亦可发生流行。我国南北流行的季节有差异，南方省区多发生于夏、秋季,见于5~11月,以6~8月为高峰,与此期间降雨集中引起地面恙螨扩散有关。但北方省份多发于秋、冬季,发病以9~12月为多,流行高峰出现在10月,与恙螨及野鼠的密度增加有关。

【发病机制与病理解剖】

病原体通过恙螨幼虫叮咬处侵入人体,在叮咬局部组织细胞内繁殖,引起局部的皮肤损害,继而直接或经淋巴系统进入血流,形成恙虫病东方体血症,血液中的病原体到达身体各器官组织,侵入血管内皮细胞和单核 - 吞噬细胞内生长繁殖。恙虫病东方体死亡后所释放的毒素是引起全身毒血症状和多脏器病变的主要因素。

本病的基本病理变化为全身小血管炎、血管周围炎及单核 - 吞噬细胞增生。被恙螨叮咬后局部皮肤出现充血、水肿,形成小丘疹,继成小水疱,水疱中央坏死、出血,形成圆形或椭圆的黑色痂皮,称为焦痂。痂皮脱落可呈溃疡。焦痂或溃疡附近的淋巴结显著肿大,并可伴全身淋巴结肿大。内脏普遍充血,肝脾因充血及单核 - 吞噬细胞增生而肿大,可出现局灶性或弥漫性心肌炎、出血性肺炎、间质性肾炎及淋巴细胞性脑膜炎等。

【临床表现】

潜伏期为4~20天,常为10~14天。一般无前驱症状,起病急骤,体温迅速上升,1~2天内达39~41℃,多呈弛张热型,亦可呈持续热型或不规则热型,持续1~3周。常伴有寒战、剧烈头痛、全身酸痛、疲乏、嗜睡、食欲下降、恶心、呕吐等。体征可有颜面及颈胸部潮红、结膜充血、焦痂或溃疡、淋巴结肿大、皮疹、肝脾大等。病程进入第2周后,病情常加重,可出现神经系统、循环系统、呼吸系统的症状。危重病例呈严重的多器官损害,出现心、肝、肾衰竭及循环衰竭,还可发生播散性血管内凝血,第3周后,患者体温渐降至正常,症状减轻至消失,并逐渐康复。但如未及时得到有效的病原治疗,部分患者可病重死亡。

恙虫病具有一些特征性体征,对于诊断有重要价值,分述如下:

(一)焦痂与溃疡

焦痂与溃疡为本病之特征,对临床诊断最具意义,可见于70%~100%的患者。焦痂呈圆形或椭圆形,大小不等,直径可为2~15mm,多为4~10mm。其边缘突起,如堤围状,周围有红晕,若无继发感染,则不痛不痒,也无渗液。痂皮脱落后即成溃疡,其基底部为淡红色肉芽创面,起初常有血清样渗出物,而后逐渐减少,形成一个光洁的凹陷面,偶有继发性化脓现象。多数患者仅有1个焦痂或溃疡,偶见2~3个,亦有多至11个的报告。焦痂可见于体表任何部位,但由于恙螨幼虫喜好叮咬人体湿润、气味较浓以及被压迫的部位,故焦痂多见于腋窝、外生殖器、腹股沟、会阴、肛周和腰背等处。患者发病时通常已有焦痂,因此查体时应细致,以免遗漏。

(二)淋巴结肿大

焦痂附近局部淋巴结常明显肿大,大者如核桃,小者如蚕豆,可移动,常伴疼痛和压痛,不化脓。全身表浅淋巴结常轻度肿大。

(三)皮疹

皮疹多出现于病程的第4~6天,常为暗红色充血性斑丘疹,少数呈出血性,不痒,大小不一,直径为2~5mm,多散在分布于躯干和四肢,面部很少,手掌和脚底部更少,极少数可融合呈麻疹样皮疹。皮疹持续3~7天后消退,不脱屑,可遗留少许色素沉着。

(四)肝脾大

肝脾轻度肿大,肝大率10%~20%,脾占30%~50%,质软,表面平滑,可有轻微触痛。

【并发症】

较常见的并发症是中毒性肝炎、支气管肺炎、心肌炎、脑膜脑炎、消化道出血和急性肾衰竭等。

【实验室及其他检查】

（一）血常规检查

周围血白细胞数多减少或正常，重型患者或有并发症时则增多，分类常有中性粒细胞核左移和淋巴细胞数相对增多。

（二）血清学检查

1. 变形杆菌 OX_K 凝集试验（外斐反应，Weil-Felix reaction）　患者血清中的变形杆菌 OX_K 抗原起凝集效价在 1∶160 以上有诊断意义，双份血清效价 4 倍以上增长更具诊断价值。最早第 4 日出现阳性，3～4 日达高峰，5 日后下降。

2. 补体结合试验　最好选用当地流行株做抗原或采用多价抗原，特异性较强，这样可提高检测的阳性率。

3. 免疫荧光试验　用间接免疫荧光试验检测血清中特异性抗体，在病程的第 1 周末开始出现阳性，第 2～3 周末达高峰，2 个月后效价逐渐下降，但可持续数年。

4. 斑点免疫测定　用于检测患者血清中各血清型的特异性 IgM 或 IgG 抗体，其中特异性 IgM 抗体的检测有早期诊断价值。该法敏感性高，特异性强，可区分各种血清型。

5. 酶联免疫吸附试验（ELISA）与酶免疫测定（EIA）　可作各种血清型恙虫病东方体的特异性 IgM 或 IgG 抗体检测，敏感度和特异性与斑点免疫测定相仿，亦可用于血清分型，且操作更简便。

（三）病原学检查

1. 病原体分离　可采用动物实验、鸡胚卵黄囊接种或 Hela 细胞培养等方法分离恙虫病东方体。

2. 分子生物学检查　检测恙虫病东方体 DNA，具有敏感度高、特异性强的特点，对于本病诊断及血清型的鉴定有一定价值。

【诊断与鉴别诊断】

（一）诊断

1. 流行病学资料　发病前 3 周内是否到过恙虫病流行区，在流行季节有无户外工作、露天野营或在林地草丛上活动等。

2. 临床表现　起病急、高热、颜面潮红、焦痂或溃疡、皮疹、浅表淋巴结肿大、肝脾大。尤以发现焦痂或特异性溃疡最具临床诊断价值。

3. 实验室及其他检查　《恙虫病防治控制技术指南（试行）》规定，外斐反应凝集效价 ≥1∶160 有辅助诊断价值。检测患者血清特异性抗体 IgM 具早期诊断价值，PCR 技术可检测细胞、血液标本中的恙虫病东方体 DNA，小白鼠腹腔接种可培养并分离病原体。

（二）鉴别诊断

1. 钩端螺旋体病　恙虫病流行区亦常有钩端螺旋体病存在。两者均多见于夏秋季节，均有发热、眼结膜充血、淋巴结肿大、多器官损害等，故应注意鉴别。钩端螺旋体病常有腓肠肌痛，而无皮疹、焦痂或溃疡。必要时可做血清学与病原学检查。

2. 斑疹伤寒　多见于冬、春季节及寒冷地区，有虱寄生或叮咬史，无焦痂或溃疡。血清变形杆菌凝集反应 OX_{19} 株为阳性，而对 OX_K 株则为阴性。

3. 伤寒　起病较缓，有持续高热、消化道症状、特殊中毒症状、相对缓脉、肝脾大、玫瑰疹。无焦痂或溃疡，外周血嗜酸性粒细胞明显减少，肥达试验阳性，血培养可见伤寒沙门菌。

4. 其他　如流行性感冒、疟疾、败血症、登革热和肾综合征出血热等均应注意鉴别。

【治疗】

（一）一般治疗

宜卧床休息，进食易于消化食物，加强护理，注意口腔卫生，定时翻身。重症患者应加强观察,及时发现各种并发症,采取适当的治疗措施。高热可用冰敷、酒精擦浴等物理降温,酌情使用解热药物,但慎用大量发汗的解热药。烦躁不安时可适量应用镇静药物。

(二)病原治疗

氯霉素(chloramphenicol)、四环素和红霉素对本病有良好疗效,用药后大多在1～3天内退热。氯霉素剂量,成人2g/d,儿童25～40mg/(kg·d),每天4次分服,口服困难者可静脉滴注给药。热退后剂量减半,再用7～10天,以防复发。四环素的剂量与氯霉素相同,但四环素对儿童的不良反应较多,宜慎用。红霉素的成人剂量为1.0g/d。

此外,多西环素(doxycycline)、罗红霉素(roxithromycin)、阿奇霉素(azithromycin)、诺氟沙星(norfloxacin)等,对本病亦有疗效。然而,青霉素类、头孢菌素类和氨基苷类抗菌药物对本病无治疗作用。

少数患者可出现复发,用相同的抗菌药物治疗同样有效。

病案分析

患者,男,25岁,农民,因寒战、高热伴剧烈头痛一周入院。体温39.5℃,烦躁,头面及颈胸部皮肤潮红,左会阴处有1个焦痂,左腹股沟淋巴结肿大,有触痛,眼结膜充血,双瞳孔等圆等大,对光反射存在,颈软,心肺正常,腹软,肝右肋下15mm,质软、触痛,四肢肌力、肌张力正常,神经系统检查:克氏征阴性,布氏征阴性,巴氏征阴性。胸透:心肺正常;肝功能检查:ALT 120IU/L;尿检:蛋白(+);血常规:血红蛋白100g/L,粒细胞5.4×10⁹/L,中性粒细胞百分率72%,淋巴细胞百分率28%;外斐反应:OX_K 1∶160。

请分析:

1. 该患者最可能的诊断是什么?

2. 该患者的治疗要点有哪些?

解析:

1. 该患者最可能的诊断是:恙虫病。

2. 该患者的治疗临床上以病原治疗为基础,辅以对症治疗:①治疗药物有四环素、红霉素、阿奇霉素等;②患者宜卧床休息,进食营养丰富且易于消化的食物,加强护理,注意口腔卫生,定时翻身等。重症患者应加强观察,若发现各种并发症,及时采取相应治疗措施等。

【预后】

若能早期诊断和开展有效的病原治疗,绝大部分患者预后良好。应用有效抗菌药物治疗后,病死率已降至1%～5%。进入病程第3周后,患者常因心、肾、肺功能衰竭、肺或消化道大出血而死亡。

【预防】

(一)管理传染源

主要是灭鼠。应采取综合措施,用各种捕鼠器与药物灭鼠相结合。常用的灭鼠药物有磷化锌、安妥和敌鼠等。患者不必隔离,接触者不作检疫。

(二)切断传播途径

关键是避免恙螨幼虫叮咬。加强个人防护意识,不要在草地上坐卧。在野外工作活动时,须扎紧衣袖口和裤脚口,并在外暴露的皮肤可涂上防虫剂,如邻苯二甲酸二苯酯或苯甲酸苄酯等。此外,应改善环境卫生,除杂草,消除恙螨滋生地,或在丛林草地喷洒杀虫剂消灭恙螨。

（三）保护易感人群

目前恙虫病疫苗尚处于实验研究阶段。

（李影影）

扫一扫，测一测

？ 复习思考题

1. 如何预防流行性斑疹伤寒？
2. 如何鉴别流行性斑疹伤寒与地方性斑疹伤寒？
3. 简述恙虫病的临床表现特点。

第四章　细菌性传染病

学习目标

　　了解常见细菌性传染病的病原学特点、发病机制。熟悉常见细菌性传染病的实验室及其他检查、鉴别诊断。掌握霍乱、伤寒与副伤寒、细菌性痢疾、流行性脑脊髓膜炎、细菌性食物中毒、弯曲菌感染、猩红热、布鲁氏菌病、白喉、百日咳、鼠疫、炭疽等常见细菌性传染病的流行特点、典型临床表现、诊断及治疗。

第一节　霍　　乱

　　霍乱（cholera）是由霍乱弧菌所致的一种烈性肠道传染病。其发病急、传播快，常引起世界大流行，属国际检疫传染病，在我国属于甲类传染病。典型患者由于剧烈的水样腹泻和呕吐，常导致脱水、肌肉痉挛等症状，严重者出现周围循环衰竭和急性肾损伤。一般以轻症多见，带菌者亦较多，但重症及典型患者治疗不及时可因休克、尿毒症或酸中毒而死亡。

【病原学】

（一）分类

　　霍乱的病原体为霍乱弧菌（*Vibrio cholerae*），WHO 腹泻控制中心根据弧菌的生化性状、O 抗原的特异性和致病性等不同，将霍乱弧菌分为三群。

　　1. O_1 群霍乱弧菌　本群是霍乱的主要致病菌。包括古典生物型（classical biotype）和埃尔托生物型（El Tor biotype），两型有相同的菌体（O）抗原结构。O 抗原有 A、B、C 三种成分，A 为 O_1 群的特异性抗原。根据 O 抗原成分又可分为三种血清型，即稻叶型（原型，含 AC）、小川型（异型，含 AB）和彦岛型（中间型，含 ABC）。

　　2. 非 O_1 群霍乱弧菌　其鞭毛抗原与 O_1 群相同，但 O 抗原不相同，不能被 O_1 群霍乱弧菌的多价血清所凝集，故统称为不凝集弧菌。本群根据 O 抗原的不同，可分为 200 个以上血清型，从 O_2 到 O_{200} 以上，一般均无致病性，但其中 O_{139} 血清型具有特殊性，它是 1992 年孟加拉国流行霍乱时发现的弧菌，不被 O_1 群和非 O_1 群的 $O_2 \sim O_{138}$ 血清型霍乱弧菌诊断血清所凝集，命名为 O_{139} 群。该型含有与 O_1 群霍乱弧菌相同的毒素基因，引起的腹泻与 O_1 群霍乱弧菌引起的腹泻同样对待。

　　3. 不典型 O_1 群霍乱弧菌　虽可被多价 O_1 群血清凝集，但不产生肠毒素，因此无致病性。

（二）生物学特性

　　1. 染色及形态　霍乱弧菌革兰氏染色阴性，呈弧形或逗点状，长 1.5～3.0μm，宽 0.3～0.6μm。不形成芽孢，无荚膜，菌体末端有一根鞭毛，运动活泼，在暗视野悬滴镜检呈穿梭状或流星状运动，粪便直接涂片可见弧菌纵列呈"鱼群"样。其中 O_{139} 霍乱弧菌在菌体外还有较薄的荚膜。

　　2. 培养特性　霍乱弧菌属兼型厌氧菌，在普通培养基中生长良好。在碱性培养基生长繁殖更快，一般增菌培养常用 pH 值 8.4～8.6 的碱性蛋白胨水，并可抑制其他细菌生长。O_{139} 血清型霍乱弧菌能在无 NaCl 或 3%NaCl 蛋白胨水中生长,不能在 8%NaCl 浓度下生长。

3. 抗原结构和致病力　霍乱弧菌有耐热的 O 抗原(又称菌体抗原)和不耐热的鞭毛抗原(H 抗原)。后者为霍乱弧菌所共有;O 抗原特异性高,有群和型特异性两种抗原,是霍乱弧菌分群和分型的基础。霍乱弧菌的致病力包括鞭毛运动、黏蛋白溶解酶、霍乱肠毒素、内毒素、黏附素等。

4. 抵抗力　霍乱弧菌在未经处理的水中可存活 1~3 周,在水果、蔬菜中存活 1 周。对干燥、热、阳光、酸和一般消毒剂均敏感,干燥 2 小时、煮沸 1~2 分钟或 0.2%~0.5% 过氧乙酸溶液可立即将其杀死,在正常胃酸中仅能存活 4 分钟。

【流行病学】

霍乱在人群中流行已达两个多世纪。自 1817 年至今曾有 7 次世界大流行,目前认为第五次与第六次大流行与古典生物型霍乱弧菌有关。1961 年以来的第七次大流行则以埃尔托霍乱弧菌为主。1992 年在孟加拉国、印度等地由 O_{139} 血清型引起霍乱暴发流行,并逐渐波及巴基斯坦、泰国、斯里兰卡、尼泊尔、英格兰、美国、日本、德国和我国部分地区。1993 年 5 月在我国新疆发现 O_{139} 型霍乱病例,至 2012 年共报告 1 000 余例。

(一)传染源

患者和带菌者为主要传染源。患者在患病期间,可连续排菌。中、重型患者排菌量大,排泄物中含霍乱弧菌 10^7~10^9/ml,是重要的传染源。轻型患者及带菌者易被忽视,常得不到及时隔离和治疗,也是重要传染源。

(二)传播途径

患者与带菌者粪便或排泄物污染水源或食物经口感染人群,引起传播。水源传播是最主要的途径,常呈暴发流行。水产品鱼、虾等其传播作用也较大。日常生活接触和苍蝇亦起传播作用。

(三)人群易感性

人群普遍易感。感染后可产生一定免疫力,产生抗菌抗体和抗肠毒素抗体,但持续时间短,亦有再感染的报道。

(四)流行特征

1. 流行季节和地区　在热带地区全年均可发病,但我国仍以夏、秋季为流行季节,一般集中于 7~10 月份。沿海地区如广东、广西、浙江、江苏、上海等省市发病较多。

2. O_{139} 霍乱的流行特征　疫情来势猛,传播快,病例散发,无家庭聚集现象。人群普遍易感,发病以成人为主,男性多于女性,主要经水和食物传播,与 O_1 群及非 O_1 群其他弧菌无交叉免疫性。

【发病机制与病理解剖】

(一)发病机制

霍乱弧菌侵入人体后发病与否主要取决于机体的免疫力和食入弧菌的量。正常胃酸可杀死一定数量的霍乱弧菌,口服活菌苗可使肠道产生特异性 IgM、IgG 和 IgA 抗体,亦能阻止弧菌黏附于肠壁而免于发病。胃酸缺乏、胃液稀释或感染的弧菌数量超过 10^8~10^9 时,未被杀死的弧菌可进入小肠致病。霍乱弧菌进入小肠后,借助鞭毛运动和弧菌产生的蛋白酶作用,穿过肠黏膜上的黏液层,在毒素共调菌毛蛋白 A(TcpA)和血凝素(HAS)的作用下,黏附于小肠上段黏膜上皮细胞的刷状缘上,不侵入肠黏膜下层,在小肠碱性环境中大量繁殖,并产生 CT。当 CT 与肠黏膜接触后,其 B 亚单位能识别肠黏膜上皮细胞上的受体-神经节苷脂(GM_1),并与之结合,继而具有酶活性的 A 亚单位进入肠黏膜细胞内,可使细胞质内烟酰胺腺嘌呤二核苷酸(NAD)分离出腺苷二磷酸(ADP)-核糖转移到磷酸鸟嘌呤核苷调节酶(GTP 酶或称 G 蛋白)上,使 GTP 酶活性受抑制,导致腺苷酸环化酶(AC)持续活化,使三磷酸腺苷不断转变为环磷酸腺苷(cAMP)。细胞内 cAMP 浓度持续升高,刺激肠黏膜隐窝细胞过度分泌水、氯化物及碳酸氢盐,同时抑制肠绒毛细胞对钠和氯离子的吸收,使水和氯化钠等在肠腔内积聚,因而引起严重水样腹泻和呕吐。CT

还作用于肠道杯状细胞,使大量黏液微粒出现于水样便中。腹泻导致失水,致胆汁分泌减少,故形成米泔水样大便。

(二)病理解剖

本病主要病理变化为严重的脱水,脏器实质性损害不严重。可见皮肤苍白、干燥、无弹性,皮下组织及肌肉干瘪,内脏浆膜无光泽,肠内积满米泔状液体,胆囊内充满黏稠胆汁。心、肝、脾等脏器因脱水体积缩小。肾小球和肾间质毛细血管扩张,肾小管变性和坏死。小肠明显水肿,色苍白暗淡,黏膜面粗糙。

【临床表现】

潜伏期数小时至 7 天,一般为 1~3 天。

多数患者突然发病,少数患者发病前 1~2 天可有头晕、乏力或轻度腹泻等症状。古典生物型和 O_{139} 型霍乱弧菌引起的霍乱,症状较重;埃尔托生物型所致者常为轻型,隐性感染较多。

(一)典型病例临床经过

可分为三期:

1. 泻吐期 本期持续约数小时或 1~2 天。

(1)腹泻:腹泻是发病的第一个症状,表现为无痛性剧烈腹泻,无发热,无里急后重感。大便性状初为含粪质的稀便,见黏液,后转为黄色水样便或米泔水样便,有肠道出血者多为洗肉水样血便,无粪臭。粪便每天数次至数十次,甚至排便失禁,每次便量有时超过 1 000ml。O_{139} 型霍乱的特征是:发热、腹痛比较常见,而且可以并发菌血症等肠道外感染。

(2)呕吐:一般发生在腹泻后,多为喷射性、连续性呕吐,呕吐物初为胃内容物,继之为米泔水样,偶有恶心。

2. 脱水期 频繁而剧烈的腹泻、呕吐使患者迅速出现脱水、电解质紊乱和代谢性酸中毒,严重者出现周围循环衰竭。此期一般为数小时至 2~3 天,病程长短主要取决于治疗是否及时、正确。

(1)脱水:轻度脱水可见口唇与皮肤干燥,眼窝稍陷,皮肤弹性稍差,约失水 1 000ml,儿童 70~80ml/kg。中度脱水表现为皮肤弹性差,眼窝凹陷,声音轻度嘶哑,血压下降及尿量减少,失水 3 000~3 500ml,儿童 80~100ml/kg。重度脱水时皮肤干瘪,无弹性,眼窝及眼眶下陷、两颊深凹,声音嘶哑,烦躁不安、惊恐或神志不清。患者极度无力,尿量明显减少,大约失水 4 000ml,儿童 100~120ml/kg。

(2)电解质紊乱:主要表现为低血钠、低血钾。严重泻吐丢失大量钠盐、钾盐,大量补液后使血液稀释亦发生低血钠、低血钾。低钠可引起腓肠肌和腹直肌痉挛,表现为痉挛部位的疼痛和肌肉呈强直状态。低血钾表现为腹胀、肌张力减弱、肌腱反射减弱或消失,甚至心律失常。

(3)代谢性酸中毒:碳酸氢根离子大量丧失,产生代谢性酸中毒;少尿及循环衰竭,使酸中毒进一步加重。

(4)循环衰竭:是严重失水所致的低血容量性休克。表现为四肢厥冷,脉搏细数甚至不能触及,血压下降或不能测出。脑供血不足时,脑缺氧而表现为烦躁不安、呆滞、嗜睡甚至昏迷。

3. 恢复期(反应期) 腹泻停止,脱水纠正后,患者症状逐渐消失,体温、脉搏、血压恢复正常,尿量增多。部分患者可出现反应性低热,可能是由于大量输液使循环改善后肠毒素吸收所致,一般波动于 38℃ 左右,持续 1~3 天后自行消退,以儿童居多。

(二)临床类型

根据脱水程度、血压和尿量等情况,将霍乱分为轻、中、重三型。

1. 轻型 脱水占体重的 4% 以下。起病缓慢,腹泻每天在 10 次以下,为稀便,有粪质,一般无呕吐,无明显脱水表现,持续腹泻 3~5 天后恢复。

2. 中型(典型) 脱水占体重的 4%~6%。起病突然,腹泻每天达 10~20 次,为水样或米泔水样便,无粪质,量多,有明显失水表现。神情淡漠,皮肤干燥,缺乏弹性,眼窝下陷,常有腓肠肌和腹直肌痉挛,脉搏细数,血压下降(收缩压70~90mmHg),尿量减少(24小时400ml以下)。

3.**重型**　脱水占体重的6%以上。除有典型腹泻(每天20次以上)和呕吐症状外,存在严重失水,因而出现周围循环衰竭。表现为极度烦躁或昏迷,皮肤无弹性,眼窝深陷,腓肠肌和腹直肌严重痉挛,脉搏微弱或无脉,血压明显下降(收缩压低于70mmHg,或不能测出)。24小时尿量100ml以下。

除上述三种临床类型外,尚有一种罕见的暴发型或称中毒型,又称为"干性霍乱",起病急骤,发展迅猛,尚未出现泻吐症状即出现脓毒症休克而死亡。

【并发症】

(一)急性肾衰竭

发病初期由于剧烈泻吐导致脱水,出现少尿,此为肾前性少尿,经及时补液可不发生肾衰竭。严重脱水可出现循环衰竭,若不及时纠正,进一步发展可引起急性肾功能衰竭。

(二)急性肺水肿和急性心力衰竭

代谢性酸中毒可导致肺循环高压,又由于输注大量不含碱性液的盐水,且输注速度过快,可诱发急性肺水肿及急性心力衰竭。

(三)其他

妊娠期患霍乱时,易导致流产或早产。

【实验室及其他检查】

(一)一般检查

1.**血常规及生化检查**　脱水可引起血液浓缩,红细胞、血红蛋白及白细胞计数均增高,尿素氮、肌酐升高,碳酸氢根离子下降。补液后可有低血钠、低血钾。

2.**尿常规**　可见少量蛋白、红细胞、白细胞和管型,比重在1.010~1.025之间。

3.**粪便常规**　可见黏液和少许红细胞、白细胞。

(二)血清学检查

机体感染霍乱弧菌后可产生抗菌抗体和抗毒抗体,抗菌抗体中的抗凝集素抗体一般在发病第5天出现,病程8~21天达高峰。血清免疫学检查主要用于流行病学的追溯诊断和粪便培养阴性的可疑患者的诊断。抗凝集素抗体双份血清滴度4倍以上有诊断意义。

(三)病原菌检查

1.**涂片染色**　取泻吐物或早期培养物涂片做革兰氏染色镜检,可见呈鱼群状排列的革兰氏阴性稍弯曲的弧菌,无芽孢,无荚膜(O_{139}霍乱弧菌可有荚膜)。

2.**动力试验和制动试验**　取新鲜粪便做悬滴或暗视野显微镜检,如见运动活泼呈穿梭状的弧菌,即为动力试验阳性。随后加上1滴抗O_1群血清,如细菌运动停止,提示标本中有O_1群霍乱弧菌。如细菌仍在活动,再加1滴抗O_{139}血清,细菌活动消失,则证明为O_{139}群霍乱弧菌。

3.**增菌培养**　所有霍乱疑似患者的粪便,除做显微镜检外,均应进行增菌培养。粪便接种于pH值8.4~8.6的碱性蛋白胨水,36~37℃培养6~8小时后,转种到弧菌能生长的选择培养基上,如庆大霉素亚碲酸盐琼脂培养基,数小时后有菌落生长,然后再与特异性的抗血清做玻片凝集试验。

4.**核酸检测**　利用PCR方法识别霍乱肠毒素基因诊断霍乱,该法特异性和灵敏性均较高,但需在符合PCR实验条件的实验室中进行,且需要严格的核酸提取操作。

【诊断与鉴别诊断】

凡是在霍乱流行地区、流行季节,任何有腹泻和呕吐症状的患者,均应疑及霍乱可能,需做排除霍乱的粪便细菌学检查。凡有典型症状者,应先按霍乱处理。

(一)确定诊断

符合以下三项中任何一项者即可诊断为霍乱。

1．有腹泻症状，粪便培养霍乱弧菌阳性（症状＋培养）。

2．疫区人群，在流行期间有典型的霍乱腹泻和呕吐症状，迅速出现严重脱水，循环衰竭及肌肉痉挛者。虽然粪便培养未发现霍乱弧菌，但无其他原因可查。如有条件可做双份血清凝集素试验，滴度4倍以上增长者，亦可确诊为霍乱（疫区＋症状＋血清试验）。

3．疫源检索中发现粪便培养阳性前5天内有腹泻症状者，可诊断为轻型霍乱（培养＋5日内腹泻）。

（二）疑似诊断

符合以下两项中之一项者，可诊断为疑似霍乱。

1．具有典型症状的首发病例，但病原学检查尚未肯定。

2．霍乱流行期间与患者有明显接触史，且发生泻吐症状，不能以其他原因解释者。

疑似病例应进行隔离、消毒，填写疑似霍乱的疫情报告，并每天做粪便培养，若连续2次阴性，可做否定诊断，并作疫情订正报告。

（三）鉴别诊断

1．**急性细菌性胃肠炎**　一般指细菌性食物中毒感染，可由副溶血性弧菌、沙门菌、金黄色葡萄球菌等引起，有食用不洁食物史，常集体发病，起病急，先吐后泻，可有剧烈腹痛，水样或黏液脓血便，且发热与中毒症状明显，但循环衰竭少见。呕吐物与粪便培养可获得致病菌。

2．**急性细菌性痢疾**　由志贺菌属侵袭肠黏膜，引起炎症及溃疡，患者有发热、腹泻、里急后重及排黏液脓血便，便次多，便量少。粪检有大量脓细胞，培养有志贺菌生长。

3．**病毒性胃肠炎**　常由人轮状病毒、诺沃克病毒等引起。患者一般有发热，除腹泻、呕吐外可伴有腹痛、头痛和肌痛。少数有上呼吸道症状。大便为黄色水样，能检出病毒抗原。

 病案分析

　　患者，男，31岁，因腹泻12小时8月2日入院。患者于12小时前开始出现腹泻，大便10余次，为黄色水样便，曾呕吐2次，为胃内容物。无发热、腹痛及里急后重感，起病后曾自服诺氟沙星4粒，但效果欠佳。既往身体健康，无肝炎、结核病等病史。病前1天曾进食过海鲜。查体：T 36.8℃，P 96次/min，R 22次/min，BP 87/60mmHg，神志清晰，皮肤弹性差，口唇干燥，眼窝凹陷。心肺听诊未闻及异常，腹平软，无压痛反跳痛。肝脾肋下未触及，肠鸣音活跃。膝、跟腱反射存在，病理反射未引出，脑膜刺激征（－）。实验室检查：外周血常规：WBC 9.8×10⁹/L，N% 79%，Hb 165g/L。大便常规：WBC 0～3个/HP，RBC 0～2个/HP。

请分析：

1．本病例的诊断和诊断依据。

2．为明确诊断还需要做哪些检查？

解析：

1．本病例的诊断为：霍乱。

诊断依据：①患者于12小时前开始出现腹泻，大便10余次，为黄色水样便，曾呕吐2次，为胃内容物。无发热、腹痛及里急后重感，起病后曾自服诺氟沙星4粒，但效果欠佳。②病前1天曾进食过海鲜。③皮肤弹性差，口唇干燥，眼窝凹陷。心肺听诊未闻异常，腹平软，无压痛反跳痛。肝脾肋下未触及，肠鸣音活跃。④大便常规：WBC 0～3个/HP，RBC 0～2个/HP。

2．为明确诊断还需要做粪便涂片染色检查。

【治疗】

本病治疗的关键是及时足量地补液,纠正脱水、酸中毒及电解质紊乱,使心、肾功能改善。

(一)补液疗法

1.静脉输液　原则是早期、迅速、足量,先盐后糖,先快后慢,纠酸补钙,见尿补钾。输液总量应包括纠正脱水量和维持量。

(1)液体的选择:目前国内广泛应用与患者丢失的电解质浓度相近的541液,即每升溶液中含氯化钠5g,碳酸氢钠4g,氯化钾1g,另加50%葡萄糖20ml,以防低血糖。其配制可按照0.9%氯化钠550ml,1.4%碳酸氢钠300ml,10%氯化钾10ml加10%葡萄糖140ml的组合比例。幼儿由于肾脏排钠功能较差,为避免高血钠,其比例调整为每升液体含氯化钠2.65g,碳酸氢钠3.75g,氯化钾1g,葡萄糖10g。

(2)输液的量及速度:最初24小时,轻型脱水者3 000~4 000ml,儿童120~150ml/kg,含钠液量60~80ml/kg;中型脱水者4 000~8 000ml,儿童150~200ml/kg,含钠液量80~100ml/kg;重型脱水者8 000~12 000ml,儿童200~250ml/kg,含钠液量100~120ml/kg。最初1~2小时宜快速静脉滴入,轻型者5~10ml/min;中型者在最初2小时内快速静脉输入2 000~3 000ml,待血压脉搏恢复正常后,速度减为5~10ml/min;重型者应多条静脉管道输注,先按40~80ml/min速度快速输入,30分钟后改为20~30ml/min,以后视脱水情况改善,逐步减慢输液速度。在脱水纠正且有排尿时,应注意及时补充氯化钾,剂量按0.1~0.3g/kg计算,浓度不超过0.3%。及时补充钾盐对儿童患者很重要,因其粪便含钾量高,腹泻时容易出现低钾血症。治疗24小时后的补液量和补液速度应根据病情再作调整,输液过快易致急性心力衰竭。

2.口服补液　霍乱肠毒素使肠道液体大量排出,抑制肠黏膜对Na^+和Cl^-的吸收,但不影响对葡萄糖的吸收,葡萄糖的吸收能带动Na^+的配对吸收和K^+、碳酸氢盐的吸收,而且葡萄糖还能增进水的吸收。口服补液适用于轻型病例,亦可用于经静脉补液后休克已纠正的中、重型患者。口服补液能减少患者的静脉补液量,从而减少静脉输液的副作用及医源性电解质紊乱,这对年老体弱患者,心肺功能不良患者以及需要及时补钾的患者尤为重要,因为口服补液能防止补液量不足或过多而引起的心肺功能紊乱以及医源性低血钾的发生。

WHO推荐的口服再生水盐(ORS)配方为1 000ml可饮用水,内含葡萄糖20g、氯化钠3.5g、碳酸氢钠2.5g、氯化钾1.5g。ORS液用量:在最初6小时,成人每小时750ml,儿童(<20kg)每小时250ml,以后口服补液总量约为腹泻量的1.5倍。

(二)抗菌治疗

应用抗菌药物亦是治疗霍乱的重要措施,能减少腹泻量和缩短排菌期,但不能代替补液治疗。目前常用药物:环丙沙星,成人每次250~500mg,每天2次口服;诺氟沙星成人每次200mg,每天3次;多西环素,成人200mg,每天2次,小儿6mg/(kg·d),分2次口服;四环素成人500mg,每天4次。以上药物可任选其中之一,连服3天。近年来有报道霍乱弧菌对多种抗菌药物耐药并通过质粒传播,以致对四环素、氨苄西林、卡那霉素、链霉素、复方磺胺甲噁唑等不敏感。O_{139}霍乱弧菌对四环素、环丙沙星、多西环素、氨苄西林、氯霉素、红霉素、头孢唑林等敏感,而对复方磺胺甲噁唑、链霉素、呋喃唑酮等有不同程度的耐药。

(三)对症治疗

重症患者经补足血容量后,血压仍较低,可加用肾上腺糖皮质激素及血管活性药物。对急性肺水肿及心力衰竭应暂停输液,给予镇静剂,如地西泮、利尿剂如呋塞米、强心剂如毛花苷C等。对低钾血症,轻者口服氯化钾或枸橼酸钾,严重者静脉滴注氯化钾。对急性肾衰竭者应纠正酸中毒及电解质紊乱,对伴有高血容量、高血钾、严重酸中毒,可酌情采用透析治疗。氯丙嗪和小檗碱有抗肠毒素作用,临床应用可减轻症状。

【预后】

本病的预后与所感染霍乱弧菌的生物型、临床病情轻重、治疗是否及时正确等有关。及时正确治疗，病死率在 1% 以下，而中、重型或治疗不及时，病死率可高达 20%；另外，年老体弱、婴幼儿或有并发症者预后差。死亡原因主要是循环衰竭和急性肾损伤。

【预防】

（一）管理传染源

加强疫情监测，建立、健全肠道门诊，进行登记和采便培养是发现霍乱患者的重要方法。发现患者应按甲类传染病进行严格隔离，直至症状消失后 6 天，并隔日粪便培养 1 次，连续 3 次阴性。对接触者要严密检疫 5 天，留粪便培养并服抗菌药物预防，如多西环素 300mg 顿服或诺氟沙星 200mg，每天 3 次，连服 2 天。

（二）切断传播途径

加强饮用水消毒和食品管理，建立良好的卫生设施。对患者和带菌者的排泄物以及污染的衣物用具等进行彻底消毒，做好随时消毒和终末消毒。此外，应消灭苍蝇等传播媒介。

（三）保护易感人群

WHO 推荐 3 种霍乱疫苗，即灭活全菌体疫苗 rBS-WC、WC-O$_1$ 及活疫苗 CVD 103-HgR。这些疫苗可用来保护地方性流行区的高危人群。

（聂春莲）

第二节　伤寒与副伤寒

一、伤　寒

伤寒（typhoid fever）是由伤寒杆菌引起的一种急性肠道传染病。临床特征为持续发热、表情淡漠、消化系统症状、神经系统中毒症状、相对缓脉、肝脾大、玫瑰疹及白细胞减少等。病理改变主要为全身单核 - 吞噬细胞系统的增生性反应，尤以回肠下段淋巴组织增生、坏死最明显。主要并发症为肠出血和肠穿孔。病后可获得持久免疫力。

【病原学】

伤寒沙门菌（*Salmonella Typhi*）亦称伤寒杆菌，属于沙门菌属中的 D 组。革兰氏染色阴性，呈短杆状，大小（2～3）μm×（0.6～1）μm。有菌毛、周身鞭毛，能活动，不形成芽孢，无荚膜。伤寒沙门菌为需氧及兼性厌氧菌，在普通培养基上即可生长，但在含有胆汁的培养基中更易生长。

伤寒沙门菌的脂多糖菌体抗原（O 抗原）、鞭毛抗原（H 抗原）和多糖毒力抗原（Vi 抗原）均可刺激机体产生相应的抗体。其中 O 抗原及 H 抗原的抗原性较强，可刺激机体产生特异性 IgM 及 IgG 抗体。用血清凝集试验（Widal test，肥达试验）可测定 O 抗原及 H 抗原各自相应的抗体效价；Vi 抗原见于新分离的菌株，在体内具有抗吞噬和抗溶菌的作用，故该类菌株可在巨噬细胞内生存、繁殖。但因其抗原性不强，所产生的 Vi 抗体的效价低，对本病的诊断意义不大，但 90% 带菌者 Vi 抗体阳性，故可用于发现带菌者。伤寒沙门菌裂解释放出的内毒素在发病机制中起重要作用。

伤寒沙门菌是人的病原菌，对非人类不致病。在自然环境中的生存能力较强，在水中可存活 2～3 周，在粪便中可存活 1～2 个月，在牛奶中不仅能生存且能繁殖；耐低温，在冰冻环境中可存活数月，但对光、热、干燥及消毒剂的抵抗力较弱，阳光直射数小时死亡，加热至 60℃ 30 分钟或煮沸后立即死亡，在 5% 苯酚中 5 分钟内死亡；消毒饮用水余氯达 0.2～0.4mg/L 时迅速致死。

【流行病学】

（一）传染源

患者及带菌者是主要传染源。患者在潜伏期即开始由粪便排菌，且以发病后2～4周排菌量最多，传染性最强，进入恢复期排菌量减少。少数患者可持续排菌达3个月以上，称为慢性带菌者，是伤寒传播和流行的重要传染源。

（二）传播途径

传染源排出的病菌直接或间接污染饮品、食物而传播。苍蝇、蟑螂等媒介起机械传递作用。日常生活接触是散发病例的主要传播方式；水源污染是传播本病的重要途径，常是引起暴发流行的主要原因；食物污染也可酿成流行。

（三）人群易感性

未患过伤寒及未接种过伤寒疫苗的个体，不分性别和年龄均对伤寒易感。伤寒发病后可以获得较稳固的免疫力，仅有2%的患者可再次患病。伤寒与副伤寒之间并无交叉免疫。

（四）流行特征

伤寒遍布于世界各地，以热带及亚热带地区为多，在发展中国家主要因水源污染而暴发流行，发达国家则以国际旅游感染为主。伤寒可发生于任何季节，但以夏秋季多见。发病以学龄期儿童和青年多见。

【发病机制与病理解剖】

人体摄入伤寒沙门菌后是否发病取决于细菌的致病性和机体防御能力。当侵入的细菌量达10^5以上，机体非特异免疫力下降，如胃酸分泌减少、胃肠动力异常等，则可导致发病。

未被胃酸消灭的伤寒沙门菌进入小肠后，侵入肠黏膜，部分病菌被巨噬细胞吞噬并在其胞质内繁殖；部分经淋巴管进入回肠集合淋巴结、孤立淋巴滤泡及肠系膜淋巴结中繁殖，然后由胸导管进入血流引起短暂的菌血症。此阶段相当于临床上的潜伏期。伤寒沙门菌随血流进入肝、脾、胆囊、骨髓等组织器官内继续大量繁殖，再次进入血流，引起第二次菌血症，并释放强烈的内毒素，引起临床发病，相当于临床初期。在病程第2～3周，胆囊中的伤寒沙门菌经胆管进入肠道，部分再度侵入肠壁淋巴组织，在已致敏的肠壁淋巴组织中产生严重炎症反应，引起肿胀、坏死、溃疡形成，相当于临床极期。若病变波及血管可引起出血，若溃疡深达浆膜则致肠穿孔。病程第4～5周，人体免疫力增强，伤寒沙门菌从体内逐渐清除，组织修复而痊愈。少数患者痊愈后，胆囊中长期存在细菌而成为慢性带菌者。

伤寒的主要病理特点是全身单核-吞噬细胞的增生性反应，以回肠末端集合淋巴结和孤立淋巴结最为显著。此病变镜检的最显著特征是以巨噬细胞为主的细胞浸润，巨噬细胞有强大吞噬能力，可见胞质内含有吞噬的淋巴细胞、红细胞、伤寒沙门菌及坏死组织碎屑，称为"伤寒细胞"。若伤寒细胞聚积成团，则称为"伤寒小结"或伤寒肉芽肿，是本病的特征性病变，具有病理诊断意义。

【临床表现】

潜伏期为3～60天，通常7～14天。

（一）典型伤寒的临床表现

可分为4期，自然病程为4～5周。

1. 初期　为病程第1周，也称侵袭期。大多起病缓慢，发热是最早出现的症状，体温呈阶梯状上升，于3～7天后逐步达到高峰，可达39℃或以上，发热前可有畏寒，但很少有寒战，出汗不多。发热时常伴有全身不适、食欲减退、乏力、四肢酸痛、咽痛、咳嗽、腹部不适等症状。部分患者出现便秘或轻度腹泻。右下腹可有轻压痛。部分患者此时可触及肿大的肝脏及脾脏。

2. 极期　为病程第2～3周，常有伤寒的典型表现。

（1）发热：持续高热，典型病例呈稽留热型，少数可呈弛张热或不规则热，一般持续10～

14 天。

（2）消化道症状：食欲减退更显著，腹胀、腹部不适或有隐痛，便秘多见，个别有腹泻，也可腹泻与便秘交替出现，右下腹可有压痛。

（3）神经系统中毒症状：由于伤寒沙门菌内毒素的致热和毒性作用所致的神经系统中毒症状。表现为表情淡漠、无欲貌、呆滞、反应迟钝、耳鸣、重听或听力减退等，重者可有谵妄、昏迷或出现脑膜刺激征。

（4）循环系统症状：成人患者常出现相对缓脉（脉搏不随体温增高而相应加快），部分尚可出现重脉。儿童病例或并发中毒性心肌炎时，相对缓脉不明显。

（5）肝脾肿大：半数以上患者在病程第 1 周末出现轻度脾脏肿大，质软，有压痛。部分患者亦可出现肝脏肿大，质软，可有压痛。如果患者出现黄疸或肝功能明显异常（如 ALT 上升等）时，提示存在中毒性肝炎。

（6）玫瑰疹：在病程第 1 周末，约半数患者于前胸、腹部出现淡红色的小斑丘疹，称为玫瑰疹，直径达 2～4mm，压之褪色，散在分布，量少，一般仅数个至十几个，可分批出现，多见于胸、腹及肩背部，四肢罕见，多在 2～4 日内变暗淡、消退。有时可变成压之不褪色的小出血点。

3. 缓解期　为病程第 4 周。体温出现波动并开始下降，各种症状逐渐减轻，食欲逐渐好转，腹胀逐渐消失，肿大的脾脏开始回缩。但由于本期小肠病理改变仍处于溃疡期，有发生肠出血及肠穿孔的危险，需特别提高警惕。

4. 恢复期　为病程第 5 周。体温恢复正常，症状、体征消失。但体质虚弱，完全恢复一般大约需要 1 个月。

（二）伤寒的复发与再燃

1. 再燃　当伤寒患者进入缓解期，体温波动下降，但尚未达到正常时，体温又再次升高，持续 5～7 天后才恢复正常，常无固定症状，血培养可为阳性，称为再燃。再燃的发生机制为，在菌血症仍未被完全控制的情形下，抗菌力量急剧减弱，如抗菌药物治疗中断或机体出现并发症等。

2. 复发　患者进入恢复期体温正常 1～3 周后，临床症状再度出现，血培养再度阳性，称为复发。复发多见于抗菌治疗不彻底的患者，在机体免疫力低下时，病灶中未被消灭的病菌大量繁殖，再度侵入血液循环，引起复发。但较初发为轻，病程较短（1～3 周），并发症少，采用原方案治疗仍可奏效。

【并发症】

（一）肠出血

为最常见的并发症，多在病程第 2～4 周出现，可有大便隐血试验阳性至大量血便，大出血的发生率为 2%～15%。少量出血可无症状或仅有轻度头晕、脉快；大量出血时，体温骤降后很快回升，脉搏细数，体温与脉搏呈现交叉现象，并有头晕、面色苍白、烦躁、出冷汗、血压下降等休克表现。饮食不当、活动过多、排便过度用力、腹泻以及便秘处理不当等常为诱因。

（二）肠穿孔

为最严重的并发症，多见于病程第 2～4 周，发生率 1%～4%。好发于回肠末段。穿孔时患者突然右下腹剧痛，伴有恶心、呕吐、出冷汗、脉搏细数、呼吸急促、体温与血压下降等，经 1～2 小时后体温又迅速上升，并出现腹膜刺激征等，肝浊音界缩小或消失，X 线检查膈下有游离气体，白细胞计数升高。肠穿孔的诱因与肠出血基本相同。

（三）其他并发症

可并发中毒性心肌炎、中毒性肝炎、肺部感染、溶血性尿毒综合征、胆囊炎、血栓性静脉炎等。

【实验室及其他检查】

（一）常规检查

1. 血常规　白细胞计数偏低或正常，一般在（3～5）×10^9/L。中性粒细胞减少，嗜酸性粒细胞明显减少或消失,嗜酸性粒细胞计数随病情好转而恢复正常,复发者再度减少或消失,其消长情况可作为判断病情与疗效指征之一。

2.**尿常规**　常出现轻度蛋白尿,偶见少量管型。

3.**粪便常规**　在肠出血时有血便或便隐血试验阳性。少数患者当病变侵及结肠时可有黏液便甚至脓血便。

(二)细菌培养

1.**血培养**　是本病最常用的确诊方法。发病第1~2周血培养阳性率最高,可达80%以上,以后阳性率逐渐下降,第4周时常呈阴性,复发时可再度阳性。

2.**骨髓培养**　由于骨髓中巨噬细胞丰富,含菌多,故骨髓培养阳性率高于血培养,全病程均可获较高的阳性率,第1周可高达90%,且较少受抗菌药物的影响,对已用抗菌药物治疗、血培养阴性的患者尤为适用。

3.**粪培养**　整个病程中均可出现阳性,在第3~5周时阳性率最高,可达75%,对早期诊断价值不高,但可用于判断带菌情况。

4.**尿培养**　早期多为阴性,病程第3~4周的阳性率约为25%(注意标本不被粪便污染)。

5.**其他**　玫瑰疹刮取液与胆汁培养可在必要时进行,不作常规检查。

(三)血清学检查

肥达试验所用的抗原有伤寒沙门菌菌体O抗原和鞭毛H抗原,以及引起副伤寒的甲型副伤寒沙门菌、肖氏沙门菌、希氏沙门菌鞭毛H抗原等5种,与患者血清做定量凝集试验,目的在于测定患者血清中各种相应抗体的凝集效价。通常O抗体效价在1:80以上,H抗体效价在1:160以上,有诊断价值。抗体通常在发病1周后出现,从病程第2周开始阳性率逐渐增加,至第3~4周可达90%,效价亦较高,第4~6周效价达高峰,病愈后阳性反应可持续数月乃至数年之久。

【诊断与鉴别诊断】

(一)诊断

1.**流行病学资料**　当地的伤寒疫情、既往是否进行预防接种伤寒菌疫苗、是否有伤寒史、最近是否与伤寒患者有接触史以及夏秋季发病等流行病学资料均有重要的诊断参考价值。

2.**临床表现**　典型病例可有三症状:持续高热、消化道症状、神经系统症状;三体征:相对缓脉、玫瑰疹和肝脾大。

3.**实验室及其他检查**　外周血白细胞减少、嗜酸性粒细胞明显减少或消失;伤寒沙门菌培养阳性;肥达试验阳性。其中血或骨髓培养阳性有确诊意义。

(二)鉴别诊断

1.**病毒性上呼吸道感染**　患者有高热、头痛、白细胞减少等表现,与伤寒相似。但该病患者起病急、咽痛、鼻塞、咳嗽等呼吸道症状明显,而无表情淡漠、玫瑰疹、肝脾大,且病程一般不超过1~2周。

2.**细菌性痢疾**　患者有发热、腹痛、腹泻等表现,与伤寒相似。可该病患者腹痛以左下腹为主,伴里急后重、排黏液脓血便、白细胞升高、粪便培养为志贺菌。

3.**斑疹伤寒**　流行性斑疹伤寒多见于冬春,地方性斑疹伤寒多见于夏秋。一般起病较急,脉搏较速,多有明显头痛。病程第5~6天出现皮疹,数量多且可有出血性皮疹。外斐反应阳性。治疗后退热比伤寒快。

4.**败血症**　少数败血症患者的白细胞计数不增高,可与伤寒混淆。败血症多有原发病灶,热型多为弛张热或不规则热,伴寒战,无相对缓脉。白细胞总数虽可减少,但中性粒细胞升高,血培养可分离出致病菌。

5.**血行播散性肺结核**　患者多有结核病史或与结核病患者密切接触史。发热不规则,常伴盗汗、脉搏增快、呼吸急促等。发病2周后胸部X线检查可见双肺有弥漫的细小粟粒状病灶。

6. 疟疾　患者发热、肝脾大、白细胞减少等表现，与伤寒相似。但疟疾患者临床表现特点为周期性发作的寒战、高热、大汗后缓解，间歇期无不适。外周血或骨髓涂片可找到疟原虫。

病案分析

　　患者，男性，39岁，9月13日入院。入院前14天开始持续发热，明显腹胀，轻微腹痛，大便每3～4日一次，2天前开始排鲜红色糊状大便。入院查体：体温39℃，脉搏68次/min，轻度贫血貌，无欲貌，听力下降，肝在右锁骨中线肋下1cm触及，质软，脾在左锁骨中线肋下2cm可触及，右下腹部压痛。白细胞数 $3.0×10^9/L$，Hb 92g/L，大便隐血(+++)。

　　请分析：

　　1. 该患者的初步诊断及依据是什么？

　　2. 为确诊还需做哪些检查？

　　解析：

　　1. 该患者的初步诊断为：伤寒。

　　诊断依据包括：①患者入院前14天开始持续发热，明显腹胀，轻微腹痛，大便每3～4日一次，2天前开始排鲜红色糊状大便；②入院查体：体温39℃，脉搏68次/min，轻度贫血貌，无欲貌，听力下降，肝在右锁骨中线肋下1cm触及，质软，脾在左锁骨中线肋下2cm触及，右下腹部压痛；③白细胞数 $3.0×10^9/L$，Hb 92g/L，大便隐血(+++)。

　　2. 为确诊还需做血沙门菌培养试验。

【治疗】

　　目前有较多的抗菌药物对伤寒沙门菌有特效，在治疗伤寒和副伤寒中起到了决定性作用。但是，一般治疗和对症治疗不可忽视，对消化道症状的处理显得尤为重要。

（一）一般治疗

1. 消毒和隔离　患者入院以后按消化道隔离。临床症状消失后，每隔5～7天送粪便进行伤寒沙门菌培养，连续2次阴性才可解除隔离。

2. 休息　发热期应卧床休息，退热后2～3天可在床上稍坐，退热1周后可逐步增加活动量。

3. 护理　观察体温、脉搏、血压和大便性状等变化。注意口腔和皮肤清洁，定期更换体位，预防压疮和肺部感染。

4. 饮食　发热期应给予流质或无渣半流质饮食，少量多餐。退热后饮食仍应从稀饭、软饭逐渐过渡，退热后2周方可能恢复正常饮食。饮食的质量应包括足量的碳水化合物、蛋白质和各种维生素，以补充发热期的消耗，促进恢复。过早进食多渣、坚硬或容易产气的食物有诱发肠出血和肠穿孔的危险。

（二）对症治疗

1. 降温措施　高热时可行物理降温，使用冰袋冷敷，和/或25%～30%的乙醇溶液进行擦浴。发汗退热药，如阿司匹林，有时可引起低血压，以慎用为宜。

2. 便秘　可使用生理盐水300～500ml低压灌肠。无效时可改用50%甘油60ml或液体石蜡100ml灌肠。禁用高压灌肠和泻剂。

3. 腹胀　饮食应减少豆奶、牛奶等容易产气的食物。腹部使用松节油涂擦，或者肛管排气。禁用新斯的明等促进肠蠕动的药物。

4. 腹泻　应选择低糖低脂肪的食物。酌情给予小檗碱0.3g，口服，每天3次。

5. 肾上腺糖皮质激素　仅适用于出现谵妄、昏迷或休克等严重中毒症状的高危患者，应在有效、足量的抗菌药物配合下使用，可降低死亡率。可选择地塞米松(dexamethasone)，2～4mg，静脉滴注，每天 1 次。或者氢化可的松（hydrocortisone），50～100mg，静脉滴注，每天 1 次。疗程 3 天。使用肾上腺糖皮质激素时，有可能掩盖肠穿孔的症状和体征，在观察病情变化时应给予重视。

（三）病原治疗

1.第三代喹诺酮类药物　为治疗伤寒的首选药物。常用药物有：诺氟沙星 0.2～0.4g，每天 3 次，疗程 14 天；环丙沙星 0.5g，每天 2 次，疗程 14 天，对于重型或有并发症的患者，0.2g，静脉滴注，每天 2 次，症状控制后改为口服，疗程 14 天。此外，还有左旋氧氟沙星、氧氟沙星、培氟沙星、洛美沙星等均有满意疗效。但儿童及孕妇慎用。

2.第三代头孢菌素　抗菌活性强，胆汁浓度高，不良反应少，可作为儿童及孕妇的首选药。常用药物如：头孢噻肟钠：成人 2g，静脉滴注，每天 2 次；儿童，50mg/kg，静脉滴注，每天 2 次，疗程 14 天。此外，还有头孢哌酮钠、头孢他啶、头孢曲松钠等。

3.复方磺胺甲噁唑　用于敏感菌株的治疗。2 片 / 次，每天 2 次，疗程 14 天。

4.氯霉素　用于氯霉素敏感株。0.5g，每天 4 次；重症患者 0.75～1g，静脉滴注，每天 2 次；体温正常后，剂量减半，疗程 10～14 天。注意骨髓抑制的不良反应，外周白细胞少于 0.25×10^9/L 时停药。

（四）带菌者的治疗

1.氧氟沙星或环丙沙星　氧氟沙星，每次 0.2g，每天 2 次；或环丙沙星，每次 0.5g，每天 2 次，疗程 4～6 周。

2.氨苄西林或阿莫西林　氨苄西林，4～6g，静脉滴注，每天 1 次，使用前必须做皮肤过敏试验；或者阿莫西林，每次 0.5g，每天 4 次；可联合丙磺舒，每次 0.5g，每天 4 次，疗程 4～6 周。

3.合并胆结石或胆囊炎的慢性带菌者　病原治疗无效时，需做胆囊切除，以根治带菌状态。

（五）并发症治疗

1.肠出血　禁食，绝对卧床休息，补充血容量，维持水、电解质平衡。应用止血剂，必要时输血。严密观察病情，内科治疗无效时应考虑手术。

2.肠穿孔　禁食，胃肠减压，加大抗感染力度；并发腹膜炎时应及时手术治疗，同时加用足量有效抗菌药物。

【预后】

伤寒的病死率不同地区差别甚大：发达国家在 1% 以下，而巴布亚新几内亚和印度尼西亚高达 30%～50%。

与预后有关的因素包括：年龄、病情轻重、并发症有无、治疗恰当与否等。

【预防】

（一）管理传染源

1.患者　应及早隔离治疗，其排泄物及衣物等应彻底消毒。隔离期应自发病日起至临床症状完全消失、体温恢复正常后 15 日为止，有条件者应隔 5～7 天做粪便培养 1 次，如连续 2 次阴性，可解除隔离。

2.带菌者　早期发现，严格登记，认真处理。对托儿所、食堂、饮食行业、自来水厂、牛奶厂等工作人员以及伤寒恢复期患者均应作定期检查，如发现带菌者，应调离工作，并给予彻底治疗。

3.接触者　对密切接触者医学观察 15 天。

（二）切断传播途径

开展群众性爱国卫生运动，做好卫生宣传工作，搞好"三管一灭"（粪便管理、水源管理、饮食卫生管理和消灭苍蝇）。养成良好卫生与饮食习惯，坚持饭前、便后洗手，不饮生水、不吃不洁未熟食物等。

（三）保护易感人群

目前国内应用的伤寒、副伤寒甲、乙三联菌苗是用伤寒、副伤寒甲、乙三种沙门菌培养后经过加酚处理的死菌苗。一般皮下注射 2 次，间隔 7～10 天，70%～85% 的易感者即可获得保护，保护期 3～4 年。近年来，有用伤寒沙门菌 Ty21a 变异株制成的口服活菌苗，对伤寒的保护率达 96%，可根据条件选用。

二、副 伤 寒

副伤寒（paratyphoid fever）是由甲型副伤寒沙门菌、肖氏沙门菌、希氏沙门菌所致的急性传染病。副伤寒的临床表现与伤寒相似，但一般病情较轻，病程较短，病死率较低。

副伤寒的病原体有 3 种：甲型副伤寒沙门菌（Salmonella paratyphi A）、肖氏沙门菌（S. schottmuelleri）、希氏沙门菌（S. hirschfeldii）。它们分别引起人类的副伤寒甲、乙、丙。它们均有 O 和 H 抗原，在自然条件下，它们只对人类致病。

副伤寒甲、乙的发病机制与病理变化大致与伤寒相同，副伤寒丙的肠道病变较轻，肠壁可无溃疡形成，但体内其他脏器常有局限性化脓病变，可见于关节、软骨、胸膜、心包等处。

副伤寒甲、乙的特点为：起病缓，但骤起者亦不少见，尤以副伤寒乙为多。开始时可先有急性胃肠炎症状如腹痛、呕吐、腹泻等，2～3 天后症状减轻，继而体温升高，伤寒样症状出现。发热常于 3～4 天内达高峰，波动较大，极少稽留。热程较伤寒短，毒血症状较轻，但肠道症状则较显著。皮疹出现较早，且数量多，直径大。复发与再燃多见，而肠出血、肠穿孔少见。

副伤寒丙的临床症状复杂，常见有以下三种类型：①伤寒型：症状与副伤寒甲、乙大致相似，但较易出现肝功能异常；②胃肠炎型：以胃肠炎症状为主，表现为发热、恶心、呕吐、腹痛、腹泻，病程短；③脓毒血症型：常见于体弱儿童和慢性消耗疾病患者。发病急、寒战、高热、热型不规则，热程 1～3 周不等。常有皮疹、肝脾肿大、并可出现黄疸。半数以上患者可出现胸膜炎、脓胸、关节及骨的局限性脓肿、脑膜炎、心包炎、心内膜炎、肾盂肾炎等迁徙性化脓性并发症，此类并发症极顽固，治疗期长且困难。

（聂春莲）

第三节　细菌性痢疾

细菌性痢疾（bacillary dysentery）简称菌痢，是由志贺菌属（又称痢疾杆菌）引起的常见肠道传染病，亦称志贺菌病（shigellosis）。以直肠、乙状结肠的炎症与溃疡为主要病理变化。主要临床表现为畏寒、发热，腹痛、腹泻、排黏液脓血便伴里急后重，严重者可出现感染性休克和 / 或中毒性脑病。急性病例病程仅数日，少数病例迁延不愈发展为慢性。主要流行于夏、秋季，卫生条件差的国家和地区发病率高。

【病原学】

志贺菌属细菌俗称痢疾杆菌，属肠杆菌科，大小为（0.5～0.7）μm×（2～3）μm，革兰氏阴性杆菌，有菌毛，无鞭毛，无荚膜。在普通培养基上即可生长。根据抗原结构和生化反应不同将志贺菌属细菌分为 4 群即 A 群痢疾志贺菌（S. dysenteriae）、B 群福氏志贺菌（S. flexneri）、C 群鲍氏志贺菌（S. boydii）、D 群宋内志贺菌（S. sonnei）以及 40 多个血清型。志贺菌的流行类型不断变迁，我国多数地区多年来一直是 B 群福氏志贺菌为主要流行菌群，其次为 D 群宋内志贺菌，再次是 C 群鲍氏志贺菌；近年河南、云南等少数地区有 A 群痢疾志贺菌流行。福氏志贺菌感染易转为慢性；宋内志贺菌感染引起症状轻，多呈不典型发作；痢疾志贺菌的毒力最强，可引起严重症状。

各群志贺菌均产生内毒素,这可能是引起患者发热、毒血症及休克的主要因素。A 群痢疾志贺菌还可产生外毒素 - 志贺毒素(shiga toxin),具有肠毒素、细胞毒素及神经毒素作用,可引起相应的临床表现。

志贺菌在外界环境中生存力较强,在瓜果、蔬菜及污染物上可生存 1~2 周,但对物理消毒法及化学消毒剂均敏感。阳光直射 30 分钟、加热 56℃ 10 分钟或煮沸 2 分钟可杀灭。D 群宋内志贺菌抵抗力最强,其次为 B 群福氏志贺菌,A 群痢疾志贺菌抵抗力最弱。

【流行病学】

(一)传染源

菌痢患者及带菌者均是传染源,其中非典型病例、慢性患者及带菌者更具流行病学意义。

(二)传播途径

经粪 - 口途径传播。志贺菌随传染源的粪便排出体外,污染食物、水、生活用品或手,经口使人感染。也可通过苍蝇污染食物而传播。在流行季节污染食物或水源可引起暴发流行。

(三)人群易感性

人群普遍易感。病后可获得一定免疫力,但持续时间短,且不同菌群及血清型之间无交叉免疫,但有交叉抗药性,故易复发、重复感染。

(四)流行特征

1.**地区性**　菌痢主要集中发生在发展中国家,尤其是医疗、卫生条件差的地区。

2.**季节性**　菌痢全年均可发病,但有明显季节性,5 月份开始上升,8~9 月份达高峰,10 月后逐渐减少。

3.**年龄分布**　各年龄均可发病,但以儿童发病率最高,青壮年次之。

【发病机制与病理解剖】

(一)发病机制

志贺菌进入人体后是否发病,取决于细菌的数量、致病力以及人体的抵抗力。志贺菌的致病力包括:具有介导细菌吸附的光滑型脂多糖 O 抗原;具有侵袭上皮细胞并在其中繁殖的能力;有产生毒素的能力。

志贺菌进入消化道,大部分被胃酸杀灭,或者被肠道正常的菌群抑制,或者被肠黏膜细胞分泌的分泌型 IgA 中和而消灭。当机体免疫力低下时,细菌侵入结肠黏膜上皮细胞和固有层,繁殖并产生毒素,引起肠黏膜的炎症反应和固有层小血管循环障碍,造成肠黏膜炎症、坏死和溃疡,而发生腹痛、腹泻和脓血便。直肠括约肌受刺激出现里急后重。

内毒素吸收后引起发热及毒血症,加之机体对之敏感而产生强烈的过敏反应,血中儿茶酚胺等多种血管活性物质增加,致全身小血管痉挛引起急性微循环障碍,导致感染性休克、DIC、脑水肿、脑疝及重要脏器功能衰竭,临床上表现为中毒性菌痢。

(二)病理解剖

菌痢的肠道病变主要在结肠,以乙状结肠和直肠病变最为显著,严重者可累及整个结肠,甚至回肠下段。急性菌痢肠黏膜的基本病变为弥漫性纤维蛋白渗出性炎症,随后出现特征性假膜性炎和溃疡。中毒性菌痢肠道病变轻微;脑组织水肿、点状出血,重者多器官功能衰竭。慢性菌痢肠黏膜水肿及肠壁增厚,溃疡不断形成和修复,可导致肠壁息肉样增生及瘢痕形成。

【临床表现】

潜伏期 1~2 天(数小时至 7 天)。

各群志贺菌感染所引起的临床表现轻重不一:A 群痢疾志贺菌感染临床表现较重;D 群宋内志贺菌感染多较轻;B 群福氏志贺菌感染病情介于两者之间,但易转为慢性。

（一）急性菌痢

1. 普通型（典型） 起病急，以发热开始，可伴畏寒、全身不适、乏力、肌肉酸痛等症状。继之出现腹痛、腹泻和里急后重。腹痛常为痉挛性、阵发性脐周痛。腹泻初为稀便，多有粪质，量较多。经 2～3 次或 3～5 次排便后，转变为黏液脓血便，大便量少，排便次数每天十余次至数十次。可有左下腹压痛及肠鸣音亢进。未经治疗 1～2 周后大多数病例自然好转；及时治疗，多数患者 1 周左右恢复，少数可转为慢性。

2. 轻型（非典型） 全身毒血症症状和肠道症状均较轻，不发热或低热，腹泻每天数次，稀便有黏液但无脓血，腹痛轻，无明显里急后重。病程 3～7 天，少数可转为慢性。

3. 重型 多见于年老、体弱或营养不良患者。急起发热，腹泻每天可达 30 次以上，为稀水样脓血便，甚至大便失禁，伴明显腹痛和里急后重感。后期可出现严重腹胀和中毒性肠麻痹，并有恶心、呕吐，严重脱水等，可引起周围循环衰竭。部分以脓毒症休克为主要表现，体温不升、酸中毒和水电解质紊乱，甚至出现心、肾功能不全。

4. 中毒型 多见于 2～7 岁体质较好的儿童，成人偶有发生。起病急骤，病情凶险，病死率高。患者症状为突起畏寒、高热达 40℃ 以上，有时出现严重毒血症状，如伴嗜睡、反复惊厥、昏迷，迅速发生循环和 / 或呼吸衰竭，临床上以严重全身毒血症、休克和 / 或中毒性脑病为主要表现，而消化道症状较轻，甚至起病初无腹痛、腹泻，发病数小时后方出现腹泻和痢疾样大便。按其临床表现可分为 3 型。

（1）休克型（周围循环衰竭型）：主要表现为感染性休克。由于全身微血管痉挛，出现精神萎靡、面色苍白、皮肤花斑、四肢厥冷及发绀、血压下降，脉细速，也可出现心、肾功能不全的症状。此型常见。

（2）脑型（呼吸衰竭型）：主要表现为中枢神经系统症状，由于脑血管痉挛导致脑缺血、缺氧、脑水肿及颅内高压，甚至脑疝。出现烦躁不安、抽搐或惊厥、嗜睡、昏迷、瞳孔大小不等或忽大忽小、对光反应迟钝或消失。严重者出现呼吸衰竭。此型病情重，病死率高。

（3）混合型：上述两型临床表现兼而有之，病情最为凶险，患者病死率极高。

（二）慢性菌痢

细菌性痢疾反复发作或迁延不愈，病程超过 2 个月即称为慢性菌痢。根据临床表现可分为 3 型：

1. 慢性迁延型 急性菌痢后病情长期迁延不愈。反复出现腹痛、腹泻，大便常有黏液及脓血，伴有营养不良、贫血及乏力等症状。亦可表现为腹泻与便秘交替出现。

2. 急性发作型 有慢性菌痢史，常因进食不当、受凉或劳累等因素诱发，出现腹痛、腹泻及黏液脓血便，但发热等全身毒血症症状不明显。

3. 慢性隐匿型 1 年内有急性菌痢史，近期（超过 2 个月）无明显腹痛、腹泻等症状，但乙状结肠镜检查有肠黏膜炎症，大便培养有志贺菌。

【并发症及后遗症】

（一）志贺菌败血症

发病率 0.4%～7.5%，多发生于营养不良儿童，症状重，病死率高。严重者可出现溶血性贫血、感染性休克、溶血性尿毒综合征、肾衰竭及 DIC。

（二）关节炎

急性期或恢复期偶尔并发大关节的渗出性关节炎，超敏反应所致。

（三）瑞特尔（Reiter）综合征

痢疾消退后 1～3 周发生，表现为尿道炎、结膜炎和关节炎三联征。

（四）神经系统后遗症

极少数儿童患脑型中毒性菌痢后可有耳聋、失语及肢体瘫痪。

【实验室及其他检查】

（一）常规检查

1. **血常规检查**　急性期血白细胞总数增高，多在（10～20）×10^9/L，中性粒细胞增高。慢性患者可有轻度贫血。

2. **粪便检查**　粪便量少，外观多为黏液脓血便，无粪质。镜检可见大量脓细胞或白细胞（≥15个/HP）及红细胞和少量巨噬细胞。发现巨噬细胞则有助于诊断。

（二）病原学检查

1. **细菌培养**　粪便培养检出志贺菌有助于菌痢的确诊。在抗菌药物使用前采集新鲜标本，挑取粪便脓血部分及时送检及早期多次送检均有助于提高细菌培养阳性率。

2. **志贺菌核酸检测**　用核酸杂交或PCR检测粪便中的志贺菌核酸，具有灵敏度高、特异性强、快速简便、对标本要求较低等优点，但临床较少使用。

（三）免疫学检查

采用免疫学方法检测抗原具有早期、快速的优点，对细菌性痢疾的早期诊断有一定帮助，但由于粪便中抗原成分复杂，易出现假阳性。

【诊断与鉴别诊断】

（一）诊断

1. **流行病学资料**　多发生在夏、秋季，有不洁饮食史及菌痢患者接触史。

2. **临床表现**　急性菌痢有发热、腹痛、腹泻、黏液脓血便、里急后重、左下腹压痛等。慢性菌痢有急性菌痢史，病程超过2个月。中毒性菌痢则儿童多见，有高热、惊厥、意识障碍及循环、呼吸衰竭，而胃肠道症状轻微。

3. **实验室及其他检查**　血常规检查，急性期患者可有白细胞总数及中性粒细胞增高，慢性菌痢患者则可有贫血。粪便镜检有大量白细胞或脓细胞及红细胞。确诊有赖于粪便培养检出志贺菌。

（二）鉴别诊断

1. **急性菌痢**　需与下列疾病鉴别：

（1）急性阿米巴痢疾：鉴别要点见表4-1。

表4-1　急性菌痢与急性阿米巴痢疾的鉴别

鉴别要点	急性菌痢	急性阿米巴痢疾
病原体	志贺菌	溶组织内阿米巴滋养体
流行病学	散发性或呈流行	散发性
潜伏期	数小时至7天	数周至数月
全身症状	多有发热及毒血症症状	多不发热，少有毒血症症状
胃肠道症状	腹痛重，有里急后重 腹泻每天十余次至数十次 多为左下腹压痛	腹痛轻，无里急后重 腹泻每天数次 多为右下腹压痛
粪便检查	量少，黏液脓血便；镜检有大量白细胞及红细胞，可见巨噬细胞，粪便培养有志贺菌	量多，暗红色果酱样血便，有腥臭；镜检白细胞少，红细胞成堆，常有夏科-莱登结晶（Charcot-Leyden crystal），有溶组织阿米巴滋养体，培养志贺菌阴性
血常规检查	急性期白细胞总数及中性粒细胞增高	早期略增高
乙状结肠镜检	肠黏膜弥漫性充血、水肿及浅表溃疡	肠黏膜大多正常，有散在溃疡，边缘整齐，周围有红晕

（2）细菌性胃肠型食物中毒：由于进食被细菌及其毒素污染的食物而引起。常见的病原菌有沙门菌、变形杆菌、大肠埃希菌及金黄色葡萄球菌等。有集体进食同一食物及在同一潜伏期内集体发病病史。有恶心、呕吐、腹痛、腹泻等急性胃肠炎表现，大便多为稀水便、脓血便，里急后重少见。确诊有赖于从患者呕吐物、粪便及可疑食物中检出同一病原菌。

（3）其他细菌引起的肠道感染：非志贺菌如侵袭性大肠埃希菌、空肠弯曲菌、邻单胞菌、气单胞菌等也可引起痢疾样症状，鉴别有赖于粪便培养检出不同的病原菌。

（4）急性肠套叠：多见于小儿。婴儿肠套叠早期无发热，因腹痛而阵阵啼哭，发病数小时后可排出血黏液便，镜检以红细胞为主，腹部可扪及包块。

（5）急性坏死性出血性小肠炎：多见于青少年。有发热、腹痛、腹泻及血便。毒血症严重，短期内出现休克，常有严重腹胀及全腹压痛。大便镜检以红细胞为主，大便培养物志贺菌生长。

2. 慢性菌痢　需与直肠癌、结肠癌、慢性血吸虫病及克罗恩病等疾病相鉴别。

3. 中毒性菌痢　需与下列疾病鉴别：

（1）其他感染性休克：血及粪便培养检出不同的致病菌。

（2）乙脑：脑脊液检查符合中枢神经系统病毒性感染的改变，而粪便检查无异常。

病案分析

患儿，女性，6 岁。有不洁饮食史，因发热伴腹痛、腹泻、排黏液脓血便 3 天入院。体格检查：T 39.0℃，P 113 次/min，R 30 次/min，左下腹有压痛，质地软，有触压痛。辅助检查：血 WBC 12.3×10⁹/L，N% 90%。

请分析：

1. 本病例最可能的诊断是什么？

2. 为确诊，首先应做何辅助检查？

解析：

1. 本病例最可能的诊断为：细菌性痢疾。

2. 为确诊，首先应做粪便细菌培养。

【治疗】

（一）急性菌痢

1. 一般治疗　消化道隔离至临床症状消失，粪便培养连续 2 次阴性。毒血症状重者需卧床休息。饮食以少渣易消化的流质或半流质为宜。注意水、电解质及酸碱平衡，脱水轻且不呕吐者，可口服补液。不能进食者则须静脉补液。

2. 病原治疗

（1）喹诺酮类：抗菌活性强，细菌覆盖面广，口服吸收完全，毒副作用少，对耐药菌株亦有较好效果，是目前治疗菌痢较为理想的抗菌药，可首选。首选环丙沙星，其他喹诺酮类也可酌情使用，不能口服者也可静脉滴注，但孕妇、哺乳期妇女如非必要不宜使用。

（2）WHO 推荐的二线用药：匹美西林和头孢曲松可应用于任何年龄组，在志贺菌对喹诺酮类药物耐药时可考虑使用。

（3）其他：可适当选用庆大霉素、阿米卡星及磺胺类药物等。

3. 对症治疗　高热以物理降温为主，必要时可用退热药；腹痛剧烈者用解痉药如阿托品、颠茄，忌用显著抑制肠蠕动的药物，以免延长病程和排毒时间；毒血症严重者可给予小剂量肾上腺糖皮质激素。

（二）中毒性菌痢

采取以对症治疗为主的综合抢救措施，力争早期治疗。

1. 病原治疗　应用有效的抗菌药物静脉滴注，可选用环丙沙星、左氧氟沙星、加替沙星等喹诺酮类；也可选用第三代头孢菌素类抗菌药物如头孢曲松钠、头孢噻肟钠等。

2. 对症治疗

（1）降温镇静：高热易引起惊厥而加重脑缺氧及脑水肿，应积极行物理降温，必要时用退热药；高热伴烦躁不安、惊厥者，可采用亚冬眠疗法。

（2）休克型的处理：积极抗休克治疗：①迅速扩充血容量及纠正酸中毒，快速滴入低分子右旋糖酐及葡萄糖盐水，同时给予 5% 碳酸氢钠（3～5ml/kg）；②血管活性药：山莨菪碱可解除微血管痉挛，每次 10～60mg，（儿童 1～2mg/kg），每 5～15 分钟静脉注射 1 次。至面色红润、肢体转暖、尿量增多及血压回升后即可减量停药。如疗效不佳，可选用升压药如多巴胺、酚妥拉明、间羟胺等；③保护重要器官功能：有心力衰竭者，给予强心药；④短期应用肾上腺糖皮质激素。

（3）脑型的处理：①脑水肿：用 20% 甘露醇，每次 1～2g/kg 快速静脉注射，每 4～6 小时 1次。及时应用血管扩张药山莨菪碱以改善脑血管痉挛；②防治呼吸衰竭：吸氧，保持呼吸道通畅，保证有效的呼吸。

（三）慢性菌痢

采取综合治疗措施，强调整体与局部，内因与外因相结合的方针。

1. 一般处理　注意提高身体素质及心理素质，如生活规律、适当锻炼、加强营养，保持良好的心态及情绪等；积极治疗并存的慢性疾病。

2. 病原治疗

（1）根据药敏试验结果选用有效的抗菌药物。

（2）联合应用两种不同类型的抗菌药物，疗程需适当延长，往往需要 1～3 个疗程。

（3）亦可应用药物保留灌肠，选 0.3% 小檗碱液、5% 大蒜素液或 2% 磺胺嘧啶银悬液其中一种，每次 100～200ml，每晚 1 次，10～14 天为一疗程。灌肠液中可加肾上腺糖皮质激素，以提高疗效。

3. 对症治疗　及时纠正肠道功能紊乱，有肠道菌群失调者，可给予微生态制剂如乳酸杆菌、双歧杆菌制剂等以纠正。

【预后】

急性菌痢经治疗多于 1 周左右痊愈，少数患者可转为慢性或带菌者。中毒性菌痢预后差，尤其脑型和混合型，如不及时有效治疗，病死率较高。

【预防】

采用以切断传播途径为主的综合预防措施。

（一）管理传染源

急、慢性患者和带菌者应及时隔离或定期进行访视管理，并给予彻底治疗，直至粪便培养阴性。

（二）切断传播途径

注意饮食、饮水卫生，搞好个人及环境卫生。

（三）保护易感人群

口服含福氏和宋内志贺菌"依链"株的 FS 双价活疫苗可刺激肠黏膜产生特异性分泌型 IgA，保护率达 80% 左右，免疫力维持 6～12 个月。但与其他菌型之间无交叉免疫。

（聂春莲）

第四节　奈瑟菌感染

一、流行性脑脊髓膜炎

流行性脑脊髓膜炎（epidemic cerebrospinal meningitis）简称流脑，是由脑膜炎奈瑟菌引起的急性化脓性脑膜炎。其经飞沫直接传播，主要临床表现为突发高热、剧烈头痛、频繁呕吐、皮肤黏膜瘀点、瘀斑及脑膜刺激征，脑脊液化脓性改变。严重者可有感染性休克和脑实质损害，常危及生命。本病多见于冬春季节，但常有散发，儿童发病率高。

【病原学】

脑膜炎奈瑟菌（又称脑膜炎球菌）属于奈瑟菌属，革兰氏染色阴性，呈肾形或卵圆形，直径 0.6～0.8μm，多成对或四联排列。有荚膜，无芽孢，不活动。为专性需氧菌，营养要求较高，在血液琼脂或巧克力培养基上生长良好。可产生自溶酶，在体外易自溶而死亡。

根据该菌表面特异性荚膜多糖抗原的不同，将其分为 A、B、C、D、H、I、K、L、X、Y、Z、29E、W135，共 13 个血清群，以 C 群致病力最强。对人类致病的多为 A、B、C 群，我国的流行菌群 95% 是 A 群。

人是该菌唯一的天然宿主。该菌对外界环境抵抗力弱，不耐热，温度高于 56℃ 极易死亡。对干燥较敏感，对寒冷有一定耐受力。对一般的消毒剂敏感，如漂白粉、乳酸等 1 分钟死亡。紫外线照射 15 分钟死亡。

【流行病学】

（一）传染源

带菌者和患者是本病的传染源。患者从潜伏期末至发病后 10 天均具有很强的传染性，但有效抗菌治疗后传染性随即消失。在流行期间，人群带菌率高达 50% 以上。带菌者无临床症状，不易被发现，作为传染源意义更大。

（二）传播途径

主要经呼吸道传播，病原菌主要通过咳嗽、喷嚏、说话等由飞沫直接从空气中传播，由于本菌在体外生活能力极弱，故间接传播的机会极少。密切接触如同睡、怀抱、喂乳、接吻等，对 2 岁以下婴幼儿传播本病有重要意义。

（三）人群易感性

人群普遍易感。新生儿出生时有来自母体杀菌抗体故发病少见，6 个月至 2 岁时抗体水平最低，以后因隐性感染获得免疫。因此 5 岁以下儿童尤其是 6 个月至 2 岁的婴幼儿发病率最高。人感染后对同群产生持久免疫力，各群间有交叉免疫，但不持久。

（四）流行特征

本病遍布全球，流行具有明显的地区性、季节性和周期性。在温带地区可出现地方性流行，全年均可发病，多见于冬、春季节。我国曾先后发生多次全国性大流行，流行菌株以 A 群为主，自 1984 年开展 A 群疫苗接种后，未再出现全国性大流行。但近几年 B 群和 C 群有增多趋势，流脑防治形势依然十分严峻。

知识链接

"脑膜炎地带"

非洲是世界上脑膜炎高发地区。东起埃塞俄比亚，西至塞内加尔，跨越撒哈拉沙漠以南 21 个非洲国家，被称为"脑膜炎地带"。每年的 12 月到次年的 5 月是脑膜炎的高发季节。干燥的天气、强烈的沙尘和夜间较低的气温等使人群容易发生呼吸系统感染而致细菌性脑膜炎。

【发病机制与病理解剖】

侵入鼻咽部的脑膜炎奈瑟菌导致何种感染表现，取决于人体防御功能和细菌致病性。若人体免疫力较强时，细菌被清除；如果免疫力较弱，病原菌可在鼻咽部繁殖，多数成为无症状带菌状态,部分则可出现轻微上呼吸道炎症,并因此获得免疫力而不治自愈;少数情况下,因为机体免疫力低下或侵入人体的脑膜炎奈瑟菌致病性较强,细菌可自鼻咽部黏膜侵入血流,形成短暂菌血症。临床上,多数无明显症状或仅出现皮肤黏膜出血点。

仅极少数感染者发展为败血症,甚至细菌通过血脑屏障侵入中枢神经系统,引起化脓性脑膜炎。

细菌内毒素是致病的重要因素。大量内毒素作用于外周小血管和毛细血管,导致严重的外周急性微循环障碍,临床上出现感染性休克;大量内毒素作用于脑部,引起脑部微循环障碍,导致脑实质损害,出现脑膜脑炎型。

败血症期主要病变为血管内皮损害,血管壁炎症、坏死和血栓形成,血管周围出血,表现为皮肤黏膜的瘀点、瘀斑。

脑膜炎期主要病变位于大脑半球表面及颅底软脑膜,表现为血管充血、出血、炎性渗出,引起颅内压升高;大量纤维蛋白、中性粒细胞及血浆外渗,导致脑脊液浑浊。颅底软脑膜的化脓性炎症和粘连可引起视神经、展神经、动眼神经、听神经等脑神经损害,产生相应临床表现。暴发型脑膜脑炎型病变主要在脑实质,引起脑组织坏死、充血、出血及水肿,颅内压显著升高,严重者可发生脑疝。

【临床表现】

潜伏期1~10天,一般2~3天。按临床表现分为以下四种类型。

（一）普通型

此型占全部病例的90%以上。按病程发展分为4期:

1. 前驱期（上呼吸道感染期）　主要表现为上呼吸道感染症状,如低热、鼻塞、咽痛、咳嗽等,持续1~2天,此期易被忽视,但咽拭子培养阳性。

2. 败血症期　患者常无前驱症状,突起畏寒、高热、体温可达39℃或以上,常伴头痛、呕吐、全身乏力、肌肉酸痛、食欲缺乏及神志淡漠等毒血症症状。幼儿则表现为哭啼吵闹、烦躁不安、皮肤感觉过敏及惊厥等。少数患者有关节疼痛或关节炎。

此期的重要体征是皮疹,有70%~90%患者皮肤黏膜出现瘀点、瘀斑,直径大小约1~20mm,色泽鲜红,后变为紫红色,发病后数小时即可出现,常见于四肢、软腭、眼结膜及臀部等部位,可逐渐发展至全身皮肤,其出现速度、范围大小及颜色与病情有关。病情严重者瘀点、瘀斑可迅速扩大,且因中央血栓形成,常出现大片紫黑色坏死或形成大疱。此期持续1~2日后进入脑膜炎期。

3. 脑膜炎期　败血症期的毒血症症状依然存在,并出现明显的中枢神经系统症状。持续高热、剧烈头痛、喷射性频繁呕吐、皮肤感觉过敏、怕光、烦躁不安。脑膜刺激征明显,出现颈项强直、克氏征及布氏征阳性。重者出现谵妄、抽搐及意识障碍。有些婴儿脑膜刺激征缺如,前囟未闭者可隆起,对诊断有很大意义,应注意因呕吐、失水等可造成前囟下陷。此期经过合理治疗,大多于2~5天内进入恢复期。

4. 恢复期　经治疗后体温逐渐降至正常,皮肤黏膜瘀点和瘀斑消失,大片瘀斑也逐渐结痂愈合。其他症状逐渐好转,神经系统检查也逐渐恢复正常。病程中约10%患者出现口周单纯疱疹。一般在1~3周内痊愈。

（二）暴发型

少数患者起病急骤,病情凶险,进展快,如果不及时抢救,常于24小时内危及生命,儿童多见,此型可分为以下三型:

1. 休克型　突发剧烈寒战、高热,体温可达39~40℃,严重者体温可不升,伴头痛、呕吐及严重的全身毒血症状,数小时后精神极度萎靡、嗜睡或烦躁不安、惊厥。常在短期内全身出现广泛瘀点、瘀斑,且迅速融合成大片,常有皮下出血,或继以大片坏死。循环衰竭为本型的突出特征,表现为面色苍白,唇周及指端发绀,四肢厥冷,皮肤呈花纹状,脉搏细数,尿量减少,血压下降或测不到。若病情进一步加重，可伴有呼吸急促，少尿或无尿，甚至昏迷。

2. 脑膜脑炎型 主要表现为脑膜及脑实质损害，常于1～2天内出现严重中枢神经系统症状。患者高热、头痛、呕吐，意识障碍加深，迅速出现昏迷。颅内压增高，脑膜刺激征阳性，可有惊厥，锥体束征阳性，严重者可发生脑疝。

3. 混合型 可先后或同时出现休克型和脑膜脑炎型表现，病情极重。

（三）轻型

多见于流行性脑脊髓膜炎流行后期。病情轻，临床表现为低热，咽痛及轻微头痛等上呼吸道症状，皮肤黏膜可有出血点。脑脊液改变不明显，咽培养可发现病原菌。

（四）慢性败血症型

少见，主要见于成年人。病程迁延数周或数月。患者出现间歇性寒战、发热，每次发热历时12小时，间隔1～4天再次发作。每次发作后常成批出现皮疹，亦可出现瘀点。血培养脑膜炎球菌阳性。

【并发症】

早期应用抗菌药物治疗，并发症明显减少。但仍有继发感染或在败血症期播散到其他脏器而造成的化脓性病变，以及脑膜炎本身对脑及其周围组织造成的损害和变态反应性疾病等，如脑积水、硬膜下积液、中耳炎、鼻窦炎、心包炎、心肌炎、心内膜炎、化脓性关节炎、全眼球炎、支气管肺炎等。

【后遗症】

可由任何并发症引起，其中常见的有：耳聋（小儿发展为聋哑）、失明、动眼神经麻痹、瘫痪、智力或性情改变，精神异常等。

【实验室及其他检查】

（一）血常规检查

白细胞总数明显增加，一般在（10～30）$\times 10^9$/L 以上。中性粒细胞百分率明显增多，常在80%以上，可出现中毒颗粒和空泡。并发 DIC 者，血小板显著下降。

（二）脑脊液检查

脑脊液检查是明确诊断的重要方法。脑脊液压力升高、外观浑浊，白细胞数明显升高，在1 000$\times 10^6$/L 以上，以中性粒细胞为主，蛋白含量常显著增高，糖及氯化物明显降低。若临床有脑膜炎症状及体征而早期脑脊液检查正常，应于12～24小时后再次检查，以免漏诊。

（三）细菌学检查

细菌学检查是确诊的重要手段。应注意标本及时送检、保暖、及时检查。

1. 涂片 取皮肤瘀点组织液和脑脊液离心沉淀物涂片检查。皮肤瘀点检查时，用针尖刺破瘀点上的皮肤，挤出少量血液和组织液，将其涂于载玻片上经革兰氏染色后镜检，阳性率可达60%～80%左右。此法简单易行，是早期诊断的重要方法之一。

2. 细菌培养 可取血液、瘀斑组织液或脑脊液进行细菌培养。注意在应用抗菌药物之前进行标本采集。

（1）血培养：脑膜炎奈瑟菌的阳性率较低，但血培养对普通型流脑败血症期、暴发型败血症及慢性脑膜炎奈瑟菌败血症诊断甚为重要，宜多次采血送验。

（2）脑脊液培养：将脑脊液置于无菌试管离心后，取沉淀立即接种于巧克力琼脂培养基，同时注入葡萄糖肉汤，在5%～10% CO_2 浓度下培养。

3. 内毒素检测 鲎溶解物试验（limulus lysate test，LLT）的原理是海洋生物鲎的血细胞溶解物与内毒素发生凝集反应。用于检测血清和脑脊液中的内毒素，有助于革兰氏阴性细菌感染的诊断。

（四）免疫性检查

　　用对流免疫电泳、乳胶凝集试验、反向间接血凝试验、放射免疫与酶联免疫吸附试验等,检测血液、脑脊液中特异性抗原,可用于早期诊断。方法简便、敏感、特异。阳性率在90%以上。

【诊断与鉴别诊断】

（一）诊断

　　根据当地疫情、接触史、发病季节、发病年龄、临床表现(突发高热、剧烈头痛、喷射性呕吐、皮肤黏膜瘀斑及脑膜刺激征)等,结合实验室及其他检查进行诊断。确诊有赖于病原学的阳性发现。

（二）鉴别诊断

　　1. 其他化脓性脑膜炎　根据病菌侵入途径可初步区别,如肺炎链球菌脑膜炎大多继发于肺炎、中耳炎的基础上;葡萄球菌脑膜炎大多发生在葡萄球菌败血症病程中;革兰氏阴性杆菌脑膜炎易发生于颅脑术后;流感杆菌脑膜炎多发生于婴幼儿;铜绿假单胞菌脑膜炎常继发于腰穿麻醉、造影或术后。上述各细菌性脑膜炎均无明显的季节性,无皮肤瘀点、瘀斑。确诊有赖于细菌学检查。

　　2. 流行性乙型脑炎　发病季节多在7~9月,脑实质损害严重,昏迷、惊厥多见,皮肤一般无瘀点。脑脊液较澄清,细胞数大多在$(50\sim500)\times10^6/L$,蛋白量稍增高,糖、氯化物正常。免疫学检查如特异性IgM补体结合试验等有助于鉴别。

　　3. 结核性脑膜炎　多有结核病史或结核病密切接触史,起病缓慢,病程长,有低热、盗汗、消瘦等症状,神经系统症状出现晚,无瘀点、瘀斑,脑脊液改变为外观较清澈,细胞数$(200\sim500)\times10^6/L$,以淋巴细胞为主。X线检查有助于结核病诊断,病原学检测可确诊。

　　4. 中毒性菌痢　主要见于儿童,发病季节在夏秋季。短期内有高热、惊厥、昏迷、休克、呼吸衰竭等症状,但无瘀点。脑脊液检查正常。确诊依靠粪便细菌培养。

　　5. 蛛网膜下腔出血　成人多见,起病突然,以剧烈头痛为主,重者出现昏迷,体温常不升高。脑膜刺激征明显,但无皮肤黏膜瘀点、瘀斑,无明显中毒症状。脑脊液为血性。脑血管造影可发现动脉瘤、血管畸形等改变。

病案分析

　　患儿,7岁,突发畏寒、发热、头痛、呕吐2天,嗜睡1天于2月1日入院。查体:体温39.5℃,脉搏120次/min,浅昏迷,瞳孔正大等圆,对光反射较灵敏,颈部有明显抵抗感,胸、腹部发现多个出血点,克氏征及布氏征均为阳性,巴氏征阴性。血常规:WBC $18\times10^9/L$,N% 85%,L% 15%。

　　请分析:

　　1. 本病最可能的诊断是什么?

　　2. 主要应与哪些疾病鉴别?

　　3. 需进一步做哪些检查以明确诊断?

　　解析:

　　1. 本病最可能的诊断为:流行性脑脊髓膜炎。

2. 主要应与肺炎链球菌脑膜炎、葡萄球菌脑膜炎、流感杆菌脑膜炎、铜绿假单胞菌脑膜炎、流行性乙型脑炎、结核性脑膜炎疾病、中毒性菌痢、蛛网膜下腔出血等疾病进行鉴别。

3. 需取血液、瘀斑组织液或脑脊液进行细菌培养以明确诊断。

【治疗】

（一）普通型

1. 一般治疗 卧床休息，加强护理，密切观察病情变化，保持皮肤清洁，防止瘀斑破溃感染，保证足够液体量及电解质。保持呼吸道通畅，预防并发症。

2. 病原治疗 尽早、足量应用细菌敏感并能透过血脑屏障的抗菌药是病原治疗原则。近年来脑膜炎奈瑟菌已出现耐药菌株，应引起注意。常用药物有：

（1）青霉素：目前对脑膜炎奈瑟菌仍高度敏感。成人 800 万 U，每 8 小时 1 次；儿童 20 万～40 万 U/kg，分 3 次加入 5% 葡萄糖注射液中静脉滴注，疗程 5～7 天。

（2）头孢菌素：第三代头孢菌素对脑膜炎奈瑟菌抗菌活性强，易透过血脑屏障，且毒性低。头孢噻肟钠，成人 2g，儿童 50mg/kg，每 6 小时静脉滴注 1 次；头孢曲松，成人 2g，儿童 50～100mg/kg，每 12 小时静脉滴注 1 次。疗程 7 天。

（3）氯霉素：易透过血脑屏障，对脑膜炎奈瑟菌有良好抗菌活性，但抑制骨髓造血，故一般不推荐应用。只慎用于不宜用磺胺和青霉素的患者。成人 2～3g/d，儿童 50mg/(kg·d)，分次加入葡萄糖注射液中静脉滴注，疗程 5～7 天。

3. 对症治疗 高热时可用物理降温及退热药物，如有颅内压升高，可用 20% 甘露醇 1～2g/kg，脱水降颅压，每 4～6 小时 1 次，快速静脉滴注。可与 50% 葡萄糖交替应用，以减少甘露醇用量。

（二）暴发型

1. 休克型

（1）尽早应用有效抗菌药：青霉素 G，20 万～40 万 U/(kg·d)，用法同前。

（2）迅速纠正休克：①扩充血容量及纠正酸中毒：最初 1 小时内成人 1 000ml，儿童 10～20ml/kg，快速静脉滴注。输注液体为 5% 碳酸氢钠液 5ml/kg 和低分子右旋糖酐液。此后酌情使用晶体溶液和胶体溶液，24 小时输入液量在 2 000～3 000ml 之间，儿童为 50～80ml/kg，其中含钠液体应占 1/2 左右，补液量应视具体情况。原则为"先盐后糖、先快后慢"。用 5% 碳酸氢钠液纠正酸中毒；②血管活性药的应用：在扩容、纠酸的基础上，若休克仍未好转，可用血管活性药。常用药物为莨菪类，首选副作用较小的山莨菪碱（654-2），每次 0.3～0.5mg/kg，重者可用 1mg/kg，每 10～15 分钟静脉注射 1 次，见面色转红，四肢温暖，血压上升后，减少剂量，延长给药时间而逐渐停药。阿托品可替代山莨菪碱。也可用多巴胺，2～6μg/(kg·min)，根据治疗反应调整速度与浓度。

（3）肾上腺糖皮质激素：用于毒血症症状明显的患者。地塞米松，成人 10～20mg/d，儿童 0.2～0.5mg/(kg·d)，分 1～2 次静脉滴注。疗程一般不超过 3 天。

（4）DIC 的治疗：尽早应用肝素，0.5～1.0mg/kg，以后可 4～6 小时重复一次。应用肝素时，用凝血时间监测，要求凝血时间维持在正常值的 2.5～3 倍为宜。

2. 脑膜脑炎型

（1）抗菌药的应用：用法同休克型。

（2）防治脑水肿：及早发现脑水肿，积极脱水治疗，预防脑疝的发生。可用甘露醇，此外还可使用白蛋白、呋塞米、肾上腺糖皮质激素等治疗。

（3）防治呼吸衰竭：保持呼吸道通畅，必要时气管插管，使用呼吸机治疗。

【预防】

（一）管理传染源

早期发现患者，就地隔离治疗。加强疫情监测，接触者医学观察 7 天，患者应隔离至症状消失后3天,或自发病后7天。

(二)切断传播途径

流行期间做好卫生宣传。应尽量避免大型集会及集体活动,不要携带儿童到公共场所,外出应戴口罩,注意公共场所及室内的通风,勤晒衣被。

(三)保护易感人群

1.菌苗预防注射　以15岁以下儿童为主要对象,新兵入伍及免疫缺陷者均应注射。国内多年应用脑膜炎奈瑟菌A群多糖菌苗,保护率达90%以上。近年由于C群的流行,我国已开始接种A+C结合菌苗,也有很高的保护率。

2.药物预防　密切接触者可用复方磺胺甲噁唑,成人2g/d,儿童50~100mg/kg,分2次服用,连用3天。另外,头孢曲松、氧氟沙星等也能起到良好的预防作用。

二、淋　病

淋病由淋病奈瑟菌感染引起,主要表现为泌尿生殖系统的化脓性感染,也可导致眼、咽、直肠、盆腔和播散性淋病奈瑟菌感染。淋病为我国法定的乙类传染病。

【病原学】

淋病奈瑟菌又称淋球菌,属于奈瑟菌属,呈肾形或豆形,常成对排列,直径为0.6~0.8μm,革兰氏染色阴性。无鞭毛,无荚膜、不形成芽孢,致病菌株有菌毛。专性需氧,巧克力色血琼脂平板是适宜培养基。35~36℃孵育48小时后,形成凸起、圆形、灰白色、直径0.5~1.0mm的光滑型菌落。为提高淋病奈瑟菌检出率,可选用万古霉素、多黏菌素等选择性培养基来抑制其他杂菌生长。淋病奈瑟菌表层抗原至少可分为菌毛蛋白抗原、外膜蛋白抗原和脂寡糖抗原。

淋病奈瑟菌对外界理化因素抵抗力较弱,不耐干燥和高温,在完全干燥的环境中仅可存活1~2小时,在衣裤和被褥中可存活18~24小时,在脓液或湿润的物体上可存活数天。一般消毒剂易将其杀灭,1:4 000硝酸银溶液2~7分钟、1%苯酚溶液1~3分钟可将其杀死。

【流行病学】

1.传染源　传染源为患者和无症状感染者。

2.传播途径

(1)性接触传播:性交为主要的传播途径。男性与患淋病的女性1次性交后可有20%的感染机会,性交次数增多感染机会增加。女性与患淋病的男性性交后,感染机会可高达60%以上。在临床上,有5%~20%的男性和60%以上的女性感染者呈无症状经过,这在流行病学上有很大意义。

(2)接触传播:直接或间接接触患者的分泌物也可被感染,如新生儿经母体产道可引起淋菌性结膜炎,接触分泌物污染的衣裤、床上用品、毛巾、浴盆、马桶等物品也可以受染。患淋病的孕妇胎膜破裂,继发羊膜腔内感染,也可感染胎儿。

3.人群易感性　人群普遍易感,任何人对淋病奈瑟菌均无先天性和获得性免疫力。

4.流行特征　淋病在全世界范围内流行。供销人员、长途卡车驾驶员、夜总会和宾馆服务员、个体经商者和出国人员等为淋病的好发人群。淋病奈瑟菌感染几乎可以发生于任何年龄,但主要为年轻性活跃者。

【发病机制】

淋球菌主要侵犯黏膜,尤其对移行上皮和单层柱状上皮所形成的黏膜有亲和力,淋球菌感染后侵入男性前尿道、女性尿道及宫颈等处,通过其表面菌毛中的黏附因子黏附到柱状上皮细胞的表面进行繁殖,并沿生殖道上行,经柱状上皮细胞吞噬作用进入细胞内繁殖,导致细胞溶解破裂;细菌还可从黏膜细胞间隙进入黏膜下层使之坏死,其内毒素及外膜脂多糖与补体结合后产生化学毒素,能诱导中性粒细胞聚集和吞噬,引起局部急性炎症,出现充血、水肿、化脓和疼痛;如治疗不及时,细菌可进入尿道腺体和隐窝，成为慢性病灶。近年来研究表明淋球菌的菌毛和外膜主要蛋白具有抵抗中性粒细胞、巨噬细胞杀伤作用的能力。严重时淋病奈瑟菌可进入血液向全身各个组织器官播散。

【临床表现】

潜伏期一般为2～10日，平均3～5日。

根据淋病奈瑟菌侵犯的部位和范围在临床上可将淋病分为以下几类：

（一）无并发症淋病

1. 男性淋菌性尿道炎　典型症状初起为尿道口红肿、微痒或轻度刺痛，有少量稀薄黏液性或黏液脓性分泌物流出。1～2日后分泌物变为脓性，呈黄色或深黄色，较黏稠，同时出现尿痛和排尿困难，也可有尿频、尿急及全身不适等症状。由于疼痛，夜间常有阴茎痛性勃起。查体时尿道口有脓性分泌物，量大，尿道口发红和水肿，严重者尿道黏膜外翻。

2. 女性泌尿生殖系统淋病　宫颈为最常见的初发部位，表现为阴道分泌物增多或异常，出现轻度尿痛、尿急、尿频或排尿困难。查体时可见宫颈有轻重不等的充血、红肿和触痛，宫颈口有黄色脓性分泌物流出。前庭大腺受感染时出现前庭大腺炎，多为单侧，腺体开口处有红肿、剧痛，腺管阻塞可形成脓肿。

（二）有并发症淋病

男性淋菌性尿道炎如未获及时治疗，可造成尿路上行感染，引起前列腺、精囊、输精管和附睾等的炎症。由于炎症导致输精管狭窄或阻塞，可继发不育症。①淋菌性前列腺炎：急性者，有高热、寒战、会阴部疼痛及排尿困难，直肠指检可触及肿大的前列腺，触痛明显，分泌物检查可发现上皮细胞、少量脓细胞和淋球菌；慢性患者一般无明显自觉症状，起床后第一次排尿时尿道口有糊口现象。②淋菌性精囊炎：急性期有发热，有时伴精液潴留。直肠指诊可触及精囊肿大，触痛剧烈，有波动，慢性时无明显自觉症状，但有时可有血精，直肠指诊可触及质地较硬的精囊。③淋菌性附睾炎：多发生在急性淋菌性尿道炎之后，多为单侧。可有发热、阴囊红肿、疼痛，同侧腹股沟和下腹部可有反射性牵扯痛。

女性淋病的主要并发症为淋菌性盆腔炎，很容易发展为盆腔及附件感染，反复发作可造成输卵管狭窄或闭塞，可引起异位妊娠、不孕或慢性下腹痛等。

（三）播散性淋球菌感染

少见，占淋病患者的1%～3%，可发生菌血症，临床表现有寒战、高热、全身不适。常在四肢远端的关节附近出现皮疹，开始为红斑，以后发展成为脓疱和血疱、中心坏死，形成浅溃疡。还可发生关节炎、骨膜炎、腱鞘炎、心内膜炎、心包炎、胸膜炎、肝周炎及肺炎等。诊断主要根据临床表现和血液、关节液、皮损等处淋球菌培养为阳性结果。

【实验室及其他检查】

1. 涂片检查　一般取男性尿道或女性宫颈脓性分泌物涂片做革兰氏染色，镜下在多形核白细胞内发现革兰氏阴性双球菌即为阳性。女性淋病患者敏感性较低，应做培养。

2. 淋病奈瑟菌培养及生化试验　淋病奈瑟菌培养是淋病最重要的检查，有确诊意义。根据生长菌落形态、涂片革兰氏染色做出初步诊断，如氧化试验阳性、糖发酵试验只分解葡萄糖则可确诊。

【诊断与鉴别诊断】

（一）淋病的诊断要点

1. 接触史　有非婚性接触史或配偶感染史或接触患者分泌物的病史。

2. 临床表现　男性有尿道炎症状，女性有尿道不适及阴道分泌物增多症状。其他部位的淋病、淋病合并症，以及播散性淋病奈瑟菌感染时应根据不同表现确定其临床分类。

3. 实验室及其他检查　根据涂片（菌体形态）、培养（菌落形态）、氧化酶试验阳性结果，对淋病可做出初步诊断。如有某些性状不符合淋病奈瑟菌时可再利用糖发酵试验等做进一步的鉴定。

（二）鉴别诊断

本病应与非淋病性尿道炎、念珠菌性阴道炎及滴虫性阴道炎等进行鉴别。非淋菌性尿道炎临床表现较轻，淋球菌检查阴性；需注意的临床上两者常并存，导致患者迁延不愈。

【治疗】

（一）治疗原则

应遵循及时、足量、规则的用药原则，不同的病情采用不同的最适方法治疗；配偶及性伴应同时治疗；治疗后应进行随访。

（二）一般处理

患者应卧床休息；避免食用刺激性食物及饮料，如酒、辣椒、浓茶及咖啡等；用药期间应停止性生活；注意隔离消毒；禁止与婴儿同床，共浴；保持局部清洁卫生。

（三）治疗方案

1. 淋菌性尿道炎、宫颈炎、直肠炎　①头孢曲松 250mg，1 次肌内注射；②大观霉素 2g（宫颈炎 4g），1 次肌内注射；③头孢克肟 400mg，1 次口服；④环丙沙星 500mg，1 次口服；⑤氧氟沙星 400mg，1 次口服。

2. 淋菌性咽炎　头孢曲松 0.25g，1 次肌内注射；或环丙沙星 0.5g，1 次口服；或氧氟沙星 0.4g，1 次口服。

3. 妊娠期淋病　头孢曲松 0.25g，1 次肌内注射；或头孢噻肟 1g，1 次肌内注射。

4. 儿童淋病　体重≥45kg 的儿童，以成人推荐方案进行治疗，但氟喹诺酮类药物禁用于儿童；体重 <45kg 的儿童，用头孢曲松 125mg，1 次肌内注射，或大观霉素 40mg/kg（最大量 2g），1 次肌内注射。

5. 有并发症淋病（淋菌性盆腔炎、淋菌性附睾炎等）　头孢曲松 0.25～0.5g，肌内注射，每日 1 次，共 10 日；或大观霉素 2g，每日 1 次，连续 10 日。

6. 播散性淋病奈瑟菌感染　头孢曲松 1g，静脉或肌内注射，每 24 小时 1 次，连续 10 日以上；或大观霉素 2g，肌内注射，每日 2 次，连续 10 日以上。淋菌性脑膜炎疗程应持续 14 日，心内膜炎疗程至少 4 周。

【预防】

1. 管理传染源　对患者及性伴进行规范治疗。做好对孕妇的性传播疾病查治。

2. 切断传播途径　提倡安全性行为，正确使用安全套。避免接触患者污染的物品，必要时需消毒处理。患者泌尿生殖道分泌排泄物进行彻底消毒。

3. 保护易感人群　认真执行新生儿的滴眼制度，防止新生儿淋菌性眼结膜炎的发生。成人发生不洁性行为后，预防性使用对淋病奈瑟菌有效的药物。

（沈钦海　聂春莲）

第五节　细菌性食物中毒

细菌性食物中毒（bacterial food poisoning）是指由于进食被细菌或细菌毒素污染的食物而引起的急性感染中毒性疾病。根据临床表现不同，可分为胃肠型食物中毒和神经型食物中毒。

一、胃肠型食物中毒

胃肠型食物中毒夏、秋季较多见，主要临床表现为恶心、呕吐、腹痛、腹泻等急性胃肠炎症状。

【病原学】

多种细菌可引起胃肠型食物中毒,常见的有以下几种:

（一）沙门菌

沙门菌(Salmonella)是最常见的食源性致病菌之一,其中以鼠伤寒沙门菌、肠炎沙门菌、猪霍乱沙门菌为常见。革兰氏阴性杆菌,有鞭毛,能运动。对外界环境的抵抗力较强,在水和土壤中能存活数月,粪便中能存活1~2个月。不耐热,60℃15~30分钟即被灭活。人因进食未煮熟污染的肉类、内脏、蛋及乳类后引起感染。

（二）副溶血性弧菌

副溶血性弧菌(vibrio paraemolyticus)为革兰氏阴性杆菌,一端有鞭毛,运动活泼。嗜盐,广泛存在于海水中。宜于碱性条件下生长而不耐酸,食醋中3分钟即死。不耐热,56℃5分钟即灭活。在7%NaCl的兔血或人血琼脂上产生完全溶血,此为神奈川现象(Kanagawa phenomenon, KP),为耐热直接溶血毒素所致。本菌的主要载体是海产品、海水及咸菜等。

（三）大肠埃希菌

大肠埃希菌(Escherichia coli)是人和动物肠道正常寄居菌,特殊条件下可致病。致病的主要有四种类型:①肠产毒素大肠埃希菌,是旅游者及婴幼儿腹泻的重要病原;②肠致病性大肠埃希菌,是婴幼儿腹泻的重要病原;③肠侵袭性大肠埃希菌,较少见,不产生毒素,通常在较大儿童和成人中引起腹泻,类似菌痢表现;④肠出血性大肠埃希菌,引起出血性肠炎。

（四）金黄色葡萄球菌

金黄色葡萄球菌(Staphylococcus aureus)为革兰氏阳性球菌,不形成芽孢,无荚膜。污染食物后,在37℃经6~12小时繁殖即可产生肠毒素,该毒素耐热,100℃30分钟不被破坏。该菌存在于人体皮肤、鼻咽部、指甲及化脓性感染灶中,因而可污染各种食物。

（五）变形杆菌

变形杆菌(Bacillus proteus)为革兰氏阴性,无芽孢多形性小杆菌,有鞭毛,运动活泼。自然界分布广,存在于土壤、污水及人和动物的肠道中。其抗原结构有菌体(O)及鞭毛(H)抗原2种。依生化反应的不同,可分为8个菌种,其中普通变形杆菌(*P. vulgaris*)、奇异变形杆菌(*P. mirablis*)及产黏变形杆菌(*P. myxofacens*)能引起食物中毒。变形杆菌在食物中能产生肠毒素,还可产生组胺脱羧酶,使蛋白质中的组氨酸脱羧成组胺,从而引起过敏反应。

还有其他一些细菌如蜡样芽孢杆菌、耶尔森菌、毗邻单胞菌等均能引起食物中毒。

【流行病学】

（一）传染源

被致病菌感染的动物或人。

（二）传播途径

通过进食被细菌和/或其毒素污染的食物而传播。发生的主要原因是:食品加热不彻底,未达到灭菌的目的;制作不符合卫生要求,如生、熟食共用刀、砧板、容器等;熟食保管不善,致病菌污染后大量繁殖,达到足以致病的菌量。

（三）人群易感性

普遍易感,病后通常不产生持久免疫力,且致病菌血清型多,可反复感染。

（四）流行特征

多发生于夏秋季。可散发,亦可暴发流行。后者特征为:集中发病,潜伏期短;进食同一种受污染食物;停止食用可疑食物后流行迅速停止。各年龄组均可发病。

【发病机制与病理解剖】

细菌性食物中毒,可分为毒素型、感染型和混合型三类。发病与否及病情轻重,与进食细菌和/或毒素的量及人体抵抗力强弱有关。

细菌污染食物并繁殖，产生大量毒素，致机体中毒，称毒素型食物中毒。引起此型的细菌有金黄色葡萄球菌、蜡样芽孢杆菌等。细菌在体内繁殖并侵袭肠黏膜上皮细胞而致病，称感染型食物中毒。引起此类的细菌有沙门菌、弯曲菌、志贺菌、李斯特菌、创伤弧菌、侵袭性大肠埃希菌、耶尔森菌等。既有细菌侵袭作用同时又产生肠毒素所致的食物中毒称混合型食物中毒。引起此型的细菌有蜡样芽孢杆菌、副溶血性弧菌、产气荚膜梭状芽孢杆菌、产肠毒素大肠埃希菌、肠出血性大肠埃希菌、霍乱弧菌、气单胞菌、毗邻单胞菌等。由于发病后吐泻症状显著，细菌及其毒素大多被迅速排出体外，故较少引起败血症或严重毒血症症状，病程亦短。重症可有结肠炎症与出血；肝、肾、肺等脏器有中毒性病变。

【临床表现】

潜伏期短，毒素型食物中毒平均1～3小时，感染型为24～72小时，混合型介于两者之间。超过72小时可基本排除食物中毒。

临床表现大致相似，以恶心、呕吐、腹痛、腹泻等急性胃肠炎症状为主。部分病例伴有发热。一般起病急，上、中腹部持续性或阵发性绞痛，继之恶心、呕吐，严重者吐出肠内容物。腹泻轻重不一，每天数次至十余次，多为稀便、水样便，也可为黏液血便，甚至脓血便而无粪质，如鼠伤寒沙门菌食物中毒。金黄色葡萄球菌食物中毒呕吐剧烈，呕吐物含胆汁，有时带血和黏液。侵袭性细菌引起的食物中毒，可有发热、腹部阵发性绞痛，里急后重和黏液脓血便。鼠伤寒沙门菌食物中毒的粪便呈水样或糊状，有腥臭味，也可见脓血便。部分副溶血弧菌食物中毒的粪便呈血水样。变形杆菌食物中毒可出现颜面潮红、荨麻疹等过敏症状。腹泻严重者可导致脱水、酸中毒，甚至休克。病程短，多在1～3天内恢复。

【实验室及其他检查】

（一）一般检查

1. 血常规　血白细胞计数多在正常范围。副溶血弧菌及金黄色葡萄球菌感者，白细胞数可增高达 $10 \times 10^9/L$ 以上，中性粒细胞比例增高。

2. 粪便常规　稀水样便镜检可见少量白细胞；血水样便镜检可见多数红细胞，少量白细胞；血性黏液便可见多数红细胞及白细胞，与痢疾样便无异。

（二）血清学检查

患者双份血清特异性抗体效价4倍以上增长可确诊。由于病程短，血清学检查较少应用。但确诊变形杆菌感染应采患者血清，进行对 OX_{19} 及 OX_K 的凝集反应，效价在 $1:80$ 以上有诊断意义。

（三）病原学检查

1. 细菌培养　将患者的吐、泄物以及进食的可疑食物做细菌培养，如能获得相同病原菌有利于确诊。

2. 核酸检测　特异性核酸探针进行核酸杂交和特异性引物进行聚合酶链反应以检查病原菌并分型。

【诊断与鉴别诊断】

（一）诊断依据

1. 流行病学资料　①进食变质食物或海产品、腌制品、未熟的肉类、蛋制品等病史；②共餐者短期内集体发病；③好发季节多在夏秋季。

2. 临床表现　主要表现为急性胃肠炎，病程较短，恢复较快。

3. 实验室及其他检查　对可疑食物、患者呕吐物及粪便做细菌培养，分离鉴定菌型。怀疑为毒素型食物中毒，可做动物试验观察。

（二）鉴别诊断

1. 非细菌性食物中毒　包括化学性食物中毒（砷、升汞、有机磷农药等）和生物性食物中毒（发芽马铃薯、生鱼胆、苦杏仁、河豚、毒蕈）。潜伏期短（数分钟至数小时），除胃肠道症状外，尚有神经系统与肝肾功能损害等症状。可疑食物、呕吐物、粪便等标本中可检出毒物。

2.急性细菌性痢疾 全身感染中毒症状较明显，常有发热，黏液脓血便，量少，伴里急后重。粪便培养可见痢疾杆菌生长。

3.霍乱 有流行病学线索可查。常先泻后吐，无痛性腹泻，泻吐物呈米泔水样。粪便悬滴镜检及制动试验或培养可检出病原菌。

4.急性坏死性出血性肠炎 起病急，突发剧烈腹痛，血水样大便中常伴有坏死组织。全身中毒症状严重，易出现休克。甚至出现肠麻痹、腹膜炎。

病案分析

患者，女，42岁，因腹痛、腹泻1天入院。患者在1天前开始出现腹泻，大便8次，为黄色稀便，伴腹胀，无里急后重，无呕吐、无发热。曾自服黄连素3片，但效果欠佳。既往体健，无肝炎、结核、痢疾等病史。病前1天曾一家三口在餐馆吃晚饭，进食过凉拌菜及肉食等，其丈夫也出现腹痛、腹泻情况，但症状较轻。体查：T 37.5℃，P 98次/min，R 20次/min，BP 112/80mmHg，神志清晰，皮肤弹性好，无脱水征。心肺听诊未闻异常，腹平软，无压痛反跳痛。肝脾肋下未触及，肠鸣音活跃。实验室检查：外周血常规：WBC $8.6×10^9$/L，N% 70%，Hb 123g/L。大便常规：WBC（+），RBC 2~6个/HP。

请分析：

1.本病例的诊断和诊断依据。

2.为明确诊断还需要做哪些检查？

解析：

1.本病例的诊断为：胃肠型食物中毒。

诊断依据：①患者发病前有外出进食史，与其进食的丈夫也出现类似症状；②临床表现以急性胃肠炎的表现为主；③患者血常规白细胞正常；大便常规有白细胞及少量红细胞。

2.为明确诊断，应对患者及其丈夫的大便做细菌培养，同时收集可疑食物进行细菌培养，如能分离出同一细菌，即可确诊。

【治疗】

病程短，应以对症治疗为主。

（一）一般治疗

卧床休息。流质或半流质饮食。感染型食物中毒者床旁隔离。

（二）对症治疗

严重腹泻者可用解痉药，如山莨菪碱、阿托品等。高热者给予物理降温或药物降温。凡有液体丢失，无论有无脱水症状，均给口服补液。严重呕吐者，可静脉补液。

（三）病原治疗

一般不用抗菌药物。沙门菌、副溶血性弧菌应及时选用抗菌药物，如喹诺酮类、第三代头孢菌素类及氨基苷类等。

【预防】

（一）管理传染源

一旦发生可疑食物中毒，立即报告当地卫生防疫部门，以便及时处理，及早控制疫情。

（二）切断传播途径

认真贯彻《中华人民共和国食品安全法》，加强食品卫生管理是预防本病的关键措施，包括食品行业卫生监督，从业人员定期健康检查，食品卫生的宣传教育等。

二、神经型食物中毒（肉毒中毒）

肉毒中毒是进食被肉毒梭菌外毒素污染的食物而导致的中毒性疾病。临床上以神经系统症状如眼肌及咽肌瘫痪为主要表现。抢救不及时，病死率较高。

【病原学】

肉毒梭菌（clostridium botulinum）革兰氏阳性的厌氧梭状芽孢杆菌，有鞭毛，能运动。芽孢对热及化学消毒剂抵抗力强，干热 180℃ 15 分钟、高压蒸汽灭菌 121℃ 30 分钟、5% 苯酚或 20% 甲醛 24 小时才能将其灭活。肉毒梭菌外毒素是一种嗜神经毒素，毒力极强，对人致死量仅为 0.01mg 左右，对胃酸有抵抗力，但不耐热，无色、无臭、无味、不易察觉。

【流行病学】

（一）传染源

家畜、家禽及鱼类为传染源。肉毒梭菌存在于动物肠道，随粪便排出后，芽孢在土壤中存活期较长，但仅在缺氧环境下才大量繁殖，产生毒素。患者无传染性。

（二）传播途径

主要通过肉毒梭菌外毒素污染的食物传播，多见于腊肉、香肠等腌制食品，制作不良的罐头食品，发酵豆制品及发酵面制品。

（三）人群易感性

人群普遍易感。无病后免疫力。

【发病机制与病理解剖】

肉毒梭菌外毒素食入后，胃液不能将其破坏，经肠黏膜吸收，主要作用于脑神经核、肌肉神经接头处及自主神经末梢，抑制神经传导介质乙酰胆碱的释放，使肌肉收缩运动障碍而致软瘫。

脑及脑膜显著充血、水肿，并有广泛的点状出血及小血栓形成。镜下可见神经节细胞变性。

【临床表现】

潜伏期多为 12～36 小时（2 小时～10 天）。潜伏期越短，病情越重。

起病突然，以神经系统症状为主。先有全身乏力、头痛、头晕，继而出现视力模糊、复视、眼睑下垂、瞳孔散大等。重者出现咀嚼、吞咽、发音等困难，甚至呼吸困难。

病程长短不一，通常于 4～10 天后逐渐恢复，但乏力、眼肌瘫痪可持续数月之久。重症抢救不及时，可在 2～3 天内死于呼吸中枢麻痹。

婴儿患者食入肉毒梭菌芽孢后在肠内繁殖产生毒素，首发症状常为便秘、拒奶、哭声低沉、颈软不能抬头及脑神经损害，病情进展迅速，可因呼吸衰竭而猝死。

【实验室及其他检查】

（一）细菌培养

将可疑食物、呕吐物或排泄物加热煮沸 20 分钟后，接种血琼脂做厌氧培养，可检出肉毒梭菌。

（二）毒素检查

1. 动物试验　将检查标本浸出液饲喂动物，或做豚鼠、小白鼠腹腔内注射，同时设对照组，以加热 80℃ 30 分钟处理的标本或加注混合型肉毒抗毒素于标本中，如实验组动物肢体麻痹死亡，而对照组无此现象，则本病的诊断可成立。

2. 中和试验　将各型抗毒素血清 0.5ml 注入小白鼠腹腔内，随后接种检查标本 0.5ml，同时设对照组，从而判断毒素有无并作型别鉴定。

3. 禽眼睑接种试验　将含有毒素的浸出液，视禽大小，0.1～0.3ml 注入禽眼内角下方眼睑皮下，出现眼睑闭合或出现麻痹性瘫痪和呼吸困难，经数十分钟至数小时家禽死亡，可作快速诊断。

【诊断与鉴别诊断】

（一）诊断

1. 流行病学资料   曾进食可疑食物如腊肉、罐头等，同餐者集体发病。

2. 临床表现   特殊的神经系统症状与体征，如眼肌瘫痪，吞咽、发音、呼吸困难等。

3. 实验室及其他检查   可疑食物做厌氧菌培养，可发现肉毒梭菌。以食物渗出液做动物试验。

（二）鉴别诊断

应与河豚中毒、毒蕈中毒、乙脑、脊髓灰质炎等鉴别。

【治疗】

（一）对症治疗

进食 4 小时内用 5% 碳酸氢钠或 1∶4 000 高锰酸钾溶液洗胃。服泻药并清洁灌肠，以清除毒素。进食困难者可鼻饲或静脉补充营养和水分。保持呼吸道通畅及有效呼吸。

（二）抗毒素治疗

早期用多价抗毒血清有效。一次用 5 万～10 万 U，由静脉及肌肉各半量注入，必要时 6 小时重复 1 次。过敏者行脱敏疗法。毒素型别确定后用单价抗毒素血清，每次 1 万～2 万 U。

（三）其他治疗

盐酸胍乙啶有促进末梢神经释放乙酰胆碱的作用，可用以治疗肉毒梭菌中毒，半数患者症状好转，但对严重呼吸衰竭患者无效。

【预防】

同胃肠型食物中毒。

（刘　玲）

第六节　弯曲菌和幽门螺杆菌感染

弯曲菌感染（campylobacter infection）是由弯曲菌属细菌所致的感染性疾病。弯曲菌感染主要引起人类急性腹泻、肠道外器官感染和菌血症。幽门螺杆菌是消化性溃疡、慢性肠炎及胃癌等胃部疾病的重要病原体，也可能与一些原因不明的全身性疾病有关。

一、弯曲菌感染

感染人类并导致疾病的弯曲菌属主要有空肠弯曲菌（*C. jejuni*）、结肠弯曲菌（*C. coli*）、胎儿弯曲菌（*C. fetus*）。空肠弯曲菌和结肠弯曲菌主要引起急性肠炎；胎儿弯曲菌多引起机会性感染，可引起败血症等全身性感染。

【病原学】

弯曲菌是微需氧菌，革兰氏染色阴性，形态细长，呈弧形、螺旋形、S 形等多形态小杆菌。无荚膜，无芽孢，一端或两端具有鞭毛 1 根。运动活泼，常有特征性螺旋状突进运动。其最适生长环境是含氧气 5% 或二氧化碳 10%、氮气 85%。在 42℃ 中生长良好。而胎儿弯曲菌在 25～37℃ 生长良好。本菌抗原结构复杂，具有 O 抗原和 H 抗原，另有 K 抗原。其中 O 抗原对热稳定，而 H 与 K 抗原对热不稳定。空肠弯曲菌在体外存活力较强，在 4℃ 牛奶中可存活 160 天，在室温内可存活 2 个月以上。但可被干燥、直接阳光及弱消毒剂等所杀灭，58℃ 5 分钟即可杀死。

【流行病学】

（一）传染源

患者和带菌者是本病的传染源。家禽、家畜、鸟类、大多数野生动物也是重要的传染源。

（二）传播途径

主要通过污染食物或水经口传播。

（三）人群易感性

普遍易感，儿童和青少年发病率为高。

（四）流行特征

弯曲菌感染较为常见，全年均可发病，夏秋季为感染高峰。空肠弯曲菌感染可见于健康者，胎儿弯曲菌感染主要发生在免疫力低下的患者，如糖尿病、慢性肝病、恶性肿瘤、艾滋病等。

【发病机制与病理解剖】

细菌经口感染后经胃到小肠，小肠上部为微氧环境，有利于本菌生长繁殖。目前一般认为本菌主要是其侵袭力导致肠黏膜损伤，从而引起腹泻。空肠弯曲菌主要引起肠黏膜局部病变，一般不侵入血流。胎儿弯曲菌易引起菌血症和肠道外器官感染。

病理变化主要在空肠、回肠和结肠，该菌侵入肠黏膜上皮细胞后，分泌毒素致细胞内质网明显肿胀、细胞脱落。结肠镜检可见肠黏膜水肿、点状出血、浅表溃疡、隐窝脓肿等。黏膜下层镜检有中性粒细胞、浆细胞和淋巴细胞浸润。

【临床表现】

1. 空肠弯曲菌感染 潜伏期3～5天。病情轻重不一，可从无症状的排菌或轻症到重症。多数患者有全身不适、乏力、发热、头痛等全身中毒症状，消化道症状以腹痛、腹泻为主，腹痛位于脐周或上腹部，腹泻每天2～10次，大便呈水样或黏液样，甚至脓血便。病程一般7～10天，少数转为慢性腹泻。

少数严重患者可出现腹膜炎、胆囊炎、关节炎、阑尾炎，甚至败血症等。也可合并溶血尿毒综合征、多发性神经炎、吉兰-巴雷综合征、脑膜炎、心内膜炎等。

2. 胎儿弯曲菌感染 为肠道外感染，以败血症或菌血症为主。也可引起心内膜炎、心包炎、肺部感染、关节炎等局部感染，新生儿和老年人易出现脑膜炎、脑炎硬脑膜下积液、脑脓肿等。

【实验室及其他检查】

（一）常规检查

水样便或黏液血便，粪便镜检可见少量白细胞或多量红细胞及脓细胞。血常规白细胞总数和中性粒细胞可有轻度增加。

（二）病原学检查

1. 直接涂片检查 可直接取新鲜粪便置于载玻片上，加生理盐水少许混匀后，覆盖玻片制成悬滴标本，在显微镜下可见呈特征性突进运动的螺旋形细菌。也可涂片后进行革兰氏染色，镜检可见弯曲菌呈S型、螺旋型，革兰氏染色为阴性。

2. 细菌培养 将新鲜粪便接种于选择性培养基上，在42℃微氧环境下培养48小时可获得病原菌。

（三）血清学检查

可用试管凝集法、间接荧光法、酶联吸附法或被动血凝法测定患者血清中O、H、K抗体。多数患者在病后数日即可检测到阳性结果，恢复期血清抗体效价较急性期有4倍以上增高者亦有诊断价值。

【诊断】

有与感染动物或患者接触史，或进食可疑污染的食物、水等，临床表现为急性起病，发热、腹痛、腹泻、血便等，大便镜检有红、白细胞，应疑及本病。大便镜检找到弯曲菌有助诊断。大便或血培养阳性，恢复期血清抗体滴度比急性期升高4倍以上，或其他血清学检测阳性结果可确诊。

【鉴别诊断】

本病应与急性细菌性痢疾、肠套叠、肠息肉、轮状病毒肠炎、溃疡性结肠炎、沙门菌肠炎及其他细菌性腹泻相鉴别。

 病案分析

　　患儿，男，1岁2个月，1985年3月27日就诊。腹泻10天，初期大便成形，后呈水样便，曾服复方新诺明，多酶片2天后腹泻好转，就诊前两天又开始腹泻，3～4次/d，为稀糊状，黏胨便，含不消化食物，不发热，不吐。家庭养鸡，每日玩鸡，且有拾地上食物吃的习惯。粪便检查：脓细胞阳性，红细胞少许，吞噬细胞0～4个/HP。

　　请分析：

　　1. 该病例的初步诊断是什么？

　　2. 为确诊，需进一步做哪些检查？

　　解析：

　　1. 该病例的初步诊断为：弯曲菌感染。

　　2. 需进一步做粪便涂片镜检和细菌培养以确诊。

【治疗】

（一）一般治疗

卧床休息、半流质饮食、降温，保持水、电解质平衡等对症治疗。

（二）抗菌治疗

1. 空肠弯曲菌感染　空肠弯曲菌的肠道感染大多能自愈，因此轻症者不需抗菌药物治疗。对于中、重度病症者，应选用抗菌药物治疗，这样可缩短排菌时间并加速症状恢复，减少复发。常用抗菌药物首选红霉素口服，成人每天0.9～1.2g，小儿每天40～50mg/kg，分3～4次，疗程5～7天。也可选用多西环素、四环素、氯霉素、氟喹诺酮等。同时，可根据患者分离的菌株对抗菌药物的敏感性来确定抗菌药物的选择。

2. 胎儿弯曲菌感染　用氨基糖苷类或氨苄西林等药物治疗。败血症患者疗程需4周。中枢神经系统感染可用氯霉素治疗，疗程2～3周。

【预后】

老年患者及有严重其他疾病合并者预后不佳。部分肠炎患者偶有复发者，常发生在腹泻消失后2周～3个月内，少数可形成慢性腹泻。

【预防】

注意食品管理和饮水卫生，防止家禽、家畜的粪便污染，作好牛奶消毒和患者排泄物的严格消毒。

二、幽门螺杆菌感染

【病原学】

幽门螺杆菌（helicobacter pylori，Hp）是一种微需氧的革兰氏阴性菌，有1～3个螺旋或呈S形，一端有2～6根鞭毛，运动活泼。在4℃水中至少可存活1年，但在室温空气中只能存活数小时。幽门螺杆菌需在营养丰富的培养基上生长，需补充一些特殊物质如血液、血清等，最适温度37℃，pH值5.5～8.5均能生长。该菌生化反应不活泼，不分解糖类。过氧化氢酶或氧化酶阳性。尿素酶丰富，能分解尿素，是区别于其他弯曲菌的主要依据之一。

【流行病学】

Hp感染在世界各地都较常见，Hp的感染率在不同地区、不同种族、不同人群之间有很大差别,在经济不发达和卫生较差的地区,Hp 的感染率较高。本病的主要传染源是人,Hp 感染有家庭内集聚现象,因此认为该菌主要是人与人之间通过粪 - 口或口 - 口途径传播。

【发病机制与病理解剖】

Hp 进入机体后,首先黏附在胃黏膜黏液表层,后借其螺旋状结构和鞭毛运动穿过该黏液层,继而与胃黏膜上皮细胞接触。由于黏液分子结构呈索状,故 Hp 穿过其间时,呈鱼贯状平行分布,经黏附因子与上皮细胞结合后,Hp 能产生多种酶,包括尿素酶、蛋白酶、过氧化氢酶、脂酶等,尿素酶水解胃液中尿素、中和胃酸,有利于 Hp 在胃液中长期生存,尿素水解后产生的氨能损伤上皮细胞。而蛋白酶、脂酶、磷酸酶等能破坏胃黏液层的完整性,增加黏液的可溶性和降低黏液的疏水性,进而降低了黏液对上皮细胞的保护作用。大约 60% 的 Hp 菌株可产生细胞毒素,使上皮细胞产生空泡样变。另外,还发现 Hp 可通过分泌一些致炎因子如 TNF-α、IL-1β 等,促进黏膜的炎症损伤。Hp 感染也可通过引起胃肠激素的变化而损伤胃黏膜上皮细胞。

【临床表现】

Hp 感染后轻者可无症状。相关研究证实 Hp 感染是慢性胃炎、消化性溃疡、胃癌和胃黏膜相关性淋巴瘤的主要致病因子。Hp 感染还与一些胃外疾病的发生有关,如动脉粥样硬化相关性疾病、原发性雷诺现象、原发性头痛、胆道感染、慢性肝病、原发性血小板减少性紫癜、干燥综合征、桥本甲状腺炎、糖尿病、荨麻疹、斑秃等。

【诊断】

Hp 检测方法分为侵入性和非侵入性两大类。前者需通过胃镜检查取胃黏膜活组织进行检测,主要包括快速尿素酶试验、组织学检查和 Hp 培养;后者主要有 13C 或 14C 尿素呼气试验(urea breath test,UBT,非侵入性方法检测 Hp 的金标准)、粪便 Hp 抗原检测(单克隆粪便抗原实验作为备选)及血清抗 HpIgG 抗体检测(主要用于流行病学调查,一般不作为现症感染或治疗后复查依据)。

下列两项中任一项阳性者可诊断:①幽门螺杆菌涂片或组织学染色;② 13C 尿素呼气试验。

病案分析

患者,男,45 岁,因上腹隐痛 1 个月,黑便 1 天入院。腹痛多于夜间或饥饿后发生,伴反酸、嗳气,进食物后可暂时缓解,昨日晚上开始排成形黑便 3 次,总量约 500g,感头晕、心慌、乏力,遂来我科住院治疗。查体:T 37℃,P 95 次 /min,R 20 次 /min,BP 110/78mmHg,神志清楚,轻度贫血貌,心肺听诊无明显异常,上腹压痛,无反跳痛,余可。辅助检查:血常规示血红蛋白 95g/L,肝功能、肾功能、电解质心电图正常,CEA、CA199、CA724 正常;大便常规隐血(++++)。

请回答:

1. 该病例的初步诊断及诊断依据是什么?

2. 为明确诊断需进一步完善的检查有哪些?

解析:

1. 该病例的初步诊断为:消化性溃疡,轻度贫血。

诊断依据:①患者,男,45 岁,因上腹隐痛 1 月,黑便 1 天入院。腹痛多于夜间或饥饿后发生,伴反酸、嗳气,进食物后可暂时缓解,昨日晚上开始排成形黑便 3 次,总量约 500g,感头晕、心慌、乏力,遂来我科住院治疗。查体:P 95 次 /min,轻度贫血貌,上腹压痛,无反跳痛。②辅助检查:血红蛋白 95g/L;大便常规隐血(++++)。

2. 需进一步做 13C 尿素呼气试验和胃镜检查以明确诊断。

【治疗】

对于慢性胃炎，建议根除 Hp 特别适用于：①伴有胃黏膜糜烂、萎缩及肠化生、异型增生者；②有消化不良症状者；③有胃癌家族史者；④计划长期服用非甾体抗炎药（包括低剂量阿司匹林）；⑤长期服用质子泵抑制剂（PPI）；⑥维生素 B_{12} 缺乏。

凡有 Hp 感染的消化性溃疡，无论初发或复发、活动或静止、有无合并症，均应予以根除 Hp 治疗。

对于无法获得敏感性试验的个体，在克拉霉素高耐药率（>15%）或耐药率未知地区，目前推荐铋剂四联（PPI+ 铋剂 +2 种抗菌药物）作为主要的经验性治疗根除 Hp 方案（推荐 7 种方案），这些方案的组成、药物剂量和用法见表 4-2。绝大多数研究采用的疗程是 14 日，含甲硝唑方案中的甲硝唑剂量为 1 600mg/d。

表 4-2　推荐的幽门螺杆菌根除四联方案中抗菌药物组合、剂量和用法

方案	抗菌药物 1	抗菌药物 2
1	阿莫西林 1 000mg, 2 次 /d	克拉霉素 500mg, 2 次 /d
2	阿莫西林 1 000mg, 2 次 /d	左氧氟沙星 500mg, 1 次 /d 或 200mg, 2 次 /d
3	阿莫西林 1 000mg, 2 次 /d	呋喃唑酮 100mg, 2 次 /d
4	四环素 500mg, 3 次 /d 或 4 次 /d	甲硝唑 400mg, 3 次 /d 或 4 次 /d
5	四环素 500mg, 3 次 /d 或 4 次 /d	呋喃唑酮 100mg, 2 次 /d
6	阿莫西林 1 000mg, 2 次 /d	甲硝唑 400mg, 3 次 /d 或 4 次 /d
7	阿莫西林 1 000mg, 2 次 /d	四环素 500mg, 3 次 /d 或 4 次 /d

注：标准剂量（质子泵抑制剂 + 铋剂）（2 次 /d，餐前半小时口服）+2 种抗菌药物（餐后口服）。标准剂量质子泵抑制剂为艾司奥美拉唑 20mg、雷贝拉唑 10mg（或 20mg）、奥美拉唑 20mg、兰索拉唑 30mg、泮托拉唑 40mg、艾普拉唑 5mg，以上选一；标准剂量铋剂为枸橼酸铋钾 220mg（果胶铋标准剂量待确定）。

【预防】

预防主要为及时发现患者和带菌者，并给予隔离和抗菌治疗。作好内镜等医疗器械消毒工作。注意环境和饮食卫生。

（沈钦海　刘　玲）

第七节　猩 红 热

猩红热（scarlet fever）是由 A 组 β 型溶血性链球菌引起的急性呼吸道传染病。其临床特征为发热、咽峡炎、全身弥漫性鲜红色皮疹和疹退后明显脱屑。少数患者病后可出现变态反应性心、肾、关节损害。

【病原学】

A 组 β 型溶血性链球菌（group A β-hemolytic streptococcus, GAS）亦称化脓性链球菌（*Strepotococcus pyogenes*），革兰氏染色阳性。初从体内检出时带有荚膜，无芽孢，无鞭毛。易在血液培养基上生长，并产生完全（β 型）溶血。按其菌体细胞壁上所含多糖类抗原（C 抗原）的不同，可分为 A～U（无 I、J）19 个组，A 组是猩红热的主要病原体。A 组细菌有 M、T、R、S 四种表面抗原。细菌的致病力与菌体本身及其产生的毒素、酶类有关，致病力的菌体成分主要为荚膜、细胞壁的脂壁酸及 M 抗原，其产生的毒素和酶主要有：①溶血素 O 和 S，可溶解红细胞、损伤白

细胞和血小板,并能引起组织坏死;②致热外毒素,又称红疹毒素,引起发热和皮疹;③链激酶,可溶解血块,阻止血浆凝固;④链道酶能溶解 DNA;⑤透明质酸酶,又称扩散因子,能溶解组织间的透明质酸,促使细菌扩散;⑥烟酰胺腺嘌呤二核苷酸酶可杀伤白细胞;⑦血清浑浊因子,可抵制机体特异性和非特异性免疫反应。

该菌对热及干燥的抵抗力较弱,56℃ 30 分钟及一般消毒剂均可将其杀灭,但在痰及脓液中可生存数周。

【流行病学】

(一)传染源

主要是患者和带菌者。自发病前 24 小时至疾病高峰时期传染性最强。该菌引起的咽峡炎患者,排菌量大且容易被忽视,是重要的传染源。

(二)传播途径

主要经空气飞沫传播。亦可经皮肤伤口或产道感染,称为"外科型猩红热"或"产科型猩红热"。

(三)人群易感性

普遍易感。感染后人体可产生抗菌免疫和抗毒素免疫。抗菌免疫主要来自抗 M 蛋白的抗体,具有型特异性,可抵抗同型菌的侵犯,但对不同型别的链球菌感染无保护作用。抗红疹毒素对免疫力较持久,但由于红疹毒素有 5 种血清型,其间无交叉免疫,若再次感染不同类型红疹毒素的 A 组链球菌仍可致病。

(四)流行特点

本病多见于温带地区,寒带和热带少见。全年均可发病,但冬春季发病较多,夏秋季少。可发生于任何年龄,但以儿童最为多见,5～15 岁为好发年龄。

【发病机制与病理解剖】

猩红热的临床表现主要由化脓性、中毒性和变态反应性病变综合而成。

(一)化脓性病变

A 组 β 型溶血性链球菌借助脂壁酸黏附于黏膜上皮细胞,进一步侵入组织引起炎症,通过 M 蛋白保护细菌不被吞噬,在透明质酸酶、链激酶及溶血素作用下,使炎症扩散和引起组织坏死。

(二)中毒性病变

病原菌所产生的红疹毒素及其他产物经咽部丰富的血管进入血流,引起发热、头痛、食欲减退等全身中毒症状。红疹毒素使皮肤血管充血、水肿,上皮细胞增殖,白细胞浸润,以毛囊周围最为明显,形成典型的猩红热样皮疹。最后表皮死亡而脱落。黏膜充血,有时呈点状出血,形成"内疹"。肝、脾、淋巴结可有充血和脂肪变性,心肌可有浑浊肿胀和变性。肾脏可有间质性炎症。

(三)变态反应性病变

个别病例于病程第 2、3 周时,可出现变态反应性变化,主要见于心、肾浆液性炎症。可能系因该菌某些型与被感染者的心肌、心瓣膜、肾小球基底膜的抗原产生交叉免疫反应,或可能因抗原 - 抗体复合物沉积在上述部位而致免疫损伤。

【临床表现】

潜伏期 1～7 天,一般 2～3 天。

(一)普通型

流行期间大多数属于此型。典型临床表现有:

1. 发热 可达 39℃ 左右,多为持续性,伴有头痛、全身不适等全身中毒症状。发热的高低及热程均与皮疹的多寡及其消长相一致。自然病程约 1 周。

2. 咽峡炎 表现有咽痛、吞咽痛,局部充血并可有脓性渗出。腭部可见有充血或出血性黏膜疹,可先于皮疹出现。颈及颌下淋巴结呈非化脓性改变,肿大,有压痛。

3. 皮疹 发热后 24 小时内开始发疹，始于耳后、颈及上胸部，迅速蔓及全身。典型皮疹是在弥漫性充血的皮肤上出现分布均匀的针尖大小的丘疹，伴有痒感。部分患者可见带黄白色脓头且不易破溃的皮疹，称为"粟粒疹"。严重者可见出血性皮疹。在皮肤皱褶处，皮疹密集或因摩擦出血而呈紫色线状，称为"线状疹"（亦称巴氏线，Pastia 线，英文名 Pastia lines）。如颜面部位仅有充血而无皮疹，口鼻周围充血不明显，与面部充血相比之下显得发白，称为"口周苍白圈"。多数情况下，皮疹于 48 小时达高峰，继之依出疹顺序开始消退，2～3 天内退尽，但重者可持续 1 周左右。疹退后开始皮肤脱屑，皮疹越密脱屑越明显，以粟粒疹为重，可呈片状脱皮，掌、指（趾）处由于角化层较厚，片状脱皮常呈指或趾套状，而面部及躯干常为糠屑状。出疹同时可出现舌乳头肿胀，初期舌面覆盖白苔，明显红肿的舌乳头凸出于白苔之外，称为"草莓舌"，2～3 小时后舌苔脱落舌面光滑呈绛红色，舌乳头凸起，称为"杨梅舌"。

（二）中毒型

中毒症状明显，高热、头痛、剧烈呕吐，甚至神志不清，可出现中毒性心肌炎及感染性休克等。咽峡炎不重但皮疹很明显，可为出血性。但若发生休克，则皮疹常变成隐约可见。病死率高，目前很少见。

（三）脓毒型

主要表现为咽部严重的化脓性炎症、坏死及溃疡，渗出物多，往往形成脓性假膜。常可波及邻近组织引起颈淋巴结炎、化脓性中耳炎、鼻窦炎等。亦可侵入血液循环引起败血症及迁徙性化脓性病灶。目前已罕见。

（四）外科型

包括产科型，病原菌经伤口或产道侵入而致病，故没有咽峡炎。皮疹始于伤口或产道周围，然后延及全身，中毒症状较轻，预后也较好。伤口分泌物培养可检出病原菌。

【并发症】

初期可发生化脓性和中毒性并发症，如化脓性淋巴结炎、化脓性中耳炎及中毒性心肌炎、中毒性肝炎等。在病程 2～3 周，主要有风湿病、肾小球肾炎和关节炎，为变态反应所致。近年由于早期应用抗菌药物使病情得以控制，故并发症少见。

【实验室及其他检查】

（一）血常规检查

白细胞总数增高可达（10～20）×10^9/L，中性粒细胞 80% 以上，严重患者可出现中毒颗粒。出疹后嗜酸性粒细胞增多，占 5%～10%。

（二）尿液

常规检查常无明显异常改变，若发生肾脏变态反应并发症时，则可出现尿蛋白、红细胞、白细胞及管型。

（三）病原学检查

咽拭子或其他病灶分泌物培养可有 β 型溶血性链球菌生长。

（四）血清学检查

可用免疫荧光法检测咽拭涂片进行快速诊断。

【诊断与鉴别诊断】

（一）诊断

1. 流行病学资料 当地有本病流行，有猩红热或咽峡炎患者接触史。

2. 临床表现 骤起发热，咽峡炎，病后 24 小时内出疹，为在弥漫充血的皮肤上有猩红色皮疹者，以及疹退后皮肤有脱屑。

3. 实验室及其他检查 ①外周血白细胞总数高，中性粒细胞比分高，出现中毒颗粒。出疹后嗜酸性粒细胞增多；②咽拭子或脓液培养分离出 A 组 β 型溶血性链球菌，或上述标本涂片用免疫荧光法检测有 A 组溶血性链球菌则可确定诊断。

（二）鉴别诊断

在出皮疹前咽峡炎与一般急性咽峡炎较难鉴别,病原学检查有助于诊断。金黄色葡萄球菌感染、药疹等,也能引起猩红热样皮疹,其他如麻疹、风疹等发疹性疾病,均需与猩红热鉴别。

病案分析

某女童,10 岁。因发热 3 日伴出疹 2 日于 12 月 1 日入院。入院查体:T 39℃,P 120 次 /min,R 20 次 /min,意识清,发热面容,全身皮肤潮红,并可见与毛囊一致的红色丘疹,舌苔白厚,舌乳头突出,呈草莓样,咽部充血,扁桃体肿大,并可见脓性分泌物。双肺、心脏、腹部均无阳性体征。血常规:WBC $15×10^9$ / L,N% 95%。

请分析:

1. 本病例最可能的诊断是什么?

2. 为明确诊断,可考虑做哪些检查?

解析:

1. 本病例最可能的诊断是:猩红热。

2. 咽拭子分泌物培养出 A 组 β 型溶血性链球菌可确诊。

【治疗】

（一）一般治疗

急性期卧床休息,呼吸道隔离。

（二）病原治疗

早期病原治疗可缩短病程,减少并发症。青霉素为首选药物,成人 80 万 U/ 次,每天 2～4 次,儿童每天 2 万～4 万 U/kg,分 2～4 次。根据病情选择肌内注射或静脉给药途径,疗程 5～7 天。中毒型或脓毒型成人患者可加大剂量到 800 万～2 000 万 U/d,儿童 20 万 U/(kg•d),分 2～3 次静脉滴注,连续用药 10 天或热退后 3 天。80% 的患者用青霉素治疗 24 小时后即可退热,皮疹逐渐消退。近年对青霉素耐药菌株有所增多,值得关注。

青霉素过敏者可选用红霉素,疗程同青霉素,亦可选用第一代头孢菌素等。

（三）对症治疗

若发生感染脓毒症休克,要积极补充血容量,纠正酸中毒,给血管活性药等。对已化脓的病灶,必要时给予切开引流或手术治疗。

【预防】

（一）管理传染源

对患者的管理,需住院或家庭隔离至咽拭子培养 3 次阴性,且无化脓性并发症出现,可解除隔离（自治疗日起不少于 7 天）。咽拭子培养持续阳性者应延长隔离期。对接触者医学观察 7 天,并可用苄星青霉素 120 万 U 肌内注射一次进行预防。儿童机构内有本病流行时,对咽峡炎或扁桃体炎患者,亦应按猩红热隔离治疗。

（二）切断传播途径

呼吸道隔离。流行期间应避免到人群密集的公共场所,接触患者应戴口罩。

（三）保护易感人群

目前尚无主动免疫疫苗。猩红热流行时,对家庭或儿童机构内的接触者可采取药物预防,口服磺胺甲噁唑或肌内注射青霉素,连用 3～4 天。青霉素过敏者,可选用红霉素口服。

（刘　玲）

第八节 布鲁氏菌病

布鲁氏菌病(brucellosis)又称布氏菌病、布病或波状热,是由布鲁氏菌(*Brucella*)引起的一种人畜共患传染病。其临床特点为长期发热、多汗、关节疼痛、肝脾及淋巴结肿大、易复发等。

【病原学】

布鲁氏菌是一组革兰氏阴性短小杆菌,无芽孢、无鞭毛,光滑型菌株有微荚膜。该菌分为 6 个生物种和 19 个生物型,其中羊种(*B. melitensis*)、牛种(*B. abortus*)、猪种(*B. suis*)、犬种(*B. canis*)四种对人类致病。羊布鲁氏菌致病力最强,可致严重的急性病理过程和致残性并发症;猪布鲁氏菌次之,感染时常伴化脓性损害,病程较长;牛布鲁氏菌常与轻型和散发病例有关;犬布鲁氏菌感染多呈隐匿发病,常复发,呈慢性经过。我国布鲁氏菌病的病原体以羊布鲁氏菌为主,其次为牛布鲁氏菌。

布鲁氏菌含 20 余种蛋白抗原和脂多糖,其中脂多糖在致病中起重要作用。

该菌对光、热、常用化学消毒剂等均敏感,湿热 60℃或日光下暴晒 10～20 分钟可杀死此菌,3% 漂白粉和甲酚皂数分钟内能杀灭。但在自然环境中的生存力较强,在皮毛、乳及乳制品中可长期存活,在病畜的分泌物、排泄物及死畜脏器中能生存 4 个月,在食品中约生存 2 个月。

【流行病学】

（一）传染源

主要为病畜,包括羊、牛和猪,其他动物如狗、鹿、马、骆驼等亦可作为传染源。病原菌存在于病畜的皮毛、胎盘、羊水、尿液及乳汁中。

（二）传播途径

1. 接触传播 直接接触病畜或其排泄物、阴道分泌物、娩出物;或在饲养、挤奶、剪毛、屠宰以及加工皮、毛、肉等过程中,经皮肤微伤或眼结膜感染;也可间接接触病畜污染的环境及物品而感染。

2. 消化道传播 进食被病菌污染的食品、水、生乳及未熟病畜肉类而感染。

3. 呼吸道传播 病菌污染环境后可形成气溶胶,可通过呼吸道感染。

4. 其他途径 如苍蝇携带,蜱叮咬等。人与人之间罕有传播。

（三）人群易感性

人群普遍易感,病后可获得一定免疫力,不同种布鲁氏菌之间有交叉免疫,再次感染者少。

（四）流行特征

1. 地区性 本病全球分布,我国主要流行于西北、东北、青藏高原及内蒙古等牧区。

2. 季节性 本病多发生于春末夏初或夏秋之间,这与羊的产羔季节有关。

3. 高危人群 主要包括兽医、畜牧者、屠宰工人、皮毛工和进食被污染的动物产品或制品者。青壮年男性牧民发病率高,与接触机会多有关。

【发病机制与病理解剖】

细菌、毒素以及变态反应均不同程度地参与疾病的发生和发展过程。

布鲁氏菌自皮肤或黏膜进入人体后,随淋巴液到达淋巴结,如未能将其杀灭,则细菌在细胞内生长繁殖,形成局部原发病灶。此阶段相当于潜伏期。细菌在吞噬细胞内大量繁殖导致吞噬细胞破裂,随之大量细菌进入淋巴液和血液循环形成菌血症。血液中的细菌又被单核细胞吞噬,并随血流带至全身,在肝、脾、骨髓、淋巴结等处的单核 - 吞噬细胞系统内繁殖,形成多发性病灶,并可多次进入血液循环而导致复发。机体免疫功能正常,通过细胞免疫及体液免疫清除病菌而获痊愈。如免疫功能不健全，或感染的菌量大、毒力强，则部分细菌被吞噬细胞吞噬带入各组织器官形成新感染灶，经过一定时期，感染灶的细菌生长繁殖再次入血，导致疾病复发，如此反复成为慢性感染。

本病病理损伤广泛，几乎所有组织器官均可被侵犯，其中以单核-吞噬细胞系统的病变最为显著，在急性期常有弥漫性细胞增生，慢性期可出现由上皮细胞、巨噬细胞、浆细胞及淋巴细胞组成的肉芽肿。其他如心血管系统、运动系统、生殖系统、神经系统等均常有轻重不等的病变。

【临床表现】

潜伏期1～3周，可长至数月，平均2周。

临床上可分为急性和亚急性感染、慢性感染，可出现局限性感染、复发等。

（一）急性和亚急性感染

本病起病多较缓慢，主要临床表现为发热、多汗、乏力、关节炎、睾丸炎等。典型热型为波状热，每次发热1至数周，然后逐渐退热，经数日至数周后又发热，如此反复数次。常伴有寒战、头痛等症状。部分病例可表现为弛张热、不规则热及持续低热等。多汗是本病的突出症状，多见于夜间或凌晨退热时大汗。肌肉和关节痛常较为剧烈，70%以上出现游走性大关节疼痛，可累及一个或数个关节。约20%～40%男性病例发生睾丸炎或附睾炎。还可出现神经痛、肝脾大、淋巴结肿大等。

（二）慢性感染

病程持续6个月以上称为慢性布鲁氏菌病。多与被不恰当治疗和局部病灶的持续感染有关。由急性期发展而来，也可缺乏急性病史，由无症状感染或轻症逐渐变为慢性。慢性期症状多不明显，也不典型，呈多样表现。主要表现为疲劳、全身不适、精神抑郁。部分患者表现为固定而顽固的关节或肌肉疼痛，反复发作达数年之久。少数患者有骨和关节的器质性损害。

（三）复发

经系统治疗后约10%的患者出现复发。复发时间可在初次治疗后的数月内，亦可在多年后发生。其机制与布鲁氏菌可在细胞内寄生有关。

（四）局灶性感染

布鲁氏菌可局限在某一器官中，有相应的临床表现和检查发现。

【实验室及其他检查】

（一）血常规检查

白细胞计数正常或稍偏低，淋巴细胞增多，可出现异常淋巴细胞，少数病例红细胞、血小板减少。血沉在急性期加快，慢性期多正常。

（二）病原学检查

取血液、骨髓、组织、脑脊液等做细菌培养，急性期培养阳性率高。

（三）免疫学检查

1.凝集试验 虎红平板（RBPT）或平板凝集试验（PAT）结果为阳性，用于初筛。试管凝集试验（SAT）滴度为1∶100（++）及以上或病程一年以上滴度1∶50（++）及以上，或半年内有布鲁氏菌疫苗接种史，滴度达1∶100（++）及以上者有诊断意义。

2.补体结合试验（CFT） 特异性IgG抗体在发病3周后出现，此抗体维持时间长，对诊断慢性布鲁氏菌病意义较大。此试验特异性高，抗体效价1∶10为阳性。

3.布鲁氏菌病抗-人免疫球蛋白试验（Coombs test） 滴度1∶400（++）及以上，检测不完全抗体，比凝集试验更灵敏，而且阳性出现早，消失晚。但操作复杂，一般仅用于凝集试验阴性的病例。

4.酶联免疫吸附试验（ELISA） 1∶320为阳性，可分别定量检测特异性IgG、IgM和IgA型抗体水平，灵敏性和特异性均较好。

【诊断与鉴别诊断】

（一）诊断

1. 流行病学资料 包括流行地区有接触羊、牛、猪等家畜或其皮毛，饮用未消毒的羊奶、牛奶等流行病史，对诊断有重要参考意义。

2. 临床表现 反复发作的发热，乏力，多汗，肌肉和关节痛等，或伴有肝、脾、淋巴结和睾丸肿大等表现。

3. 实验室及其他检查 血液、骨髓及其他体液等培养阳性即可确诊。免疫学检查阳性，结合病史及临床表现亦可做出诊断。

（二）鉴别诊断

本病急性感染需与伤寒、风湿热、疟疾、结核病、败血症等长期发热性疾病鉴别，慢性主要与各种骨、关节疾病、神经症等相鉴别。

病案分析

女，5岁，学生，河北省秦皇岛市人，家住农村。2010年2月15日出现发热，曾在当地就诊，诊断为肺炎，经治疗未见明显效果，2011年2月5日，就诊于儿童医院，以"发热待查"收入院。主要症状有：弛张高热，T 41℃，伴畏寒，多汗，乏力，腹股沟淋巴结肿大。实验室检查：WBC $11.3×10^9/L$。患者血标本先后进行虎红平板（RBPT）检测，结果均为阳性。家中所养牛在其发病前1个月死亡。

请分析：

1. 该病例的初步诊断是什么？

2. 需做哪些检查进一步确诊？

解析：

1. 该病例的初步诊断为：布鲁氏菌病。

2. 需进一步取血液、骨髓、组织、脑脊液等做细菌培养以确诊。

【治疗】

（一）急性和亚急性感染

1. 对症和一般治疗 注意休息、在补充营养的基础上，给予对症治疗。高热者可物理降温或用退热剂，合并睾丸炎者可短期加用小剂量糖皮质激素，合并脑膜炎者需给予脱水治疗。

2. 病原治疗 选择能进入细胞内的抗菌药物，用药原则为早期、联合、足量、足疗程，必要时延长疗程，防止复发和慢性化。WHO 利福平（600～900mg/d）与多西环素（200mg/d）联合应用作为首选方案，至少连用6周。其他方案可以考虑多西环素合用链霉素、多西环素合用复方磺胺甲噁唑或利福平合用氟喹诺酮类药物。对于局灶性、复发性或难治性布鲁氏菌病的复杂病例，可以考虑三药联合方案。

（二）慢性感染

治疗较为复杂，包括病原治疗、脱敏治疗及对症治疗。

1. 病原治疗 与急性和亚急性感染者治疗基本相同，必要时可重复治疗几个疗程。

2. 脱敏治疗 采用少量多次注射布鲁氏菌抗原的方法，既避免引起剧烈的组织损伤，又起到一定的脱敏作用。

3. 对症治疗 根据患者的具体情况采取相应的治疗方法。

【预后】

症状出现后1个月内得到规范治疗，预后良好。死亡病例中，主要致死原因为心内膜炎、严重神经系统并发症等。慢性病例治疗效果差,可遗留关节病变、肌腱挛缩等而使肢体活动受限。

【预防】

我国主要采取以畜间免疫为主的"检、免、处、消"相结合的综合性预防措施,即畜间全部检疫、健康畜全部免疫、病畜全部处杀、污染环境消毒。

（一）管理传染源

对牧场、乳厂和屠宰场的牲畜进行定期卫生检查。检出的病畜,应及时隔离治疗,必要时宰杀。病畜的流产物及死畜必须深埋。对其污染的环境用20%漂白粉或10%石灰乳消毒。病畜乳及其制品必须煮沸消毒。皮毛消毒后还应放置三个月以上,方准其运出疫区。病、健畜分群分区放牧,病畜用过的牧场需经三个月自然净化后才能供健康牲畜使用。

（二）切断传播途径

加强对畜产品的卫生监督,禁食病畜肉、内脏及其乳品。防止病畜或患者的排泄物污染水源及其周围环境。对与牲畜或畜产品接触密切者,要进行宣传教育,做好个人防护。

（三）保护易感人群

易感者及健康家畜除注意防护外,重要措施是进行菌苗接种。对接触羊、牛、猪、犬等牲畜的饲养员、挤奶员、兽医、屠宰人员、皮毛加工员等,均应进行预防接种。

（刘　玲）

第九节　白　喉

白喉(diphtheria)是白喉棒状杆菌引起的急性呼吸道传染病,属于乙类传染病。临床上以局部灰白色假膜和全身毒血症状为特征,严重者可并发心肌炎和神经瘫痪。

【病原学】

白喉棒状杆菌(俗称白喉杆菌)具明显多形性,呈杆状或稍弯曲,一端或两端稍膨大,内有易染颗粒称为极体,革兰氏染色阳性,不能运动,不产芽孢,在奈瑟染色(Neisser's staining)时菌体呈黄褐色,颗粒呈黑蓝色,庞(Ponder)氏染色菌体呈淡蓝色,颗粒呈深蓝色。

细菌分泌的外毒素是致病的主要物质,为不耐热的单链多肽。有A、B两个片段,B片段由跨膜、转位及受体结合区三部分组成;A片段无直接毒性,在B片段携带下与细胞膜受体结合后,转位到胞质才发挥毒性作用。白喉棒状杆菌产生外毒素的能力来自所感染的噬菌体,由噬菌体的产毒基因所控制,无毒力白喉棒状杆菌感染了有产毒基因的噬菌体后可变为有毒株,有毒株在含抗白喉棒状杆菌噬菌体血清的培养基中反复转种后可变为无毒株。

白喉棒状杆菌对冷冻、干燥抵抗力较强。可在牛奶内繁殖,在玩具、衣物上可存活数天。该菌对湿热及化学消毒剂敏感,100℃ 1分钟或58℃ 10分钟即可死亡,阳光直射下仅能存活数小时。

【流行病学】

（一）传染源

白喉患者和带菌者是传染源。潜伏期末即有传染性。健康带菌者占人口的0.1%~5%,流行期带菌率可达10%~20%,恢复期带菌率10%左右。鼻白喉症状轻而带菌时间长,不典型和轻症患者常漏诊,在白喉传播中有重要意义。

（二）传播途径

呼吸道飞沫传播为主,也可经食物、玩具及物品间接传播,偶可经破损皮肤或黏膜而感染。

（三）人群易感性

人群普遍易感,但不同年龄组差异较大。新生儿经胎盘及母乳获得的免疫力,抗体水平在生后3个月明显下降,1岁后基本消失。病后可产生针对外毒素的抗体,免疫力持久。预防接种或隐性感染可获得特异性免疫力。用锡克试验（Schick test）可测人群免疫水平，也可用间接血凝或ELISA法测人群血清抗毒素抗体水平。

知识链接

锡克试验

于一侧前臂屈侧皮内注射 0.1ml 稀释的白喉外毒素（相当于最低致死量的 1/50），于另一侧皮内注射 0.1ml 对照液（经 70℃ 10 分钟加热后的白喉外毒素，毒素已破坏）。试验侧出现红斑硬结，直径 >1cm 为阳性，24～48 小时出现，72～96 小时最明显，7 天后逐渐消失。阳性结果表示受试者对白喉毒素无免疫力。

（四）流行特征

世界各地均有白喉报道，以散发为主。实施计划免疫后儿童发病数明显下降，发病年龄推迟。一年四季均可发病，以冬、春季多发。居住拥挤，卫生条件差容易引起流行。

【发病机制与病理解剖】

白喉棒状杆菌侵袭力较弱，侵入上呼吸道后仅在黏膜表层繁殖，不侵入深部组织和血流。白喉棒状杆菌外毒素的强烈毒性引起黏膜细胞破坏，导致纤维蛋白渗出、白细胞浸润。大量渗出的纤维蛋白与白喉性坏死组织、炎症细胞、细菌等凝结而形成特征性白喉假膜。假膜与组织粘连较紧不易脱落，强行剥脱易出血。但喉及气管黏膜上皮有纤毛，假膜与黏膜的粘连不紧，因此喉及气管白喉的假膜则易脱落引起窒息。白喉棒状杆菌外毒素吸收入血引起全身毒血症状，毒素吸收量与假膜部位和广泛程度有关。假膜面积大，毒素吸收多，症状重。喉及气管处假膜毒素吸收较少，全身症状较轻；鼻白喉毒素吸收量最大，症状最重。

除局部呼吸道黏膜改变外，病理改变以中毒性心肌炎和白喉性神经炎最显著。心脏扩大，心肌常有脂肪变性、玻璃样及颗粒样变性，心肌纤维断裂并可累及传导系统。神经炎以周围运动神经为主，第Ⅸ、Ⅹ对脑神经受损较常见，神经髓鞘脂肪变性，随之神经轴断裂。还可有肾浊肿、肾小管上皮细胞脱落，肾上腺退行性变，肝细胞脂肪变性等。

【临床表现】

潜伏期 1～7 天，多为 2～4 天。

按假膜所在部位分为咽白喉、喉白喉、鼻白喉和其他部位白喉等临床类型。

（一）咽白喉

最常见，约占白喉的 80%。按假膜大小及病情轻重又可分为四型：

1. 普通型　起病缓慢，表现为咽痛、中度发热、食欲缺乏、全身不适等。咽充血，扁桃体肿大。24 小时后即可有灰白色片状假膜形成，假膜边缘清楚，不易剥离，强行剥离则基底裸面出血。可伴颌下淋巴结肿大压痛。

2. 轻型　全身症状轻，可仅轻微发热、咽痛。假膜多局限于扁桃体，呈点状或小片状，假膜也可不明显而白喉棒状杆菌培养阳性。流行时此型多见，易漏诊或误诊。

3. 重型　全身感染中毒症状重，体温常超过 39℃，面色苍白，极度乏力，恶心、呕吐，脉搏增快，严重者出现血压下降。局部假膜迅速扩大，可扩至腭弓、腭垂及咽后壁。假膜呈大片状，色灰黄污秽，伴口臭。可有淋巴结周围软组织水肿、心肌炎或周围神经麻痹。

4. 极重型　假膜较重型更广泛，污黑色，伴腐败口臭味，颈部因软组织水肿变粗而似"牛颈"。全身中毒症状极为严重，高热或体温不升、烦躁不安、呼吸急促、面色苍白、口唇发绀、脉快细弱、血压下降。可有心脏扩大、心律失常或奔马律等，抢救不及时常易死亡。

（二）喉白喉

约 1/5 的白喉表现为喉白喉，其中原发性喉白喉约占 25%，其余为咽白喉延续而成。特征性表现为"犬吠样"咳嗽，声音嘶哑或失声，甚至吸气时有喉梗阻所致的"三凹"现象、发绀等。假膜可延至气管、支气管，假膜脱落可导致窒息死亡。

（三）鼻白喉

继发性鼻白喉多来自咽白喉。原发性鼻白喉较少见。表现为鼻塞、浆液血性鼻涕，鼻孔周皮肤受累发红、糜烂、结痂。鼻前庭可有假膜。全身症状轻，可有张口呼吸及觅乳困难等。

（四）其他部位白喉

其他部位白喉少见，皮肤白喉多见于热带。伤口白喉、眼结膜白喉及耳、口腔、食管、外阴、新生儿脐带等部位白喉，常表现为局部假膜而全身症状轻。

【并发症】

（一）中毒性心肌炎

是本病最常见的并发症，也是本病的主要死因。可分为早期和晚期两型。早期（第 3～5 天）系严重毒血症引起，可于数分钟或数小时内突然死亡；晚期（第 5～14 天）系心肌病变影响周围循环，表现为极度苍白后出现发绀、腹痛，多见脉搏细弱、脉率减慢、第一心音低钝甚至消失，心律可完全不规则，血压下降等。

（二）周围神经麻痹

多见于病程第 3～4 周。常有软腭麻痹，出现鼻音重、进食呛咳及腭垂反射消失等。其次为颜面肌、眼肌及四肢肌麻痹等。一般在数周内恢复，多不留有后遗症。

（三）其他

可有支气管肺炎、其他化脓性感染、中毒性肾病及中毒性脑病等。

【实验室及其他检查】

（一）一般检查

白细胞常达（10～20）×10^9/L，中性粒细胞增高，严重时可出现中毒颗粒。

（二）病原体检查

取假膜与黏膜交界处标本涂片可见排列不规则的两端着色较深的白喉棒状杆菌，应作细菌培养与非致病的类白喉棒状杆菌鉴别。荧光标记的特异性抗体染色查白喉棒状杆菌阳性率和特异性均较高，有利于早期诊断。另外，用 2% 亚锑酸钾涂布假膜 10～20 分钟后变为黑色或深灰色为阳性，提示有棒状杆菌感染。

【诊断与鉴别诊断】

（一）诊断

依据流行病学资料和典型的鼻咽部白喉假膜可做出临床诊断，病原学检查阳性可确诊。

（二）鉴别诊断

咽白喉应与樊尚咽峡炎（Vincent angina）、急性扁桃体炎及鹅口疮等鉴别；喉白喉应与急性喉炎、超敏反应性喉水肿及气管内异物相鉴别。鼻白喉应与慢性鼻炎、鼻内异物相鉴别。

【治疗】

早期使用抗毒素和抗生素是治疗成功的关键。

（一）一般治疗

必须卧床休息 2 周以上，重者需 4～6 周。合并心肌炎者绝对卧床，过早活动易猝死。高热量流质饮食，维持水与电解质平衡，注意口腔护理，保持室内通风和湿度。

（二）病原治疗

1. 抗毒素　本病特异性治疗手段。由于白喉抗毒素不能中和细胞内的外毒素，故宜尽早（病后 3～4 天内）使用。用量按假膜部位、中毒症状、治疗早晚而定，轻中型为 3 万～5 万 U，重型 6 万～10 万 U；治疗晚者加大剂量；喉白喉适当减量。注意用抗毒素后假膜很快脱落，有阻塞气道的危险。抗毒素静脉注射 30 分钟达血峰浓度，肌内注射需 24 小时。重症及治疗晚者常将其稀释于 100～200ml 葡萄糖注射液缓慢静脉滴注。注射前需做皮肤过敏试验，过敏者采用脱敏疗法。

2. 抗菌药物 可抑制白喉棒状杆菌生长，缩短病程和带菌时间。青霉素 G 对各型白喉均有效，每天 80 万～160 万 U，分 2～4 次肌内注射；青霉素过敏者用红霉素、阿奇霉素或头孢菌素治疗。疗程均为 7～10 天。并发细菌性肺炎应根据药敏试验选用相应抗生素控制感染。

（三）对症治疗

并发心肌炎或中毒症状重者可用肾上腺糖皮质激素，必要时用镇静剂。喉梗阻或脱落假膜堵塞气道者应及时气管切开取膜，也可用喉镜直接抽吸取膜。咽肌麻痹者鼻饲，必要时呼吸机辅助治疗。

【预防】

（一）管理传染源

呼吸道隔离，治愈后 2 次（隔日一次）咽拭子培养阴性者可解除隔离。接触者检疫 7 天。带菌者可用青霉素或红霉素隔离治疗 7 天。

（二）切断传播途径

患者鼻咽分泌物及所用物品应严格消毒。

（三）保护易感人群

新生儿出生后 3 个月就应按计划免疫程序注射百白破（PDT）三联疫苗。7 岁以上儿童首次免疫或流行期易感者，接种吸附精制白喉类毒素或吸附精制白喉和破伤风类毒素。密切接触的易感者可肌内注射精制白喉抗毒素 1 000～2 000U（儿童 1 000U）作被动免疫，有效预防期为 2～3 周，一个月后再行类毒素全程免疫。

（殷存静）

第十节 百 日 咳

百日咳（pertussis）是由百日咳鲍特菌所引起的急性呼吸道传染病，临床以阵发性、痉挛性咳嗽，以及咳嗽终止时伴有鸡鸣样吸气吼声为特征。病程较长，未经治疗者咳嗽症状可持续 2～3 个月，故名"百日咳"。多发生于儿童，尤其是 5 岁以下儿童。

【病原学】

病原菌是鲍特菌属（*Bordetella*）的百日咳鲍特菌，俗称百日咳杆菌。革兰氏染色阴性，两端着色较深的短杆菌，为需氧菌。该菌初次分离时，常需用甘油、马铃薯和新鲜血液的鲍 - 金培养基（Bordet-Gengou medium）。

百日咳鲍特菌具有以下物质：外膜蛋白中的凝集抗原，丝状血凝素（FHA）及分子量 69kD 的百日咳鲍特菌黏附素（pertactin），其他毒性物质还包括百日咳外毒素（PT）、不耐热毒素（HLT）、内毒素（ET）、腺苷酸环化酶毒素（ACT）、气管细胞毒素（TCT）和皮肤坏死毒素（DNT）等。目前认为外膜蛋白中的凝集抗原、黏附素和外毒素等具有诱导宿主产生保护性抗体作用。

本菌对理化因素抵抗力弱，对紫外线和一般消毒剂均敏感。56℃ 30 分钟或日光直射 1 小时可死亡。

【流行病学】

（一）传染源

本病传染源为患者、隐性感染者及带菌者。潜伏期末即从呼吸道排菌，发病第 1～3 周尤其以第 1 周卡他期传染性最强。

（二）传播途径

主要通过飞沫传播，家庭内传播较为多见。因百日咳鲍特菌在外界环境中抵抗力弱，间接接触传播可能性小。

（三）人群易感性

人群普遍易感，5 岁以下小儿易感性最高。由于母体缺乏足够的保护性抗体传递给胎儿，所以 6 个月以下婴儿发病率最高，新生儿亦可发病。儿童经菌苗接种若超过 12 年，体内抗体水平下降，其发病率仍可达 50% 以上。成人也可患百日咳。病后免疫力持久。

（四）流行特征

全球均可发病，但多见于温带、寒带。常为散发，亦可引起流行。四季都可发生，冬、春季多见。

【发病机制与病理解剖】

百日咳鲍特菌侵入易感者呼吸道后，首先黏附于呼吸道纤毛上皮，并在此增殖和产生毒素和毒性物质，引起纤毛上皮细胞的麻痹、变性坏死及全身反应。69kD 黏附素和丝状血凝素在百日咳杆菌黏附于易感者呼吸道上皮细胞时起重要作用。而外毒素在致细胞病变中起重要作用。

由于呼吸道纤毛上皮细胞的麻痹和细胞的破坏，使呼吸道炎症所产生的黏稠分泌物排出障碍，潴留的分泌物不断刺激呼吸道神经末梢，反射性地引起连续痉挛性咳嗽，直至分泌物排出为止。由于长期咳嗽刺激，使咳嗽中枢形成持续的兴奋灶，所以其他刺激如检查咽部、进食、冷空气、烟尘等亦可引起痉挛性咳嗽发作。

病理改变主要引起支气管和细支气管黏膜的损害，但鼻咽部、喉和气管亦可看到病变，主要是黏膜上皮细胞基底部有中性粒细胞和单核细胞浸润，并可见细胞坏死。支气管和肺泡周围间质炎性浸润明显，气管和支气管旁淋巴结常肿大，分泌物阻塞支气管时可引起肺不张或支气管扩张。并发脑病者脑组织可有水肿、充血或弥散性出血点、神经细胞变性等。

【临床表现】

潜伏期为 2～21 天，平均 7～10 天。

典型临床过程可分以下三期：

（一）卡他期

从起病至阵发性痉咳的出现，7～10 天。此期可有低热、咳嗽、喷嚏、流泪、乏力等症状，类似感冒。咳嗽开始为单声干咳，2～3 天热退后咳嗽加剧，以夜晚为甚。此期传染性最强，若及时有效治疗，可控制病情发展。由于本期缺乏特征性症状易漏诊。

（二）痉咳期

本期持续 2～6 周或更长。此期已不发热，但有特征性的阵发性、痉挛性咳嗽，简称痉咳。阵咳发作时连续 10 余声至 20～30 声短促的咳嗽，继而深长的吸气，吸气时空气通过狭窄、紧张状态的声带而发出鸡鸣样吸气声，接着连续阵咳，如此反复，直至排出大量黏稠痰液及吐出胃内容物为止。痉咳一般以夜间为多，情绪波动、进食、检查咽部等均可诱发。痉咳发作前可有喉痒、胸闷等不适。患儿预感痉咳来临而恐惧，发作时表情痛苦，由于脸部充血而脸红耳赤；由于胸腔压力增高影响静脉回流可见颈静脉怒张。痉咳频繁者可出现颜面水肿、球结膜下出血或鼻出血。由于痉咳时舌向外伸，舌系带与下门齿摩擦而引起系带溃疡。无并发症者肺部无阳性体征。

婴幼儿和新生儿由于声门较小，痉咳后，甚至不发生痉咳就可因声带痉挛使声门完全关闭，加之黏稠分泌物的堵塞而发生窒息，出现深度发绀，亦可因脑部缺氧而发生抽搐，称为窒息性发作。此发作常在夜晚发生，若抢救不及时，常可因窒息而死亡。

（三）恢复期

本期一般持续 2～3 周。阵发性咳嗽次数减少，鸡鸣样吸气声消失，患儿精神、食欲逐渐恢复正常。若有并发症此期可相应延长。

【并发症】

（一）支气管肺炎

支气管肺炎是最常见并发症，为继发感染所致。患儿持续高热、呼吸浅而快，肺部出现啰音。此时，常无阵发性痉咳。

（二）肺不张

肺不张多见于病情严重者，常位于肺中叶和下叶。

（三）肺气肿及皮下气肿

由于支气管或细支气管被黏稠分泌物部分堵塞以及痉咳所致的肺泡内高压，可导致肺气肿。若肺泡撕裂则引起肺间质气肿。气体通过气管前筋膜下至颈部皮下，严重者可达脸部及胸部皮下可引起气肿。

（四）百日咳脑病

最严重的并发症，多见于痉咳期。表现为惊厥或反复抽搐，亦可出现高热、昏迷或脑水肿，可危及生命。

【实验室及其他检查】

（一）血常规检查

白细胞总数升高，常达（20～40）×10^9/L，最高可达 $100×10^9$/L，淋巴细胞占 60%～80%。继发感染者中性粒细胞增高。

（二）血清学检查

ELISA 检测百日咳鲍特菌特异性 IgM，可作为早期诊断参考。双份血清凝集试验或补体结合试验若抗体效价递增 4 倍可确诊。

（三）细菌学检查

常用鼻咽拭子培养法。培养越早，阳性率越高。卡他期培养阳性率可达 90%，发病第 3～4 周培养阳性率下降，仅 50% 左右。

（四）分子生物学检查

检测患者鼻咽吸出物的百日咳鲍特菌 DNA，特异性和敏感性均很高，且可做快速诊断。

【诊断与鉴别诊断】

根据流行病学资料，结合患者卡他期表现，体温下降后咳嗽反而加剧，尤以夜间为甚且无明显肺部体征者应考虑百日咳的可能性。结合白细胞计数和淋巴细胞分类明显增高可以做出临床诊断。确诊需靠细菌学、分子生物学或血清检查。

痉咳期较易诊断，但需与百日咳综合征、肺门淋巴结核、痉挛性支气管炎等疾病鉴别。

【治疗】

（一）一般治疗和对症治疗

按呼吸道传染病隔离。半岁以下婴儿常突然发生窒息，应有专人守护。痉咳剧烈者可给镇静剂，如苯巴比妥钠、地西泮等。沙丁胺醇亦能减轻咳嗽，可以试用。重症患者可应用泼尼松，每天 1～2mg/kg，疗程 3～5 天。亦可应用高价免疫球蛋白。

（二）抗菌治疗

卡他期应用抗菌药物治疗可以减轻痉咳。首选为红霉素，每天 30～50mg/kg，分 3～4 次服用。复方磺胺甲噁唑（SMZ-TMP）亦可选用。疗程 2～3 周。

（三）并发症治疗

肺不张并发感染根据药敏试验给予相应抗生素治疗。单纯肺不张可采取体位引流，必要时用纤维支气管镜清除堵塞的分泌物。百日咳脑病发生惊厥时可应用苯巴比妥钠每次 5mg/kg 肌内注射或地西泮每次 0.1～0.3mg/kg 静脉注射。出现脑水肿时静脉注射甘露醇每次 1～2g/kg。

病案分析

　　患儿,男性,1岁。因咳嗽20日于1月5日入院。患儿20日前出现咳嗽,伴有发热(体温37.5～38℃)、流涕、打喷嚏,5日后体温下降至正常,卡他症状消失,但咳嗽症状未消失,尤以夜间为甚,10日前出现阵发性痉挛性咳嗽,每日10余次,每日咳毕均出现"鸡鸣样"吸气。双肺呼吸音清晰,胸部X线片正常。血常规:WBC $22×10^9$/L,L% 65%。

　　请分析:

　　1. 该病例最可能的诊断是什么?

　　2. 治疗上首先考虑用哪些药物?

　　解析:

　　1. 该病例最可能的诊断为:百日咳。

　　2. 百日咳治疗首选大环内酯类抗生素,同时注意呼吸道隔离,保持室内安静、空气新鲜和适当温度、湿度。痉咳剧烈者可给镇静剂,如苯巴比妥钠、地西泮等。

【预后】

　　与年龄、原有健康状况及有无并发症等有关。年长儿经治疗预后良好。年龄越小,预后越差。1岁以下尤其是不满3个月婴儿、并发百日咳脑病、支气管肺炎者预后差。

【预防】

(一)管理传染源

　　隔离患者至病后40天,或痉咳后30天。对密切接触者应观察至少3周。

(二)切断传播途径

　　保持室内空气清新,充分利用日光照射,必要时可进行空气消毒。接触患者时应戴口罩。

(三)保护易感人群

　　目前常用白喉、百日咳、破伤风三联制剂,每月注射1次,共3次。若百日咳流行时,可提前至出生后1个月接种。此外对密切接触的曾注射过菌苗的7岁以下儿童,可以加强注射一次菌苗。菌苗接种后有效免疫期为4年。目前国内外研究利用百日咳鲍特菌的某些抗原成分组成疫苗,不良反应少,预防效果亦较满意。

(殷存静)

第十一节 鼠 疫

　　鼠疫(plague)是鼠疫耶尔森菌引起的烈性传染病,主要流行于鼠类和其他啮齿类动物中,属于自然疫源性疾病。临床主要表现为高热、淋巴结肿瘤、出血倾向、肺部特殊炎症等。人类主要通过带菌的鼠蚤叮咬或经呼吸道而被感染。本病传染性强,病死率高,是危害人类最严重的传染病之一,属国际检疫传染病和我国法定的甲类传染病。

【病原学】

　　鼠疫耶尔森菌俗称鼠疫杆菌,属肠杆菌科耶尔森菌属,为革兰氏染色阴性杆菌,长1～1.5μm,宽0.5～0.7μm,两端染色较深,多形性,无鞭毛,有荚膜,需氧,不能活动,不形成芽孢。荚膜是该菌能在细胞内生存和繁殖的原因之一,与具有抗吞噬作用的FⅠ(fraction Ⅰ)抗原有关。毒力V/W抗原为菌体表面抗原,V抗原是蛋白质,可使机体产生保护性抗体,W抗原为脂蛋白,不能使机体产生有保护力的抗体。V/W抗原结合物有促使产生荚膜,抑制吞噬作用,并有在细胞内保护细菌生长繁殖的能力,故与细菌的侵袭力有关。

鼠疫耶尔森菌产生两种毒素，一为鼠毒素或外毒素(毒性蛋白质)，对小鼠和大鼠有很强毒性；另一为内毒素(脂多糖)，较其他革兰氏阴性菌内毒素毒性强，能引起发热、DIC、组织器官内溶血、脓毒症休克等。

该菌对外界抵抗力较弱，对光、热、干燥及一般消毒剂均敏感。日光直射4~5小时、加热55℃15分钟或100℃1分钟和常用化学消毒剂均可将其杀灭。但在潮湿、低温与有机物内存活时间则较久，在痰和脓液中可存活10~20天，在蚤粪中可存活1个月，在尸体中可存活数周至数月。

【流行病学】

(一)传染源

主要是鼠类和其他啮齿动物。鼠疫为典型的自然疫源性疾病，在人间流行前，一般先在鼠间流行。鼠间鼠疫传染源(储存宿主)有野鼠、地鼠、狐、狼、猫、豹等，其中黄鼠属和旱獭属动物最重要。黄胸鼠、褐家鼠是短期保菌动物，一旦鼠间疫情扩散或流行，往往成为人间鼠疫的直接传染源。

各型患者均可成为传染源，肺鼠疫患者是人间鼠疫最为重要的传染源。败血症型鼠疫早期的血液有传染性。腺鼠疫仅在脓肿破溃后或被蚤叮咬时才起传染源作用。

(二)传播途径

1.鼠蚤叮咬 动物和人间鼠疫的传播主要以鼠蚤为媒介，构成"啮齿动物→鼠蚤→啮齿动物或人"的传播方式。鼠蚤叮咬是主要传播途径。

2.直接接触 少数可因直接接触患者的痰液、脓液或病兽的皮、血、肉经破损皮肤或黏膜受染。

3.呼吸道传播 肺鼠疫患者呼吸道分泌物中的鼠疫耶尔森菌可借飞沫传播，造成人间肺鼠疫大流行。

(三)人群易感性

人群普遍易感，无性别年龄差别，存在一定数量的隐性感染。病后可获持久免疫力。预防接种可获一定免疫力，可降低人群易感性。

(四)流行特征

近几十年来人间鼠疫未发生过大流行，但有局部暴发流行的报告。非洲、亚洲发病数占全世界发病数的80%以上。我国主要发生在青藏高原和西北牧区，季节性与鼠类活动和鼠蚤繁殖情况有关。

【发病机制与病理解剖】

鼠疫耶尔森菌经皮肤侵入后，首先在局部被中性粒细胞和单核-巨噬细胞吞噬，迅速经淋巴管至局部淋巴结繁殖，引起原发性淋巴结炎(腺鼠疫)。淋巴结内大量繁殖的病菌及毒素入血，引起败血症和严重中毒症状。鼠疫耶尔森菌先侵入血液，经血液循环进入肺组织，则引起"继发性肺鼠疫"。病菌如直接经呼吸道吸入，则引起原发性肺鼠疫。

鼠疫的基本病理病变是淋巴管和血管内皮细胞损害及急性出血坏死性炎症。腺鼠疫表现为淋巴结的出血性炎症和凝固性坏死；肺鼠疫主要以肺部充血、水肿、出血为主。鼠疫败血症则表现为全身各组织、脏器充血、水肿、出血及坏死改变，浆膜腔发生血性积液。

【临床表现】

潜伏期一般为2~5日。腺鼠疫或败血症型鼠疫2~7天；原发性肺鼠疫数小时至3天；曾预防接种者，可长至9~12天。

临床上主要有腺鼠疫、肺鼠疫、败血症型鼠疫等类型。除轻型及带菌者外，各型初期的全身中毒症状大致相似，主要表现为起病急骤，寒战、高热，体温迅速上升至39~41℃伴有恶心、呕吐、头痛及四肢酸痛、颜面潮红、结膜充血、皮肤黏膜出血、肝脾淋巴结肿大等。重症患者早期即可出现烦躁不安、意识模糊、言语不清、步态蹒跚、腔道出血和血压下降等。

（一）腺鼠疫

最常见，多见于流行初期。除上述的全身中毒症状外，本型以受侵部位所属淋巴结肿大为特征。因下肢被蚤咬机会较多，故腹股沟淋巴结炎最多见，约占70%，其次为腋下、颈及颌下，多为单侧，也可几个部位淋巴结同时受累。局部淋巴结起病即肿痛，病后第2～3天症状迅速加剧，红、肿、热、痛并与周围组织粘连成块，剧烈触痛，患者处于强迫体位。

（二）肺鼠疫

较少见，病死率极高（70%～100%）。根据传播途径不同，可分为原发性和继发性两种类型。

1. 原发性肺鼠疫　起病急骤，发展迅速，除严重中毒症状外，患者在24～36小时内出现剧烈胸痛、咳嗽、咳痰，初为稀薄痰液，很快咳大量泡沫样血痰或鲜红色血痰，呼吸困难、发绀；肺部仅可闻及少量散在湿啰音或轻微的胸膜摩擦音，较少的肺部体征与严重的全身症状常不相符。意识障碍出现早，很快进入昏迷状态。多因心力衰竭于2～3天内死亡。

2. 继发性肺鼠疫　是在腺鼠疫或败血症型鼠疫症状基础上，病情突然加剧，出现原发性肺鼠疫呼吸系统表现。

（三）败血症型鼠疫

亦称暴发型鼠疫，为最凶险的一型，病死率极高，亦可分为原发性和继发性两种类型。

1. 原发性败血症型鼠疫　少见。起病迅速，全身中毒症状及中枢神经系统症状极为明显，并有出血倾向。主要表现为寒战、高热或体温不升；神志不清、谵妄、昏迷；呼吸急促和血压下降，皮肤黏膜出血。病情发展异常迅猛，如不及时抢救，患者可于数小时至24小时内死亡，很少超过3天，病死率高达100%。

2. 继发性败血症鼠疫　多由腺鼠疫演变而来。开始表现为腺鼠疫，在病程末期，全身症状明显加剧，表现出原发性败血症鼠疫的症状，常于1～3天死亡。因皮肤广泛出血、瘀斑、发绀、坏死，故死后尸体呈紫黑色，俗称"黑死病"。

（四）轻型鼠疫

又称小鼠疫，患者有不规则低热，全身症状轻微或不明显，局部淋巴结肿大，轻压痛，偶见化脓。高热时血培养可阳性。多见于流行的初、末期或预防接种者。

（五）其他类型鼠疫

如皮肤鼠疫、肠鼠疫、眼鼠疫、脑膜型鼠疫、扁桃体鼠疫等，均少见。

【实验室及其他检查】

（一）常规检查

1. 血常规　外周血白细胞总数常达$(20～30)\times10^9$/L以上，初为淋巴细胞升高，以后中性粒细胞显著增高，红细胞、血红蛋白与血小板可减少。

2. 尿常规　可见蛋白尿及血尿。

3. 粪便常规　粪便隐血可阳性。

（二）病原学检查

取淋巴结穿刺液、脓、痰、血、脑脊液进行检查，在光学显微镜下较容易辨认鼠疫耶尔森菌。同时做细菌培养，必要时进行动物接种。

（三）血清学检查

1. 间接血凝法（IHA）　以鼠疫耶尔森菌FⅠ抗原检测血清中FⅠ抗体，FⅠ抗体可持续1～4年，常用于回顾性诊断和流行病学调查。

2. 酶联免疫吸附试验（ELISA）　较IHA更为敏感。适合大规模流行病学调查。

3. 荧光抗体法（FA）　用荧光标记的特异性抗血清检测可疑标本，可快速准确诊断。特异性、敏感性较高。

（四）分子生物学检测

主要有 DNA 探针和聚合酶链反应（PCR），检测鼠疫特异性基因，近年来应用较多。环介导等温扩增技术（LAMP）作为一种新型基因检测方法，具有快速、敏感、特异等优点。

【诊断与鉴别诊断】

（一）诊断

诊断依据包括流行病学资料、临床表现，对可疑患者均需病原学检查。对 10 天内曾到过鼠疫流行区，有与可疑鼠疫动物或患者接触史。起病急骤，病情迅速恶化的高热患者，且具有下列临床表现之一者，应做出鼠疫的疑似诊断。

1. 突然发病，高热，白细胞剧增，在未用抗菌药物或仅使用青霉素族抗菌药物情况下，病情迅速恶化，在 48 小时内进入休克或更严重的状态。

2. 急性淋巴结炎，淋巴结肿胀，剧烈疼痛并出现强迫体位。

3. 伴有严重毒血症的临床表现，休克综合征而无明显淋巴结肿胀。

4. 咳嗽、胸痛、呼吸急促，咳血性痰或咯血。

5. 重症结膜炎伴有严重上下眼睑水肿。

6. 剧烈头痛、昏睡、颈部强直、谵语妄动、脑压高、脑脊液浑浊。

7. 未接种过鼠疫菌苗，F I 抗体效价在 1∶20 以上者。

本病应先做出疑似诊断，以便早期治疗，提高治愈率。对疑似诊断病例在获得明确病原学诊断依据前或该区域有人间鼠疫流行，亦可对继发病例做出疑似鼠疫的诊断。

（二）鉴别诊断

腺鼠疫应与急性淋巴结炎、丝虫病等相鉴别；败血型鼠疫须与其他原因所致败血症、钩端螺旋体病、肾综合征出血热、流行性脑脊髓膜炎等相鉴别。肺鼠疫须与大叶性肺炎、肺型炭疽等相鉴别。

【治疗】

凡确诊或疑似鼠疫患者均应迅速组织严密的隔离，就地治疗，不宜转送。

（一）一般治疗

严格隔离消毒患者，病区内必须做到无鼠无蚤。入院时对患者做好卫生处理，病区、室内定期进行消毒，患者排泄物和分泌物应用含氯石灰或甲酚皂液彻底消毒。急性期患者应卧床休息，给予流质饮食，注意水、电解质平衡。

（二）病原治疗

早期应用抗生素治疗是降低病死率的关键，可采取联合用药。

1. 腺鼠疫 链霉素成人首剂 1g，以后 0.5g，每 6 小时 1 次，肌内注射，好转后改为 0.5g，每 12 小时 1 次，连用 7～10 天，使用总量一般不超过 60g。链霉素可与磺胺类或四环素等联合应用，以提高疗效。

2. 肺鼠疫和败血症型鼠疫 常用链霉素或阿米卡星联合四环素治疗。链霉素用法用量同上。阿米卡星可肌内注射或静脉滴注，8 万 U，每 8 小时 1 次，共 7～10 天。

（三）对症治疗

烦躁不安或疼痛者用镇静止痛剂。注意保护心肺功能，有心力衰竭或休克者，及时强心和休克治疗，有 DIC 者采用肝素抗凝疗法，中毒症状严重者可适当使用肾上腺糖皮质激素。

【预后】

以往病死率极高，近年来，由于抗生素的及时应用，败血症型鼠疫和肺鼠疫的病死率降至 5%～22%。

【预防】

（一）管理传染源

应灭鼠、灭蚤，监测和控制鼠间鼠疫。加强疫情报告，严格隔离患者，患者和疑似患者应分别隔离。腺鼠疫隔离至淋巴结肿大完全消散后再观察 7 天,肺鼠疫隔离至痰培养 6 次阴性。接触者医学观察 9 天,曾接受预防接种者应检疫 12 天,患者的分泌物与排泄物应彻底消毒或焚烧。死于鼠疫者的尸体应用尸袋严密包扎后焚烧。

（二）切断传播途径

加强国境检疫,并且加强从流行区到非流行病区的检疫工作,对来自疫源地的外国船只、车辆、飞机等均应进行严格的国境卫生检疫,实施灭鼠、灭蚤消毒,对可疑旅客应隔离检疫。

（三）保护易感人群

1. 预防接种　主要对象是疫区及其周围的居民、进入疫区的工作人员,均应进行预防接种。非流行区人员应在疫苗接种 10 天后方可进入疫区。

2. 个人防护　进入疫区的医务人员工作时必须着防护服,戴口罩、帽子、手套、眼镜、穿胶鞋及隔离衣。

3. 预防服药　接触患者后可选用下列药物预防,四环素、磺胺嘧啶或链霉素。

（殷存静）

第十二节　炭　疽

炭疽(anthrax)是由炭疽芽孢杆菌引起的一种动物源性传染病,属于自然疫源性传染病,为我国法定乙类传染病。原系食草动物(羊、牛、马等)的传染病,人因接触这些病畜及其产品或食用病畜肉而被感染。临床上主要为皮肤炭疽,表现为局部皮肤坏死及特征性黑痂,其次为肺炭疽和肠炭疽,进而可继发炭疽芽孢杆菌性败血症和炭疽脑膜炎。

【病原学】

炭疽芽孢杆菌是需氧芽孢杆菌,革兰氏染色阳性。菌体大小为(5~10)μm×(1~3)μm,两端钝圆,芽孢居中呈卵圆形,排列成长链,呈竹节状。细菌在宿主体内形成荚膜,荚膜具有抗吞噬作用和很强的致病性。细菌可产生三种毒性蛋白(外毒素),包括保护性抗原、水肿因子和致死因子。

细菌在有氧条件下普通培养基上生长良好,在体外可形成芽孢。芽孢抵抗力极强,可在动物尸体及土壤中存活数年,而细菌的繁殖体则对热和普通消毒剂都非常敏感。

【流行病学】

（一）传染源

主要为患病的食草动物,如牛、马、羊、骆驼等,其次为猪和狗。它们的皮、毛、肉、骨粉均可携带细菌。炭疽患者的分泌物和排泄物可检出细菌,但人与人之间的传播极少见。因此,炭疽患者作为传染源的意义不大。

（二）传播途径

皮肤直接或间接接触病畜及其皮毛,引起皮肤炭疽;吸入带芽孢的尘埃引起肺炭疽;进食染菌肉类可引起肠炭疽。

（三）人群易感性

人群普遍易感。青壮年因职业(如农民、牧民、兽医、屠宰人员和皮毛加工厂工人等)关系与病畜及其皮毛和排泄物、带芽孢的尘埃等接触机会较多,其发病率较高。大部分炭疽为散发病例,大规模的流行较少见,病后可获得较为持久的免疫力。

（四）流行特征

炭疽在牧区仍呈地方性流行,发达国家由于普遍疫苗接种和广泛动物类医疗工作的施行,动物和人类炭疽病几乎被消灭。本病全年均有发病,以夏、秋季节多见,吸入型多见于冬、春季。

【发病机制与病理解剖】

（一）发病机制

炭疽芽孢杆菌进入皮肤破损处、被吞入胃肠道或吸入呼吸道，首先在局部繁殖，产生并释放外毒素和抗吞噬作用的荚膜物质，导致组织及脏器发生出血、坏死和水肿，形成原发性皮肤炭疽、肠炭疽及肺炭疽等。当机体抵抗力降低时，病菌迅速沿淋巴管及血液循环播散全身，形成败血症和继发性脑膜炎。

（二）病理解剖

炭疽的特征性病理改变为受侵袭组织和脏器的出血、坏死和水肿。皮肤炭疽局部呈痈样病灶，四周为凝固性坏死区，皮肤组织呈急性浆液性出血性炎症，间质水肿显著。肺炭疽为小叶出血性肺炎。肠炭疽的病变多发生于回盲部，肠壁发生出血性炎症，形成溃疡。在病变部位均可检出炭疽芽孢杆菌。

【临床表现】

潜伏期因侵入途径不同而有差异，皮肤炭疽的潜伏期相对较长，一般为1～5天，最短仅几小时，最长2周，肺和肠炭疽的潜伏期较短，一般都在几小时之内。

（一）皮肤炭疽

最常见，约占90%以上。可分为炭疽痈和恶性水肿两型。病变多见于面、颈、肩、手和足等裸露部位皮肤，初为丘疹或斑疹，次日出现水疱，内含淡黄色液体，周围组织硬而肿；第3～4天中心区呈现出血性坏死，稍下陷，周围有成群小水疱，水肿区不断扩大；第5～7天水疱坏死破裂成浅小溃疡，血样分泌物结成黑色似炭块的焦痂，痂内肉芽组织形成，称为炭疽痈。焦痂坏死区的直径大小不等，1～2cm至5～6cm，其周围非凹陷性水肿区直径可达5～20cm，坚实、疼痛不明显、溃疡不化脓为其特点。继之水肿渐退，焦痂在1～2周内脱落，逐渐愈合成瘢。发病1～2天后出现发热、头痛、局部淋巴结肿大及脾大等。

（二）肺炭疽

较少见，但病情危重，病死率高，且诊断较困难。起病多急骤，但一般先有2～4天的感冒样症状，在缓解后再突然起病，临床表现为严重的呼吸困难、高热、发绀、咯血、喘鸣、胸痛及出汗等，有时在颈、胸部出现皮下水肿。肺部仅闻及散在的细湿啰音、哮鸣音和胸膜摩擦音。常并发败血症和感染性休克，偶可继发脑膜炎，若不及时诊治，常在急性症状出现后24～48小时因呼吸、循环衰竭而死亡。

（三）肠炭疽

极罕见。临床症状不一，可表现为急性胃肠炎型和急腹症型。前者潜伏期12～18小时，同食者可同时或相继出现严重呕吐、腹痛、水样腹泻，多于数日内迅速康复。后者起病急骤，有严重毒血症症状、持续性呕吐、腹泻、血水样便、腹胀、腹痛等，腹部有压痛或呈腹膜炎征象，若不及时治疗，常并发败血症和感染性休克而于起病后3～4天内死亡。

（四）炭疽败血症

多继发于肺炭疽或肠炭疽，由皮肤炭疽引起者较少。可伴高热、头痛、出血、呕吐、毒血症、感染性休克、DIC等，病情迅速恶化而死亡。

【实验室及其他检查】

（一）血常规检查

外周血白细胞总数增高，一般在$(10～20)×10^9/L$，甚至达$(60～80)×10^9/L$，中性粒细胞显著增高。

（二）病原学检查

分泌物、水疱液、血液、脑脊液培养阳性是确诊依据。涂片染色见到粗大的革兰氏染色阳性、呈竹节样排列的杆菌有助于诊断本病。

（三）血清学检查

主要用于炭疽的回顾性诊断和流行病学调查。抗荚膜抗体和保护性抗原外毒素抗体的免疫印迹试验对未及时获得病原学诊断依据的病例是特异和敏感的方法。

（四）动物接种

上述标本接种于豚鼠或小白鼠皮下，可出现局部肿胀、出血等阳性反应。接种动物多于 48 小时内死亡。

【诊断与鉴别诊断】

根据接触史、职业特点、临床表现等，结合实验室及其他检查进行诊断。

皮肤炭疽需与痈、蜂窝织炎、恙虫病等相鉴别；肺炭疽需与大叶性肺炎、钩端螺旋体病及肺鼠疫等相鉴别；肠炭疽需与出血坏死性肠炎、肠套叠等相鉴别。

【治疗】

（一）一般及对症治疗

患者应严格隔离，卧床休息。多饮水及给予流质饮食或半流质饮食，对呕吐、腹泻或进食不足者给予适量静脉补液。对有出血、休克和神经系统症状者，应给予相应处理。皮肤恶性水肿患者可应用肾上腺糖皮质激素，对控制局部水肿的发展及减轻毒血症有效，如氢化可的松，100～200mg/d，短期静脉滴注，但必须在青霉素 G 的配合下采用。

（二）局部治疗

对皮肤局部病灶除取标本检查外，切忌挤压，也不宜切开引流，以防感染扩散而发生败血症。局部可用 1:20 000 高锰酸钾液洗涤，敷以四环素软膏，用消毒纱布包扎。

（三）病原治疗

以青霉素 G 为首选。对皮肤炭疽，成人 240 万～320 万 U，静脉注射，每天 3～4 次，疗程 7～10 天；对肺炭疽、肠炭疽、脑膜炎型及败血症型炭疽，剂量应增大，400 万～800 万 U，静脉滴注，每天 4 次。还可用头孢菌素和氨基苷类抗菌药物。氟喹诺酮类抗菌药对本病亦有良好疗效。

【预后】

预后与就诊的早晚有直接关系。若不及时诊治，炭疽病死率较高，皮肤型炭疽病死率为 5%～11%，吸入型肺炭疽病死率在 80% 以上，肠炭疽病死率为 25%～75%。未经治疗的皮肤炭疽的病死率为 20%～25%。炭疽败血症病死率为 80%～100%。

【预防】

根据《中华人民共和国传染病防治法》规定，肺炭疽采用甲类传染病的预防、控制措施。

（一）管理传染源

患者应隔离至创口愈合，痂皮脱落或症状消失，分泌物或排泄物培养 2 次阴性（相隔 5 日）为止。接触者医学观察 8 天。死畜严禁剥皮或煮食，应焚毁或加大量生石灰深埋在地面 2 米以下。

（二）切断传播途径

对患者的衣服、用具、废敷料、分泌物、排泄物等分别采取煮沸、漂白粉、环氧乙烷、过氧乙酸、高压蒸气等消毒灭菌措施。检验皮毛、骨粉等样品，对染菌及可疑染菌者应予严格消毒。畜产品加工厂须改善劳动条件，加强防护设施，工作时要穿工作服、戴口罩和手套。

（三）保护易感人群

对从事畜牧业、畜产品收购、加工、屠宰业、兽医等工作人员及疫区的人群注射炭疽芽孢杆菌活疫苗，接种后 2 天可产生免疫力，可维持 1 年。方法为 0.1ml 皮肤划痕法接种，每年 1 次。在流行区动物的预防接种也十分重要。

（殷存静）

扫一扫，测一测

? 复习思考题

1. 试述霍乱的预防措施。
2. 流行性脑脊髓膜炎应与哪些疾病相鉴别？
3. 试述细菌性食物中毒的流行特征？
4. 试述猩红热皮疹的特征？

第五章 螺旋体病

PPT课件

知识导览

学习目标

了解钩端螺旋体病、莱姆病、梅毒的病原学、流行病学、发病机制与病理解剖。熟悉钩端螺旋体病、莱姆病、梅毒的预防。掌握钩端螺旋体病、莱姆病、梅毒的概念、临床表现、诊断要点及治疗措施。

第一节 钩端螺旋体病

钩端螺旋体病(leptospirosis)简称钩体病,是由一组致病性钩端螺旋体(leptospira,简称钩体)引起的急性动物源性传染病。本病属于自然疫源性疾病,鼠类和猪是主要传染源,经皮肤和黏膜接触含钩体的疫水而感染。临床特点为起病急骤、寒热、全身酸痛、乏力、结膜充血、腓肠肌压痛、浅表淋巴结肿大、出现倾向等。重者可并发黄疸、肺出血、肝、肾衰竭、脑膜炎等,危及生命。

【病原学】

钩体呈细长丝状,有 12~18 个螺旋,一端或两端弯曲呈钩状,长 6~20μm,呈旋转式运动,有较强的穿透力。革兰氏染色呈阴性,在光学显微镜下,镀银染色易查见。电镜下钩体由圆柱形菌体、轴丝和外膜组成,外膜具有抗原性和免疫原性,其相应抗体为保护性抗体。

钩体需氧,常用含兔血清培养基培养,pH 值 7.2~7.4,28~30℃,约需 1 周以上。可接种于幼龄豚鼠腹腔内进行分离,可显著提高分离阳性率。钩体对外界抵抗力弱,在干燥环境下数分钟死亡,对常用的各种消毒剂均无抵抗力,极易被稀盐酸、70% 的乙醇溶液、漂白粉、苯酚或肥皂水杀死。但在冷湿及弱碱环境中生存较久,在河沟及田水中能存活 1~3 个月。

【流行病学】

（一）传染源

钩体的宿主非常广泛。鼠类和猪是主要的储存宿主和传染源。人带菌时间短,排菌量小,且尿为酸性,不适宜钩体生存,故作为传染源的意义不大。

（二）传播途径

直接接触钩体是主要的传播途径:①接触疫水传播:带钩体动物排尿污染周围环境,皮肤黏膜接触被钩体污染的水或土壤是主要感染方式;②接触病畜排泄物传播:在饲养或屠宰家畜过程中,可因接触病畜或带菌牲畜的排泄物、血液或脏器等而受感染;③消化道传播:口腔和食管黏膜在进食时接触食物中的钩体而感染。

（三）人群易感性

人群对钩体普遍易感。感染或疫苗接种后对同型钩体产生较持久的免疫力,但不同型别无交叉免疫。新入疫区居民,易感性高,且易发展为重型。

（四）流行特征

1.地区分布　本病几乎遍及世界各地,热带、亚热带流行较为严重。我国除新疆、甘肃、宁夏、青海外,其他地区均有本病的存在和流行,以南方和西南各省较严重。

2. 季节分布 主要流行于夏、秋季(6～10月),因而有"打谷黄""稻瘟病"之称。但全年均可发生。

3. 年龄、性别及职业分布 青壮年农民发病多,男性高于女性,亦常见于疫区儿童、渔民、畜牧业及屠宰工人等。

4. 流行类型 主要为稻田型、雨水型及洪水型三种类型,其特征见表 5-1。

表 5-1 钩体病主要流行类型及其特点

	稻田型	雨水型	洪水型
主要传染源	鼠类	猪和犬	猪
主要菌群	黄疸出血群	波摩那群	波摩那群
传播因素	鼠尿污染	暴雨积水	洪水淹没
感染地区	稻田、水塘	地势低洼村落	洪水泛滥区
发病情况	较集中	分散	较集中
国内地区	南方水稻耕作区	北方和南方	北方和南方
临床类型	流感伤寒型,黄疸出血型,肺出血型	流感伤寒型	流感伤寒型,少数脑膜脑炎型

【发病机制与病理解剖】

钩体穿过破损的皮肤、黏膜进入人体后,经淋巴管或直接进入血流繁殖产生毒素,形成钩体败血症,出现感染中毒症状。起病后数天至数月为恢复期或后遗症期,因免疫病理反应,可出现发热、眼及中枢神经系统的后发症。

钩体病的病变基础是全身毛细血管中毒性损害。病理改变的突出特点是器官功能障碍的严重程度与组织形态变化轻微不一致。轻者除中毒反应外,无明显的内脏损伤或损伤较轻,重者可有不同脏器的病理改变。

【临床表现】

潜伏期一般 7～14 天,短至 2 天,长者达 28 天。典型的临床经过可分为 3 期:早期、中期和后期。病程平均 10 天。

(一)早期(钩体败血症期)

在起病后 3 天内,为早期钩体败血症阶段,系各型钩体病所共有。典型临床表现为三症状(即发热、肌肉酸痛、全身乏力)和三体征(即眼红、腿痛、淋巴结肿大)。

1. 发热 急起发热,伴畏寒或寒战,体温 39℃左右,多呈稽留热,部分患者弛张热。热程约 7 天,长者 10 天。脉搏增快。

2. 肌肉酸痛 全身肌肉酸痛,尤以腓肠肌和腰背肌明显。

3. 全身乏力 乏力显著,特别是腿软明显,甚至不能站立和行走。

4. 结膜充血 发病第 1 天即可出现眼结膜充血,随后迅速加重。可发生结膜下出血,但无疼痛、畏光感觉,也无分泌物。

5. 腓肠肌痛 病程第 1 天即可出现,轻者仅感小腿胀,轻度压痛。重者疼痛剧烈,不能行走,甚至拒按。然而,有时重型患者,如肺出血时,反而腓肠肌痛不明显。

6. 浅表淋巴结肿大 多在发病第 2 天出现。主要为双侧腹股沟淋巴结,其次为腋窝淋巴结群。一般为黄豆或蚕豆大,个别也可大如鸽蛋。质较软,有压痛。局部无红肿和化脓。

7. 其他 可有咽部疼痛、充血、扁桃体肿大、软腭出血点,恶心、呕吐、腹泻,肝脾轻度肿大等。

(二)中期(器官损伤期)

起病后 3～10 天,为症状明显阶段,其表现因临床类型而异。

1．流感伤寒型 无明显器官损害，是早期临床表现的继续，经治疗热退或自然缓解，病程一般 5～10 天。此型最多见。

2．肺出血型 在早期感染中毒表现的基础上，于病程 3～4 天开始，病情加重而出现不同程度的肺出血。

（1）肺出血轻型：咳嗽、痰中带血或咯血，无呼吸困难与发绀。肺部无明显体征或听到少许啰音，X 线胸片仅见肺纹理增多、点状或小片状阴影，经及时而适当治疗较易痊愈。

（2）肺弥漫性出血型：临床表现为气促、心悸与窒息感，多有不同程度咯血、呼吸、脉搏增快，出现奔马律，双肺较多湿啰音。X 线胸片见双肺广泛弥漫性点片状阴影。危重时患者极度烦躁不安、昏迷、显著发绀、呼吸不规整、双肺布满湿啰音、大量咯血，继而可在口鼻连续不断涌出不凝泡沫状血液，迅速窒息死亡。

3．黄疸出血型 原称外耳病（Weil's disease）。于病程 4～8 天后出现进行性加重的黄疸、出血和肾损害为特征。

（1）肝损害：患者食欲减退，恶心、呕吐，血清丙氨酸氨基转移酶（ALT）升高，肝脏肿大、压痛，黄疸于病程 10 天左右达高峰。深度黄疸者可发展成急性或亚急性重型肝炎（又称亚急性肝坏死），可有明显出血和肾衰竭，预后差。

（2）出血：常见鼻出血，皮肤、黏膜瘀点、瘀斑，咯血，呕血，尿血，阴道流血，严重者消化道大出血导致休克或死亡。少数患者在黄疸高峰期出现肺弥漫性出血而死亡。

（3）肾损害：尿中常见细胞、蛋白、管型；重者出现肾衰竭，表现为少尿，大量蛋白尿，肉眼血尿，肾衰竭是黄疸出血型常见的死亡原因，占死亡病例的 60%～70%。

4．肾衰竭型 各型钩体病都可有不同程度肾损害的表现，黄疸出血型的肾损害最为突出。单纯肾衰竭型较少见。

5．脑膜脑炎型 本型以脑膜炎或脑炎症状和特征为特点，一般在起病后 2～3 天左右，出现严重头痛，烦躁，颈项强直、克氏征、布氏征阳性等脑膜炎表现，以及嗜睡、谵妄、瘫痪、抽搐与昏迷等脑炎表现。严重者可发生脑水肿、脑疝及呼吸衰竭。脑膜炎者预后较好；脑炎或脑膜脑炎者病情较重，预后较差。

（三）后期（恢复期或后发症期）

少数患者经 2 周左右退热后于恢复期可再次出现症状和体征，称钩体后发症。

1．后发热 一般认为是一种迟发型变态反应。热退后 1～5 天，再次出现发热，38℃左右，不需抗菌药物治疗，经 1～3 天自行退热。血内嗜酸性粒细胞增多。

2．眼后发症 多发生于波摩那群感染。退热后 1 周至 1 个月出现。以虹膜睫状体炎、脉络膜炎或葡萄膜炎常见，也有球后视神经炎，玻璃体混浊等。大多数预后良好，如反复发作可引起失明。

3．反应性脑膜炎 少数患者在后发热时可出现脑膜炎表现，但脑脊液钩体培养阴性。预后良好。

4．闭塞性脑动脉炎 钩体病后半个月至 5 个月出现，表现为偏瘫、失语、多次反复短暂肢体瘫痪。脑血管造影证实有脑基底部多发性动脉炎。

【实验室及其他检查】

（一）一般检查

血白细胞总数和中性粒细胞正常或略高，重型者增高，并可有中性粒细胞核左移、贫血、血小板减少等。约 2/3 的患者尿常规有轻度蛋白尿，镜检可见白细胞、红细胞或管型。

（二）血清学检查

1．显微凝集试验 简称显凝试验，检测血清中存在特异性抗体，一般在病后 1 周出现阳性，逐渐升高，15～20 天达高峰，可持续数月到数年，1 次凝集效价≥1∶400，或早、晚期两份血清比较，效价增高 4 倍以上即有诊断意义。此法是目前国内最常用钩体血清学诊断方法。

2.酶联免疫吸附试验（ELISA） 测定血清中钩体 IgM 抗体，本试验较显凝试验阳性出现时间早、更敏感，具有更高的特异性，对早期诊断有重要价值。

（三）病原学检查

1.血培养 发病 1 周内抽血接种于柯氏培养基，28℃培养 1～8 周，阳性率 20%～70%。由于培养时间长，对急性期患者帮助不大。

2.分子生物学检查 如应用聚合酶链反应（PCR）检测钩体 DNA，该法具有特异、敏感、简便和快速性，可检测出全血、血清、脑脊液（发病 7～10 天）或尿液（发病 2～3 周）中的钩体 DNA。一般适用于钩体病发生血清转换前的早期诊断。

【诊断与鉴别诊断】

（一）诊断依据

1.流行病学资料 流行地区，流行季节（6～10 月），易感者在近期（28 天内）有接触疫水或接触病畜史。

2.临床表现 发热，肌肉酸痛，全身乏力，眼红（结膜充血），腿痛（腓肠肌疼痛与压痛），浅表淋巴结肿大；或并发有黄疸、肺出血、肾损害、脑膜脑炎；或在青霉素治疗过程中出现赫氏反应等。

3.实验室及其他检查 特异性血清学检查或病原学检查阳性，可明确诊断。

（二）鉴别诊断

根据不同的临床类型进行鉴别。流感伤寒型需与伤寒、流感、上感、疟疾、败血症等鉴别；肺出血型应与肺结核咯血和大叶性肺炎鉴别；黄疸出血型需与急性黄疸型病毒性肝炎、肾综合征出血热、急性溶血性贫血相鉴别；脑膜脑炎型需与流行性乙型脑炎、流行性脑脊髓膜炎鉴别。

【治疗】

应强调"三早一就地"治疗原则，即早期发现、早期诊断、早期治疗和就地治疗。

（一）一般治疗

早期卧床休息，给予高热量，易消化的饮食，保持水、电解质和酸碱平衡，高热酌情给予物理降温，并加强病情观察与护理。

（二）病原治疗

杀灭钩体是治疗本病的关键和根本措施，因此强调早期应用有效的抗菌药物。钩体对多种抗菌药物敏感，如青霉素、四环素、庆大霉素、链霉素、红霉素、氯霉素、第三代头孢菌素和喹诺酮类等。

青霉素为治疗钩体病首选药物，有直接杀死钩体的作用。青霉素应早期使用，有提前退热、缩短病期，防止和减轻黄疸与出血的功效。

知识链接

赫氏反应

赫氏反应（Herxheimer reaction）是一种青霉素治疗梅毒或钩体病后的加重反应，多发生于首剂青霉素注射后半小时至 4 小时内，因大量螺旋体被青霉素杀灭后释放大量毒素所致。其表现为突然寒战、高热、头痛、全身酸痛、心率和呼吸加快，原有症状加重，部分病例出现体温骤降、四肢厥冷、血压下降、休克。一般持续 30 分钟至 1 小时。偶可导致肺弥漫性出血，须高度重视。

（三）对症治疗

对于较重钩体病患者均宜常规给予镇静剂，如地西泮、苯巴比妥、异丙嗪或氯丙嗪，必要时 2～4 小时可重复 1 次。

1．赫氏反应　尽快使用镇静剂，静脉滴注或静脉注射肾上腺糖皮质激素，氢化可的松200～300mg静脉滴注或地塞米松5～10mg静脉注射。

2．咯血的处理　①镇静：使患者保持安静，及早使用地西泮等镇静药。②使用止血剂：如氨基己酸、垂体后叶素等。③使用肾上腺糖皮质激素：大剂量及早给予氢化可的松缓慢静脉注射。④抗菌治疗：支气管、肺组织受损时，易合并其他细菌感染，需使用有效抗菌药物。

3．黄疸出血型　加强护肝、解毒、止血等治疗，可参照病毒性肝炎的治疗。如有肾衰竭，可参照急性肾损伤治疗。

（四）后发症治疗

一般多采取对症治疗，可取得缓解，重症患者可用肾上腺糖皮质激素能加速恢复。

1．后发热、反应性脑膜炎　一般采取简单对症治疗，短期即可缓解。

2．葡萄膜炎　可采用1%阿托品或10%去氧肾上腺素（新福林）滴眼扩瞳，很有必要用肾上腺糖皮质激素治疗。

3．闭塞性脑动脉炎　多采取大剂量青霉素联合肾上腺糖皮质激素治疗。亦可用血管扩张剂、理疗及针灸等疗法。争取及早治疗，否则可能遗留不同程度后遗症。

病案分析

患者，男，33岁，湖北省荆州市郊区农民，2021年7月30日因突然发热伴头痛、全身疼痛、胃纳减退4天入院。患者于6月27日自觉软弱、乏力。6月30日急起发热，伴畏寒及寒战，体温39℃左右，为稽留热。伴头痛明显，位于前额部。全身肌肉酸痛明显，包括颈、胸、腹、腰背肌和腿肌。7月2日起乏力显著，特别是腿软明显，不能站立和行走。体格检查：咽部充血，扁桃体肿大，软腭小出血点，眼结膜充血，无分泌物和畏光感。腹股沟和腋窝可触及浅表淋巴结肿大，如黄豆大，质较软，有压痛。肝脾轻度肿大，腓肠肌压痛。周围血液白细胞为12.1×10⁹/L，中性粒细胞百分率76%，淋巴细胞百分率20%，红细胞为5.2×10¹²/L，血小板为213.8×10⁹/L。尿常规有轻度蛋白尿，镜检可见红细胞、白细胞及管型。

请分析：

1. 本病最可能的诊断是什么？诊断依据是什么？

2. 对本病例应采取怎样的治疗措施？

解析：

1. 本病最可能的诊断为：钩端螺旋体病。

诊断依据包括：①患者，男，33岁，农民，起病时间为6月；②体温39℃，全身肌肉酸痛明显，乏力显著，特别是腿软明显；③眼结膜充血，无分泌物和畏光感，眼结膜充血，无分泌物和畏光感，肝脾轻度肿大，腓肠肌压痛；④白细胞为12.1×10⁹/L，中性粒细胞0.76，淋巴细胞0.20，尿常规有轻度蛋白尿，镜检可见红细胞、白细胞及管型。

2. 治疗措施如下：应强调"三早一就"的治疗原则。

（1）一般治疗：早期卧床休息，给予易消化、高热量饮食等。

（2）病原治疗：青霉素为治疗钩体病首选药物，有直接杀死钩体的作用。

（3）对症治疗：对较重钩体病患者常规给予镇静剂，如地西泮等。

【预后】

预后与病情轻重、治疗早晚和正确与否有关。轻症者预后良好。起病2天内接受抗菌药物和对症治疗，恢复快，病死率低。重症者，如肺弥漫性出血型，肝、肾衰竭或未得到及时、正确处理者，其预后不良，病死率高。

【预防】

采取综合性预防措施，灭鼠、防鼠、管理好猪、犬和预防接种是控制钩体病流行和减少发病的关键。

（一）管理传染源

鼠类是钩体病的主要储存宿主，疫区内应采取各种有效办法尽力灭鼠；管理好猪、犬、羊、牛等家畜，不让畜尿粪直接流入附近的水沟、池塘、稻田，防止雨水冲刷，加强动物宿主的检疫工作，畜用钩体疫苗预防注射等。

（二）切断传播途径

应对流行区的水稻田、池塘、沟溪、积水坑及准备开荒的地区进行调查，因地制宜地结合水利建设对疫源地进行改造；加强疫水管理、粪便管理、修建厕所和改良猪圈；对污染的水源、积水可用漂白粉及其他有效药物进行喷洒消毒；管理好饮食，防止带菌鼠的排泄物污染食品；注意个人防护，减少不必要的疫水接触。

（三）保护易感人群

1.预防接种　在常年流行地区采用多价钩体菌苗接种，目前常用的钩体疫苗是一种灭活全菌疫苗。

（1）接种对象：①重点流行区除有禁忌证者外，都应注射；②一般流行区，主要是接触疫水机会较多者；③新入疫区者，疫区儿童、饲养员、屠宰人员等。

（2）接种时间：钩体病流行前1个月完成，一般是4月底或5月初。

（3）接种方法：皮下注射，每年2次，第1次1ml，第2次2ml，间隔7～10天。儿童剂量减半。如为浓缩菌苗，剂量减半。

（4）接种反应：接种后约1个月产生免疫力，该免疫力可保持1年左右。

2.药物预防　对进入疫区短期工作的高危人群，可服用多西环素预防。对高度怀疑已受钩体感染但尚无明显症状者，可每天肌内注射青霉素。

（杨　艳）

第二节　莱　姆　病

莱姆病（Lyme disease）是由蜱传伯氏螺旋体引起的自然疫源性疾病，临床上表现为皮肤、心血管、神经及关节等多脏器、多系统受损。

【病原学】

伯氏疏螺旋体（*Borrelia burgdorferi*）属非光能原核原生生物亚界、螺旋体纲、螺旋体目、螺旋体科、疏螺旋体属（包柔螺旋体属，*Borrelia*）。革兰氏染色阴性，形态似弯曲的螺旋，宽0.2～0.4μm，长5～35μm，有3～10个或更多的稀疏的螺旋，螺距2.1～2.4μm两端渐细，电镜下可见每端有7～15条鞭毛。伯氏螺旋体微需氧，在含有酵母、矿盐和还原剂的培养基中生长良好，在含牛血清白蛋白或兔血清的培养基培养效果尤佳。培养温度为30～35℃，约12小时繁殖1代。

伯氏螺旋体在潮湿、低温情况下抵抗力较强，但对热、干燥和一般消毒剂均较敏感。

【流行病学】

（一）传染源

啮齿目的小鼠是本病的主要传染源。中国报告的鼠类有黑线姬鼠、大林姬鼠、黄鼠、褐家鼠和白足鼠等。已查明30余种野生哺乳类动物（鼠、鹿、兔、狐、狼等）、19种鸟类及多种家畜（狗、牛、马等）可作为本病的宿主动物。人仅在感染早期血液中存在伯氏螺旋体，作为传染源的意义不大。

（二）传播途径

1.蜱虫叮咬　莱姆病主要通过蜱虫叮咬，在宿主动物与宿主动物及人之间造成传播。蜱虫叮咬需持续 24 小时以上才能构成有效传播。也可因蜱粪中螺旋体侵入皮肤伤口而传播。

2.血液传播　感染者血中存在伯氏螺旋体，虽经常规处理并置血库 4℃ 贮存 48 天，但仍有感染性，故须警惕输血传播的可能。

3.胎盘传播　现已证实，无论鼠还是莱姆病患者都可经胎盘传播。

知识链接

蜱

蜱（tick）属于蛛形纲、蜱螨亚纲、寄螨目（Parasitiformes）、后气门亚目（Metastigmata）、蜱总科（Ixodoidea），下分硬蜱科（Ixodidae）、软蜱科（Argasidae）和纳蜱科（Nuttalliellidae）。全世界已知约 870 余种（亚种），我国已记录的硬蜱科有 100 余种（亚种），软蜱科 10 余种。

硬蜱（hard tick）属于硬蜱科，是蜱螨类中体型最大的一类。虫体呈圆形或长圆形，体长 2～10mm，雌蜱饱食后胀大可至 20～30mm。表皮为革质，背面有甲壳质化盾板。硬蜱多栖息在森林、草原、荒漠地带等草木茂盛处。硬蜱在生活史各期（卵除外）均需吸血，多在白天侵袭宿主，吸血时间较长，幼虫和若虫吸血持续时间一般为天，成虫则需 5～10 天。硬蜱的吸血最大，饱血后身体可胀大几倍至几十倍不等。90% 以上的硬蜱为三宿主蜱，即其幼虫、若虫、成虫分别在 3 个不同宿主体上寄生，是蜱媒病的重要媒介。

（三）人群易感性

人群普遍易感。人体感染后可呈显性感染或隐性感染，两者的比例约为 1:1。

（四）流行特征

分布广泛，世界 20 多个国家有本病发生。我国主要流行地区是东北林区、内蒙古林区和西北林区。

全年均可发病，但 6～10 月为高峰季节，以 6 月最为明显。青壮年居多，发病与职业关系密切，患者主要见于林业工人，山区居民和各类野外工作者。

【发病机制与病理解剖】

（一）发病机制

伯氏螺旋体由媒介蜱叮咬时，随其唾液进入宿主。经 3～32 天病原体在皮肤中由原发性浸润灶向外周迁移。在淋巴组织中播散，或经血液蔓延到各器官。当病原体游走至皮肤表面则引发慢性游走性红斑，引起淋巴结肿大，并可通过微血管及淋巴管进入血液循环，引起螺旋体血症，大量繁殖并释放出内毒素样物质，引起发热及全身中毒症状；侵犯单核 - 巨噬细胞系统及多个脏器，引起肝、脾肿大及多脏器、多系统损害。螺旋体脂多糖具有内毒素的许多生物学活性，引发机体炎症反应，出现脑膜炎、脑炎和心脏受损。

（二）病理解剖

1.皮肤病变　早期为非特异性的组织病理改变，可见受损皮肤血管充血，密集的表皮淋巴细胞浸润，还可见浆细胞、巨噬细胞，偶见嗜酸性粒细胞。生发中心的出现有助于诊断。晚期细胞浸润以浆细胞为主，见于表皮和皮下脂肪。

2.关节病变　可见滑膜绒毛肥大，纤维蛋白沉着，单核细胞浸润等。

3.神经系统病变　主要为进行性脑脊髓炎和表现为轴索性脱髓鞘病变。

4.其他　如心脏、淋巴结、肝、脾及眼均可受累。

【临床表现】

潜伏期为3～32天,平均为9天。临床上根据典型的临床表现将莱姆病分为三期,各期可相互重叠,多数患者并不完全具有三期表现。

（一）第一期(局部皮肤损害期)

60%～80%患者出现皮肤损害。游走性红斑、慢性萎缩性肢端皮炎和淋巴细胞瘤是莱姆病皮肤损害的三大特征。

首先在蜱叮咬处发生慢性游走性红斑或丘疹,数日或数周内向周围扩散形成一个大的圆形或椭圆形充血性皮损,外缘呈鲜红色,中心部渐趋苍白,有的中心部可起水疱或坏死,也有显著充血和皮肤变硬者。单个的游走性红斑的直径平均15cm(3～68cm),局部灼热或痒、痛感。身体任何部位均可发生红斑,通常以腋下、大腿、腹部和腹股沟为常见,儿童多见于耳后发际。皮肤病变不经治疗可自行消失。

（二）第二期(播散感染期)

起病2～4周后,出现神经和心血管系统损害。神经系统损害包括脑膜炎、脑炎、脑神经炎、神经根炎等。部分患者可并发心脏损害,表现为心肌炎、心动过速等。

（三）第三期(持续感染期)

始于皮肤损害发生后大约4周开始出现的关节炎,通常受累的是大关节如膝、踝和肘关节。表现为关节肿胀、疼痛、活动受限,常呈游走性。多数患者表现反复发作的对称性多关节炎。在每次发作时可伴随体温升高和中毒症状等。

慢性萎缩性肢端皮炎是莱姆病晚期的皮肤表现,主要见于老年妇女。好发于前臂或小腿皮肤,初为皮肤微红,数年后萎缩硬化。

【实验室及其他检查】

（一）血常规检查

白细胞数多在正常范围,偶有升高伴核左移。血沉常增快。

（二）病原学检查

1.组织学染色　取患者病损皮肤、滑膜、淋巴结及脑脊液等标本,用暗视野显微镜或银染色法检查伯氏螺旋体,该法可快速做出病原学诊断,但检出率低。

2.核酸检测　用PCR检测血液及其他标本中的伯氏螺旋体DNA,敏感性、特异性均高,皮肤和尿标本的检出率高于脑脊液。

（三）血清学检查

1.免疫荧光(IFA)和ELISA法　检测血或脑脊液中的特异性抗体。通常特异性IgM抗体多在游走红斑发生后2～4周出现,6～8周达高峰,多于4～6个月降至正常水平,特异性IgG抗体多在病后6～8周开始升高,4～6个月达高峰,持续至数年以上。

2.免疫印迹法　其敏感度与特异性均优于上述血清学检查方法,适用于经用ELISA法筛查结果可疑者。

【诊断与鉴别诊断】

（一）诊断

莱姆病的诊断有赖于对流行病学资料、临床表现和辅助检查结果的综合分析。

1.流行病学资料　近数日至数月曾到过疫区,或有蜱叮咬史。

2.临床表现　早期皮损(慢性游走性红斑)有诊断价值。晚期出现神经、心脏和关节等受累。

3.实验室及其他检查　从感染组织或体液分离到伯氏螺旋体,或检出特异性抗体。

（二）鉴别诊断

1.鼠咬热　有发热、皮疹、多关节炎,并可累及心脏,易与本病混淆。可根据典型的游走性红斑、血培养等鉴别。

2. 恙虫病 恙螨叮咬处之皮肤焦痂、溃疡,周围有红晕,并有发热、淋巴结肿大等,鉴别要点为游走性红斑与焦痂、溃疡不同及血清学检测等。

3. 风湿病 可有发热、环形红斑、关节炎及心脏受累等,依据抗溶血性链球菌"O"、C 反应蛋白、特异性血清学和病原学检查进行鉴别。

4. 其他 尚需与病毒性脑炎、脑膜炎、神经炎及皮肤真菌感染相鉴别。

病案分析

患者,女性,65 岁,山西省大同市农民。患者家位于天镇县城东南方向,属山区。2012 年 4 月患者因"硬蜱叮咬后 15 天,发热 2 天"就诊。患者于半月前发现头右枕部有一绿豆大小肿物,未引起注意。13 天前出现颈部肿胀,自行前往乡村私人门诊就诊,在头部肿物处发现一硬蜱,拔除后硬蜱仍能活动,予伤口局部清创处理后回家,未予以其他治疗。于 5 天前因颈部肿胀症状持续加重,就诊某医院予静脉输液治疗(用药不详),颈部肿胀稍有好转,但 2 天前自感发热,自测体温达 38.3℃,头右枕部可见一约 3.0cm×5.0cm 的红斑,且颈部肿胀,遂来山西省疾病预防控制中心就诊。

请分析:

1. 给出该患者的初步诊断。

2. 需要做哪些进一步检查?

解析:

1. 该患者的初步诊断为:莱姆病。

2. 为明确诊断,需对患者进行血常规检查及核酸检测。

【治疗】

(一)病原治疗

早期、及时给予口服抗菌药物治疗,既可使典型的游走性红斑迅速消失,也可以防止后期的主要并发症(心肌炎、脑膜炎或复发性关节炎)出现。

第一期:成人:多西环素 0.1g,每天口服 2 次,或红霉素 0.25g,每天口服 4 次。9 岁以下儿童:阿莫西林 50mg/(kg·d)、分 4 次口服。对青霉素过敏者,用红霉素。疗程均为 10～21 天。

第二期:出现脑膜炎症状时,给予青霉素 G,每天 2 000 万 U 以上静滴,疗程为 10 天。

第三期:晚期有严重心脏、神经系统或关节损害者,可应用青霉素 G,每天 2 000 万 U 静滴。也可应用头孢曲松 2g 静滴,每天 1 次。疗程均为 14～21 天。

(二)对症治疗

患者宜卧床休息。注意补充必要的液体。对于有发热、皮损部位有疼痛者,可适当应用解热止痛剂。高热及全身症状重者,给予糖皮质激素。

【预防】

本病的预防主要是进入森林、草地等疫区的人员要做好个人防护,防止硬蜱叮咬,若发现有蜱叮咬时,只要在 24 小时内将其除去,即可防止感染,因为蜱叮咬吸血,需持续 24 小时以上才能有效传播螺旋体。

(杨 艳)

第三节 梅 毒

梅毒(syphilis)是由梅毒螺旋体(Microspironema pallidum,TP)引起的一种慢性传染病,主要通过性接触传播。本病可侵犯全身各组织器官,造成多器官损害。早期主要侵犯皮肤、黏膜,晚期可侵犯血管、中枢神经系统和全身各器官,有时可潜伏多年甚至终身无任何表现。中医称为"杨梅疮"。

【病原学】

病原体为苍白密螺旋体苍白亚种(T. pallidum,TP),亦称梅毒螺旋体,为小而纤细的螺旋状微生物,菌体大小(4~14)μm×0.2μm,有8~14个整齐规则、固定不变、折光性强的螺旋构成,因其透明不染色,所以称为苍白密螺旋体(Treponema pallidum)。可以旋转、蛇行、伸缩3种方式运动,借此可与其他螺旋体区别。

梅毒螺旋体在体外不易生存,煮沸、干燥、肥皂以及一般的消毒剂如升汞、苯酚(石炭酸)、乙醇等很容易将其杀死。在41~42℃时于1~2小时内也可死亡,在低温(−78℃)下可保存数年,仍能保持其传染性。

【流行病学】

(一)传染源

梅毒患者是唯一的传染源,其皮损、血液、精液、乳汁和唾液中均有梅毒螺旋体存在。

(二)传播途径

1.性接触传播 约95%患者通过性接触由皮肤黏膜微小破损传染。未经治疗的患者在感染后的1~2年内最具有传染性,随着病期的加长,传染性越来越小,感染2年以上基本无传染性。

2.垂直传播 患梅毒的孕妇,可以通过胎盘使胎儿受感染。研究证明在妊娠7周时,梅毒螺旋体即可通过胎盘和脐静脉,而使胎儿发生感染。患早期梅毒的孕妇发生流产、死产、胎儿先天性梅毒或新生儿死亡的发生率高;患晚期梅毒的孕妇发生胎儿先天性梅毒、死产或流产者较低。

3.其他途径 少数可能通过接吻、哺乳或接触被患者污染的日常用品,如衣服、毛巾、剃刀、餐具及烟嘴等而感染。

(三)人群易感性

人群普遍易感。梅毒螺旋体主要侵犯的对象是性乱人群,因此性工作者、吸毒者均属高危人群。

【发病机制与病理解剖】

梅毒的发病机制尚不完全清楚,梅毒螺旋体表面的黏多糖酶可能与其致病性有关。梅毒螺旋体对皮肤、主动脉、眼、胎盘、脐带等富含黏多糖的组织有较高的亲和力,可借其黏多糖酶吸附到上述组织细胞表面,分解黏多糖造成组织血管塌陷、血供受阻,继而导致管腔闭塞性动脉内膜炎、动脉周围炎,出现坏死、溃疡等病变。

梅毒螺旋体含有很多抗原物质,多数为非特异性,少数为特异性。非特异性抗体在早期梅毒患者经充分治疗后滴度逐渐下降直至消失,当病情复发或再次感染后可由阴转阳或滴度逐渐上升。特异性抗体对机体无保护作用,在血清中可长期甚至终身存在。

【临床表现】

梅毒可根据传染途径的不同而分为获得性梅毒与先天性梅毒(胎传性梅毒),又可根据病情的发展而分为早期梅毒与晚期梅毒。早期梅毒有传染性,晚期梅毒无传染性。过去早期梅毒与晚期梅毒的区分以4年为界,现多主张以2年为界(图5-1)。梅毒潜伏期一般为9~90天,此期血清呈阳性。

(一)获得性梅毒

1.一期梅毒(primary syphilis) 潜伏期2~4周。主要表现为硬下疳和硬化性淋巴结炎,一般无全身症状。

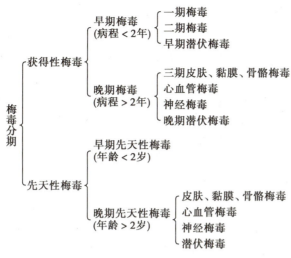

图 5-1　梅毒分期

（1）硬下疳（chancre）：为梅毒螺旋体在侵入部位引起的无痛性炎症反应。好发于外生殖器（90%），男性多见于阴茎冠状沟、龟头、包皮及系带，女性多见于大小阴唇、阴唇系带、会阴及宫颈。典型的硬下疳初起为小片红斑，迅速发展为无痛性炎性丘疹，数天内丘疹扩大形成硬结，表面发生坏死形成单个直径为 1～2cm、圆形或椭圆形无痛性溃疡，境界清楚，周边水肿并隆起，基底呈肉红色，触之具有软骨样硬度，表面有浆液性分泌物（图 5-2），内含大量的梅毒螺旋体，传染性极强。未经治疗的硬下疳可持续 3～4 周，治疗者在 1～2 周后消退，消退后遗留暗红色瘢痕或色素沉着。

（2）硬化性淋巴结炎：发生于硬下疳出现 1～2 周后。常累及单侧腹股沟或患处附近淋巴结，呈质地较硬的隆起，表面无红肿破溃，一般不痛。消退常需要数月。淋巴结穿刺检查可见大量的梅毒螺旋体。

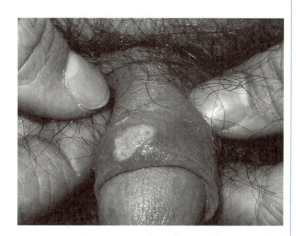

图 5-2　一期梅毒（硬下疳）

2. 二期梅毒（secondary syphilis）　一期梅毒未经治疗或治疗不彻底，梅毒螺旋体由淋巴系统进入血液循环形成菌血症播散全身，引起皮肤黏膜及系统性损害，称二期梅毒。常发生于硬下疳消退 3～4 周后（感染 9～12 周后），少数可与硬下疳同时出现。

（1）皮肤黏膜损害：①梅毒疹：常呈泛发性、对称性分布，不经治疗一般持续数周可自行消退。皮疹多形性，但单个患者在一定时期常以一种类型皮损为主。斑疹性梅毒疹（玫瑰疹）表现为玫瑰色或褐红色、圆形或椭圆形斑疹，直径 0.2～1cm，压之色退，皮损数目多，互不融合，好发于躯干及四肢近端（图 5-3A）。丘疹性梅毒疹表现红色丘疹、斑丘疹，表面可脱屑或结痂，类似于皮炎、湿疹、扁平苔藓、银屑病等。表现为红色斑块或结节的梅毒疹常误诊为皮肤淋巴瘤。掌跖部位梅毒疹表现为绿豆至黄豆大小、铜红色、浸润性斑疹或斑丘疹，常有领圈样脱屑，互不融合，具有一定特征性（图 5-3B）。②扁平湿疣：好发于肛周、外生殖器、会阴、腹股沟及股内侧等部位。皮损初起为表面湿润的扁平丘疹，随后扩大或融合成直径 1～3cm 大小的扁平斑块，边缘整齐或呈分叶状，基底宽而无蒂，周围暗红色浸润，表面糜烂，少量渗液，皮损内含大量梅毒螺旋体，传染性强（图 5-3C）。③梅毒性秃发：由梅毒螺旋体侵犯毛囊造成毛发区血供不足所致。表现为局

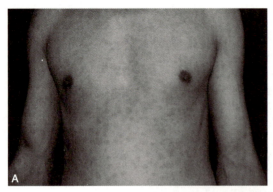
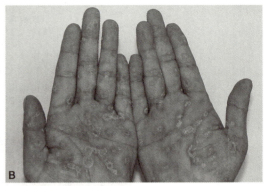
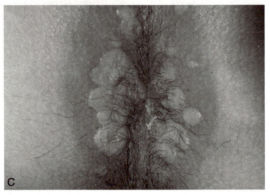

图 5-3　二期梅毒
A. 斑疹性梅毒疹；B. 掌部皮损；C. 肛周扁平湿疣

限性或弥漫性脱发，呈虫蚀状，头发稀疏，长短不齐，可累及长毛和短毛；秃发非永久性，及时治疗后毛发可以再生。④黏膜损害：多见于口腔、舌、咽、喉或生殖器黏膜。损害表现为一处或多处境界清楚的红斑、水肿、糜烂，表面可覆有灰白色膜状物。

（2）骨关节损害：骨膜炎最常见，多发生于长骨，表现为骨膜轻度增厚，压痛明显，夜间加重；多为对称性，症状昼轻夜重。

（3）眼损害：包括虹膜炎、虹膜睫状体炎、脉络膜炎、视网膜炎等均可引起视力损害。

（4）神经损害：无症状神经梅毒仅有脑脊液异常；梅毒性脑膜炎可引起高颅压症状、脑神经麻痹等；脑血管梅毒常与梅毒性脑膜炎并存，主要侵犯脑动脉造成管壁增厚、狭窄，导致血供不足。

（5）多发性硬化性淋巴结炎：发生率为 50%～80%，表现为全身淋巴结无痛性肿大。

（6）内脏梅毒：此病变少见，可引起肝炎、胆管周围炎、肾病和胃肠道病变等。

二期早发梅毒未经治疗或治疗不当，经 2～3 个月可自行消退。患者免疫力降低可导致二期复发梅毒，特点为皮损较大，数目较少，破坏性大。

3. 三期梅毒（tertiary syphilis） 早期梅毒未经治疗或治疗不充分，经过 3～4 年（最早 2 年，最晚 20 年），40% 患者发生三期梅毒。

（1）皮肤黏膜损害：主要为结节性梅毒疹和梅毒性树胶肿，近关节结节少见。①结节性梅毒疹：好发于头面部、肩部、背部及四肢伸侧。皮损为直径 0.2～1cm，呈簇集排列的铜红色浸润性结节，表面光滑，也可被覆黏着性鳞屑或顶端坏死形成溃疡，新旧皮损可此起彼伏，迁延数年，呈簇集状、环状、匐行奇异状分布或融合成凹凸不平的大结节；无自觉症状；②梅毒性树胶肿：又称为梅毒瘤，是三期梅毒的标志，也是破坏性最强的一种皮损。好发于小腿，少数发生于骨骼、口腔、上呼吸道黏膜及内脏。小腿皮损初起常为单发的无痛性皮下结节，逐渐增大，中央逐渐软化、破溃形成直径 2～10cm 的穿凿状溃疡，基底表面有黏稠树胶状分泌物渗出，愈后形成萎缩性瘢痕。黏膜损害也表现为坏死、溃疡，并在不同部位出现相应临床表现。

（2）骨梅毒：发生率仅次于皮肤黏膜损害。最常见的是长骨骨膜炎，表现为骨骼疼痛、骨膜增生，胫骨受累后形成佩刀胫。

（3）眼梅毒：表现类似于二期梅毒眼损害。

（4）心血管梅毒：发生率为10%，多在感染10～30年后发生。表现为单纯性主动脉炎、主动脉瓣关闭不全、冠状动脉狭窄或阻塞、主动脉瘤及心肌树胶肿等。

（5）神经梅毒：发生率为10%，多在感染3～20年后发生。主要类型有无症状神经梅毒、脊髓痨、麻痹性痴呆、脑（脊髓）膜血管型神经梅毒等。

（二）先天性梅毒

先天性梅毒分为早期先天性梅毒、晚期先天性梅毒和先天潜伏梅毒，特点是不发生硬下疳，早期病变较后天性梅毒重，骨骼及感觉器官受累多而心血管受累少。

1．早期先天性梅毒　患儿常早产，发育营养差、消瘦、脱水、皮肤松弛，貌似老人，哭声低弱嘶哑，躁动不安。

（1）皮肤黏膜损害：多在出生3周后出现，少数出生时即有，皮损与二期获得性梅毒相似。口周及肛周常形成皲裂，愈后遗留放射状瘢痕，具有特征性。

（2）梅毒性鼻炎：多在出生后1～2个月内发生。初期为鼻黏膜卡他症状，病情加剧后鼻黏膜可出现溃疡，排出血性黏稠分泌物，堵塞鼻孔造成呼吸、吸吮困难，严重者可导致鼻中隔穿孔、鼻梁塌陷，形成鞍鼻。

（3）骨梅毒：较常见，可表现为骨软骨炎、骨髓炎、骨膜炎及梅毒性指炎等，引起肢体疼痛、活动受限，状如肢体麻痹，称梅毒性假瘫。

2．晚期先天性梅毒　一般5～8岁发病，13～14岁才相继出现多种表现，以角膜炎、骨损害和神经系统损害常见，心血管梅毒罕见。

（1）皮肤黏膜梅毒：发病率低，以树胶肿多见，好发于硬腭、鼻中隔黏膜，可引起上腭、鼻中隔穿孔和鞍鼻。

（2）眼梅毒：约90%为间质性角膜炎，初起为明显的角膜周围炎，继之出现特征性弥漫性角膜混浊，反复发作可导致永久性病变，引起失明。

（3）骨梅毒：骨膜炎多见，可形成佩刀胫和Clutton关节（较罕见，表现为双侧膝关节无痛性肿胀、轻度强直及关节腔积液）。

（4）神经梅毒：1/3～1/2患者发生无症状神经梅毒，常延至青春期发病，以脑神经损害为主，尤其是听神经、视神经损害，少数出现幼年麻痹性痴呆、幼年脊髓痨等。

（5）标志性损害：①哈钦森齿（Hutchinson teeth）：门齿游离缘呈半月形缺损，表面宽基底窄，牙齿排列稀疏不齐；②桑葚齿（mulberry molars）：第一白齿较小，其牙尖较低，且向中偏斜，形如桑葚；③胸锁关节增厚：胸骨与锁骨连接处发生骨疣所致；④基质性角膜炎（俗称实质性角膜炎）；⑤神经性耳聋：多发生于学龄期儿童，先有眩晕，随之丧失听力。哈钦森齿、神经性耳聋和间质性角膜炎合称哈钦森三联征。

（三）潜伏梅毒

凡有梅毒感染史，无临床症状或临床症状已消失，除梅毒血清学阳性外无任何阳性体征，并且脑脊液检查正常者称为潜伏梅毒（latent syphilis），其发生与机体免疫力较强或治疗暂时抑制梅毒螺旋体有关。

【实验室及其他检查】

（一）暗视野显微镜检查

用暗视野显微镜检查病损组织内的梅毒螺旋体，典型的梅毒螺旋体呈白色发光，其螺旋体较密而均匀,其运动方式包括旋转式、伸缩运动、蛇形式。此检查对早期梅毒的诊断具有十分重要的价值,包括硬下疳、二期梅毒的扁平湿疣、口腔黏膜斑等。

(二)梅毒血清试验

1．非梅毒螺旋体抗原血清试验　适用于常规试验及大量人群的筛查试验,可做定量试验,用于观察疗效、复发及再感染。

2．梅毒螺旋体抗原血清试验　即使患者梅毒已治愈,血清反应仍持续阳性,因此不用于临床观察疗效、复发和再感染。

【诊断与鉴别诊断】

梅毒的病程长,症状复杂,可与很多其他疾病的表现相似,因此,必须结合流行病学资料、临床表现及辅助检查的结果,进行综合分析,才能做出诊断。必要时还需要进行追踪观察、家属调查和试验治疗等辅助方法。

辅助检查是诊断梅毒的重要手段,早期梅毒皮肤黏膜损害用暗视野显微镜检查可查到梅毒螺旋体。梅毒血清试验有助梅毒诊断,一般用非螺旋体抗原试验做筛查,如阴性,只有在怀疑患者为梅毒时,才做进一步检查。如果为阳性:①且流行病学资料及临床表现符合梅毒,可以确定诊断。②如流行病学资料及临床表现不符合梅毒者,应进一步做螺旋体抗原试验。脑脊液检查对神经梅毒(包括无症状神经梅毒)的诊断、治疗、预后的判断均有帮助。

【治疗】

(一)治疗原则

1．及早治疗　早期梅毒经充分足量治疗,大约90%的早期患者可以达到根治的目的,而且愈早治疗效果愈好。

2．规则、足量治疗　早期梅毒未经治疗者,25%有严重损害发生,而接受不适当治疗者,则为35%～40%,比未经治疗者结果更差。说明不规则治疗可增多复发及催促晚期损害提前发生。

3．追踪观察　治疗后要经过足够时间的追踪观察。

(二)梅毒治疗的目的与要求

1．早期梅毒(一、二期梅毒及复发梅毒)　要求症状消失,尽快消除传染性,血清阴转,预防复发和发生晚期梅毒。如为早期复发患者,治疗量应加倍。

2．晚期皮肤黏膜、骨、关节梅毒　要求症状消失,功能障碍得到恢复,防止发生心血管及神经系统梅毒,不一定要求血清阴转。

3．早期先天性梅毒　要求症状消失,血清阴转。当患儿内脏损害多而严重时,首先要立足于挽救患儿的生命,并谨慎地进行治疗,避免发生严重的赫氏反应。

4．晚期先天性梅毒　要求损害愈合及预防新的损害发生,不一定要求血清阴转。先天性梅毒的间质性角膜炎可同时口服泼尼松,并局部滴糖皮质激素滴眼液。

5．孕妇梅毒　在妊娠早期治疗是为了使胎儿不受感染;妊娠晚期治疗是为了使受感染的胎儿在分娩前治愈,同时也治疗孕妇。

6．潜伏梅毒　主要预防各种复发,应给予足量的抗梅毒药物进行治疗,对晚期潜伏梅毒不要求血清反应阴转。

7．心血管梅毒、神经梅毒与各种内脏梅毒　在用青霉素治疗前最好结合有关专科进行处理,并慎重地进行抗梅毒治疗,切忌在短时期内使用大量抗梅毒药物的急速治疗,以免发生瘢痕收缩所引起的重要脏器的严重功能障碍。

(三)梅毒治疗方案

1．早期梅毒　包括一期、二期,病期在2年以内的潜伏梅毒。

(1)青霉素:①普鲁卡因青霉素G,80万U/d,肌内注射,连续10日,总量800万U;②苄星青霉素,240万U,分为两侧臀部肌内注射,每周1次,共2次。

（2）对青霉素过敏者用下列药物：①四环素 500mg，每日 4 次，总量 2g/d，连服 15 日（肝、肾功能不全者禁用）；②红霉素，用法同四环素；③多西环素 100mg，每日 2 次，连服 15 日；④头孢曲松：0.25g、0.5g 或 1.0g 肌内注射或静脉注射，每日 1 次，连续 10 日；⑤阿奇霉素：0.5g，每日 1 次，口服，连服 15 日。

2．晚期梅毒　包括三期皮肤、黏膜、骨骼梅毒，晚期潜伏梅毒或不能确定病期的潜伏梅毒及二期复发梅毒。

（1）青霉素：①普鲁卡因青霉素 G，80 万 U/d，肌内注射，连续 20 日为 1 个疗程，也可考虑给第 2 疗程，疗程间停药 2 周；②苄星青霉素 G，240 万 U，肌内注射，每周 1 次，共 3 次。

（2）对青霉素过敏者用下列药物：①盐酸四环素 0.5g，每日 4 次，口服，总量 2.0g/d，连服 30 日为 1 个疗程；②或红霉素，用法同四环素；③多西环素 100mg，每日 2 次，连服 30 日。

3．心血管梅毒　应住院治疗，对并发心力衰竭者，应控制心衰后再进行抗梅毒治疗。

（1）青霉素：水剂青霉素 G，第 1 日 10 万 U，1 次肌内注射；第 2 日 10 万 U，每日 2 次，肌内注射；第 3 日 20 万 U，每日 2 次，肌内注射；自第 4 日起按下列方案治疗。普鲁卡因青霉素 G，80 万 U/d，肌内注射，连续 15 日为一疗程，疗程总量 1 200 万 U，共 2 个疗程（或更多）；疗程间停药 2 周。

（2）对青霉素过敏者用下列药物：①盐酸四环素 0.5g，每日 4 次，口服，总量 2.0g/d，连服 30 日为 1 个疗程；②红霉素，用法同四环素；③或多西环素 100mg，每日 2 次，口服，连续 30 日。

4．神经梅毒

（1）青霉素：①水剂青霉素 G，1 800 万～2 400 万 U，静脉滴注（300 万～400 万 U，每 4 小时 1 次）连续 10～14 日。继以苄星青霉素 G，每周 240 万 U，肌内注射，共 3 次。②或普鲁卡因青霉素 G，240 万 /d，一次肌内注射，同时口服丙磺舒，每次 0.5g，每日 4 次，共 10～14 日，必要时继以苄星青霉素 G，每周 240 万 U，肌内注射，共 3 次。

（2）对青霉素过敏者：①四环素 500mg，每日 4 次，连服 30 日。②或多西环素 200mg，每日 2 次，连续 30 日。

（3）头孢曲松：每日 2.0g，肌内注射或静脉注射，连续 10～14 日。

5．妊娠期梅毒

（1）普鲁卡因青霉素 G，80 万 U/d，肌内注射，连续 10 日。妊娠初 3 个月内，注射 1 个疗程，妊娠末 3 个月注射 1 个疗程。治疗后每月作 1 次定量 USR 或 RPR 试验，观察有无复发及再感染。

（2）对青霉素过敏者，用红霉素治疗（禁用四环素）。服法及剂量与非妊娠患者相同。

6．先天性梅毒　8 岁以下儿童禁用四环素。对青霉素过敏者，可用红霉素治疗。

（四）随访与复治

1．早期梅毒　经充分治疗的患者，应随访 2～3 年。治疗后第 1 年内每 3 个月复查 1 次，包括临床与血清（非螺旋体抗原试验），以后每半年复查 1 次。随访期间严密观察其血清反应滴度下降与临床改变情况，如无复发即可终止观察。

2．晚期梅毒与晚期潜伏梅毒　如患者治疗后血清固定，需随访 3 年以判断是否终止观察。

3．妊娠期梅毒　早期梅毒治疗后，在分娩前应每月检查 1 次梅毒血清反应，如 3 个月内血清反应滴度不下降 2 个稀释度，或上升 2 个稀释度，应予复治。分娩后按一般梅毒病例进行随访。

4．神经梅毒　治疗后 3 个月作 1 次临床、血清学及脑脊液检查，以后每 6 个月检查 1 次，直到脑脊液变化转为正常，以后每年复查 1 次，至少 3 年。

5．梅毒相关婴儿　出生时如血清反应阳性，应每月检查 1 次血清反应，连续 8 个月。如血清反应阴转，且未出现先天性梅毒的临床表现，则可停止观察。

（五）性伴的处理

（1）在3个月之内凡接触过梅毒的性伴应予检查、确诊及治疗。

（2）早期梅毒在治疗期禁止性生活。

【预防】

1.管理传染源　早发现梅毒螺旋体感染者，及时给予规范抗梅毒治疗。

2.切断传播途径　避免不洁性行为，正确使用安全套。避免直接接触梅毒患者使用过的物品。婚前、孕前和孕期健康体检，防止先天性梅毒发生。

（杨　艳）

扫一扫，测一测

? 复习思考题

1. 何为钩体败血症？

2. 临床上怎样鉴别风湿病与莱姆病？

3. 赫氏反应怎样防治？

第六章　原　虫　病

ER-6-1

ER-6-2

学习目标

　　了解常见原虫病的病原学、流行病学、发病机制与病理解剖。熟悉常见原虫病的预防。掌握常见原虫病的临床表现、诊断要点及治疗措施。

第一节　疟　疾

　　疟疾(malaria)是由疟原虫经雌性按蚊叮咬传播的寄生虫病。主要在热带和亚热带流行。疟原虫侵入机体后,引起红细胞周期性成批破裂而发病。临床表现以周期性、间歇性、发作性的寒战、高热,继之大汗后缓解为特点,可致贫血和脾大。间日疟及卵形疟常有复发,恶性疟发热不规则,但可引起脑型疟等凶险发作。

【病原学】

(一)疟原虫种类

　　感染人类的疟原虫主要有4种,即间日疟原虫(*Plasmodium vivax*)、卵形疟原虫(*P. ovale*)、三日疟原虫(*P. malariae*)、恶性疟原虫(*P. falciparum*)。间日疟原虫、卵形疟原虫和恶性疟原虫只以人类为宿主,而三日疟原虫还可感染一些非洲猿类。疟原虫的发育过程需两个宿主,在人体内进行无性繁殖,故人为疟原虫的中间宿主,在蚊体内进行有性繁殖,故蚊为疟原虫的终末宿主。四种疟原虫的生活史基本相同。

(二)疟原虫的生活史

　　蚊虫叮咬吸血时,感染性子孢子随蚊虫唾液进入宿主血液循环,然后迅速进入肝脏,在肝细胞发育成熟为裂殖体。裂殖体释放出大量裂殖子进入血液循环,侵犯红细胞开始红细胞内的无性繁殖周期。裂殖子侵入红细胞后发育为环状体,经滋养体成熟为裂殖体。裂殖体内含数个到数十个裂殖子,被侵红细胞破裂,释放出裂殖子及代谢产物,引起临床上典型疟疾发作。释放的裂殖子再侵犯其他红细胞,开始新一轮无性繁殖,形成临床上周期性发作。间日疟及卵形疟红细胞内发育周期为48小时;三日疟为72小时。恶性疟发育周期为36~48小时,且发育先后不一,故临床发作亦不规则。间日疟及卵形疟部分子孢子在肝内发育为迟发型裂殖体,此种裂殖体发育缓慢,经6~11个月方能成熟并感染红细胞,成为复发的根源。三日疟及恶性疟无迟发型子孢子,故无复发。由两种不同的遗传型的子孢子分别发育为速发型和迟发型裂殖体,即为疟原虫子孢子多型性假说。部分疟原虫裂殖子在红细胞内经3~6代增殖后发育为雌性及雄性配子体,在按蚊吸血时被吸入蚊体内,开始其有性繁殖期。雌雄配子体在蚊体内形成合子,经动合子发育为囊合子,继续发育成熟后,囊内含数千个具感染性的子孢子。这些子孢子可主动地从囊壁逸出或因囊破裂后溢出而进入蚊血腔,随蚊血液或淋巴液进入蚊体各组织。当蚊虫再次叮咬宿主时,又进入宿主的子孢子继续其无性繁殖周期(图6-1)。

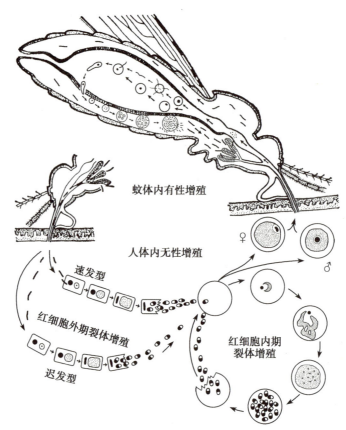

图6-1　疟原虫生活史

【流行病学】

（一）传染源

疟疾患者和带疟原虫者为传染源。

（二）传播途径

疟疾的传播媒介为雌性按蚊。蚊虫叮咬为主要传播途径，此外，输入含疟原虫的血液也可被感染，患疟疾的孕妇，也可通过损伤的胎盘造成胎儿先天性感染。

中华按蚊是平原地区间日疟的主要传播媒介；山区则以微小按蚊为主；丘陵地区嗜人按蚊是重要传媒。而海南岛山林地区发现其传播疟疾的媒介是大劣按蚊。此外，我国传播疟疾的媒介尚有多斑按蚊和嵌斑按蚊等。

（三）人群易感性

人群对疟原虫普遍易感。感染后获得的免疫力不持久，各型疟原虫之间无交叉免疫性。非流行区人员进入疫区易被感染，且症状较重。

（四）流行特征

不同地区疟疾的患病率差异很大，在高疟区可达 10% 或更高，其主要流行在热带和亚热带，其次为温带。这主要与传媒蚊虫相关。间日疟流行最广，恶性疟主要见于热带，三日疟与卵形疟较少见。我国除云南和海南两省为间日疟及恶性疟混合流行外，主要以间日疟流行为主。发病以夏、秋季较多，在热带及亚热带无季节性。

【发病机制与病理解剖】

疟原虫侵入人体后，在肝细胞内增殖与红细胞内增殖时一般无症状。当成批被侵红细胞破裂，释放出裂殖子及代谢产物时，它们作为致热原，刺激机体产生强烈的保护性免疫反应，出现寒战、高热，继之大汗而热退的典型症状。释放的裂殖子大部分被单核 - 吞噬细胞系统吞噬消灭,部分再侵入其他红细胞,又进行裂体增殖而引起周期性发作。因各种疟原虫在红细胞内的增殖周期时间不同,故各型疟疾发作的间歇期长短不一。反复多次发作,红细胞遭到大量破坏,可产生贫血。经反复发作或重复感染后可获得一定的免疫力,虽血中有小量疟原虫增殖,但可不出现疟疾发作,成为带虫者。疟原虫在体内增殖引起强烈的吞噬反应,以致全身单核 - 吞噬细胞系统显著增生,故肝脾多肿大。

疟疾患者临床表现的严重程度与感染疟原虫的种类有关。恶性疟原虫能侵犯任何年龄的红细胞,且其在红细胞内繁殖周期较短,只有 36~48 小时,血液中疟原虫密度很高,而贫血和其他临床表现均较严重。间日疟和卵形疟原虫常侵犯年幼的红细胞,三日疟仅感染衰老的红细胞,红细胞感染率低,故贫血和其他临床表现均较轻。

恶性疟原虫在红细胞中大量繁殖,受染红细胞体积增大成球形,彼此粘连成团,并极容易黏附于血管内皮,引起微血管阻塞。此种微血管病变可见于脑、肺、肾等重要器官,引起相应严重临床表现,如脑型疟疾。

疟疾的病理改变主要是由于单核 - 吞噬细胞增生所致。由于脾脏有充血性改变及网状内皮细胞增生,患者常有脾大,反复感染者可导致脾脏纤维化。肝脏可轻度肿大,肝细胞浑浊、肿胀与变性,库普弗细胞(Kupffe cell)大量增生,内含疟原虫及疟色素。

【临床表现】

间日疟及卵形疟潜伏期为 13~15 天,三日疟 24~30 天,恶性疟 7~12 天。

(一)典型发作

1. 间日疟　寒战、高热、大汗间日定时发作,可分为三期。

(1)寒战期:骤起畏寒,继之剧烈寒战,面色苍白,口唇与指甲发绀,脉搏快而有力,此时体温已开始上升,此期 10 分钟至 1~2 小时。

(2)高热期:寒战过后,继之高热,体温常达 40℃或更高,全身酸痛,口渴、烦躁甚至谵妄,面色潮红,皮肤干热,脉搏有力,此期约 2~6 小时。

(3)大汗期:高热期过后,全身大汗淋漓,随之体温骤降至正常或以下。顿觉轻松,但感疲乏、思睡。此期为 1~2 小时。

在上述发作后有一定间歇期,此时一般无明显症状。初发时,发热也可不规则,几次发作后才呈典型的周期性寒热发作。

2. 三日疟　寒热发作与间日疟相似,但三日发作一次。其周期性较规则,每次发作的时间较间日疟稍长。三日疟自然病程较长,常达数月,极少数患者可迁延至数年,很少自愈。

3. 卵形疟　临床表现与间日疟相似,但症状较轻。

4. 恶性疟　起病急缓不一,发热多不规则。常先出现间歇性低热,继以弛张热或持续高热,也可每天或间日出现寒热发作,无明显缓解间歇,严重者可至凶险发作。

(二)非典型发作

疟疾发作失去周期性和间歇性的规律,即为非典型发作。如同种疟原虫重复感染或不同种类疟原虫混合感染,扰乱了疟疾发作的规律性。但其寒热发作的基本表现是相似的。病程后期或治疗不彻底等因素,也可出现非典型发作。

(三)其他症状与体征

1. 脾大　新近感染者脾仅轻度肿大,质地软,退热后回缩。反复发作多次后脾大明显,质地较硬。在疟疾重流行区,脾大率达 70%~80%。

2. 肝大　肝轻度肿大,可有压痛。

3. 贫血　疟疾反复发作后可出现不同程度的贫血,尤其以恶性疟为重。

4. 单纯疱疹　间日疟与三日疟患者常出现。

（四）凶险发作

多见于恶性疟疾，偶见于间日疟和三日疟。常发生在缺乏免疫力的小儿与初次进入疟区的外来人口，病后又未及时诊治者。

1. 脑型疟疾 最为严重，急起高热、剧烈头痛、呕吐，常出现不同程度的意识障碍为主要临床表现。可有脑膜刺激征及锥体束征。血涂片可找到疟原虫。脑脊液压力增高，白细胞轻度增高，糖与氯化物正常。

2. 过高热型 急起持续性高热，体温达 42℃，出现谵妄、抽搐、昏迷等，可于数小时内死亡。

3. 胃肠型 有明显的恶心、呕吐、腹痛、腹泻等急性胃肠炎表现，也可为痢疾样症状，吐泻重者可出现休克，甚至死亡。

（五）再燃与复发

1. 再燃 疟疾经抗疟治疗后，体温正常，病情好转，再次出现寒战、发热，是抗疟治疗不彻底，红细胞中仍残存疟原虫，因免疫力下降而导致病情再次反复。再燃多见于病愈后的 1～4 周，可多次出现，四种疟原虫均可发生。

2. 近期复发 疟疾发作数次后，由于人体内产生一定免疫力或未经彻底治疗而暂停发作，但血中红细胞内期疟原虫尚未完全消灭，1～3 个月后再次出现临床发作。其发作与初发相似，但较轻。

3. 远期复发 由寄生于肝细胞内的迟发型子孢子引起，多在初发后 6～8 个月发生。恶性疟、三日疟、输血疟无远期复发。

（六）其他疟疾

1. 输血疟疾 潜伏期 7～10 天，可长达 1 个月左右。临床发作与蚊传疟疾相似。因只有红细胞内期，故治疗后一般无复发。

2. 婴幼儿疟疾 病情较重，发热多不规则，少有寒战、大汗等典型表现。可为弛张热或持续高热。常有呕吐、腹泻，以至感染性休克或惊厥。脾脏肿大显著，贫血，血中可见大量疟原虫。病死率较高。

【并发症】

（一）溶血性尿毒综合征

为急性血管内溶血。急起寒战、高热、腰痛、酱油色尿，严重者出现中度以上贫血、黄疸，甚至发生急性肾衰竭，称为溶血性尿毒综合征，亦称黑尿热。在缺乏葡萄糖 -6- 磷酸脱氢酶（G-6-PD）的基础上，常因疟原虫及其代谢物、抗疟药如奎宁或者伯氨喹啉等因素诱发。

（二）肾炎

1. 急性肾小球肾炎 见于恶性疟疾或间日疟长期反复发作而未经有效治疗者。其表现为水肿、少尿、血尿、血压升高，尿中有蛋白、红细胞与管型。抗疟治疗有效。

2. 肾病综合征 主要见于三日疟长期反复发作后，也见于恶性疟。表现为进行性蛋白尿、贫血和水肿。为Ⅲ型超敏反应所致，抗疟药无效，对肾上腺糖皮质激素反应也不良。

【实验室及其他检查】

（一）血常规检查

白细胞数正常或减少，大单核细胞增多，红细胞和血红蛋白在疟疾多次发作后可下降，恶性疟尤甚。

（二）疟原虫检查

血液涂片（薄片或厚片）是诊断疟疾最可靠的方法，吉姆萨染色（Giemsa stain）后直接镜检疟原虫。薄涂片易于观察形态，可鉴别疟原虫的种类；厚涂片阳性率高。骨髓涂片阳性率较血液涂片为高。

（三）免疫学检查

一般用于流行病学调查。常用的方法有间接荧光抗体试验、酶联免疫吸附试验、间接血凝试验。

（四）DNA 探针及 PCR

敏感性高，每毫升血中含 40～100 个疟原虫即可检出。PCR 法更适合现场应用。

【诊断与鉴别诊断】

（一）诊断

1. 流行病学资料　发病前到过疟疾流行区，有被蚊虫叮咬的可能，或近年有疟疾发作史，或新近有输血史等。

2. 临床表现　典型疟疾的临床表现是周期性发作的寒战、高热与大汗，继之热退缓解，间歇期无不适。特别是呈间日或 3 日发作 1 次，一般较易与其他疾病相区别。反复发作后，多有贫血及脾大，对临床诊断亦有较大帮助。脑型疟疾多在发作数日后，出现神志不清、抽搐和昏迷。

3. 实验室及其他检查　疟疾诊断的确立有赖于厚或薄血涂片疟原虫的阳性发现，必要时可做骨髓涂片，以提高阳性率。血常规检查可了解白细胞数高低、贫血程度等，具辅助诊断价值。

4. 诊断性治疗　对临床表现酷似疟疾，但多次血及骨髓检查未发现疟原虫者，可试用氯喹做诊断性治疗，一般于用药后 24～48 小时发热被控制而不再发作可拟诊断为疟疾。

（二）鉴别诊断

疟疾应首先与多种发热疾病相鉴别。如败血症、伤寒、钩端螺旋体病、胆道感染、尿路感染等。脑型疟疾需与流行性乙型脑炎、中毒性菌痢等鉴别。

【治疗】

（一）抗疟原虫治疗

1. 对氯喹敏感的治疗

（1）氯喹（chloroquine）：对红细胞内期的无性体内均有迅速较强的杀灭作用，口服吸收快，排泄慢，作用持久，是控制发作的首选药物。磷酸氯喹 1.0g（基质 0.6g）口服，6～8 小时后再服 0.5g（基质 0.3g），第 2 日、第 3 日各再服磷酸氯喹 0.5g，3 日总量 2.5g。副作用有头晕、恶心、呕吐、腹痛等，有可能使胎儿畸形，故孕妇忌用。

（2）磷酸伯氨喹（primaquine）：用于杀灭红细胞内疟原虫配子体和肝细胞内迟发型子孢子，用于防止复发和传播的药物。磷酸伯氨喹口服 39.6mg（基质 22.5mg），每日 1 次，连服 8 日。主要用于预防间日疟及卵形疟的复发。恶性疟虽无复发，亦需服用 2～4 日，以杀灭配子体防止传播。由于磷酸伯氨喹可使 G-6-PD 缺陷的患者发生急性血管内溶血，严重者可因急性肾衰竭而致命，因此，应用前常需监测 G-6-PD 活性，确定无缺陷后才给服药治疗。

2. 耐氯喹的治疗

（1）盐酸甲氟喹（mefloquine）：长效制剂，半衰期约 14 日。口服 750mg，1 次顿服，具有较强的杀灭红细胞内期疟原虫的作用，对耐氯喹恶性疟有较好疗效。

（2）磷酸咯萘啶（pyronaridine phosphate）：能有效杀灭红细胞内裂体增殖疟原虫，用于脑型疟原虫的治疗的药物。总剂量 1.2g（基质）。第 1 日 0.4g 分 2 次口服，第 2 日、第 3 日各 0.4g 顿服。

（3）青蒿素及其衍生物：目前最常用的是青蒿琥酯的静脉注射剂型。双氢青蒿素片，用于恶性疟疾治疗，首剂 120mg，以后 60mg，每日 1 次，连服 7 日；或用青蒿琥酯，成人第 1 日 100mg，每日 1 次，第 2～5 日 50mg，每日服 2 次，总量 600mg。在耐氯喹疟疾流行的地区，以青蒿素为基本药物的联合治疗方法，已被推荐为首选治疗方案。

3．凶险疟疾的治疗

（1）氯喹：用于敏感疟原虫的治疗。基质 10mg/kg 于 4 小时内静脉滴注，继以 5mg/kg 于 2 小时内滴完。每天总量不超过 25mg/kg。

（2）奎宁：用于耐氯喹株感染的治疗。二盐酸奎宁 500mg 置等渗糖水中 4 小时内静脉滴注，12 小时后可重复使用，清醒后改为口服。

（3）磷酸咯萘啶：按 3～6mg/kg 计算，用生理盐水或等渗葡萄糖注射液 250～500ml 稀释后静脉滴注，12 小时后可重复应用，神志清醒后可改为口服。

（4）青蒿琥酯：用青蒿琥酯：600mg 加入 5% 碳酸氢钠 0.6ml，完全溶解后再加 5% 葡萄糖 5.4ml，最终成青蒿琥酯 10mg/ml。按 1.2mg/kg 计算每次用量。首剂注射后 4 小时、24 小时、48 小时各再注射 1 次。患者神志恢复后改口服，每天服 100mg，连服 2～3 日。

（二）对症治疗

脑型疟疾常出现脑水肿与昏迷，应及时积极给予脱水治疗。监测血糖以及时发现和纠正低血糖。

病案分析

　　某男，38 岁，湖北荆州人，于 2006 年 7 月 19 日前往海南省乐东县某林场探亲，在该林场山上住有 10 余日，于 8 月 15 日发病，急起畏寒、寒战，20 分钟后体温开始升高，达 40℃，2 小时后热退发汗，感头痛、疲乏。以上症状隔日发作一次。查体：口唇较苍白，脾于右肋缘下 2cm 可触及。自服感冒药无效。于 8 月 19 日再次发作时在当地医院做外周静脉血厚血涂片检查，发现红细胞中有环状体。血常规检查红细胞数显著减少。

　　请分析：

　　1．该患者的诊断及其依据。

　　2．如何治疗？

　　解析：

　　1．该患者的诊断为：疟疾。

　　诊断依据：①患者为湖北荆州人，7 月到海南省乐东县某林场居住 10 余日。②急起畏寒、寒战，20 分钟后体温开始升高，达 40℃，2 小时后热退发汗，感头痛、疲乏。以上症状隔日发作一次。③脾右肋缘下 2cm。④外周静脉血涂片检查，发现红细胞中有环状体。血常规检查红细胞数显著减少。

　　2．治疗方案包括：①杀灭红细胞内裂体增殖疟原虫，控制发作的药物以氯喹首选药；②杀灭红细胞内疟原虫配子体和肝细胞内迟发型子孢子用于防止复发和传播的磷酸伯氨喹，但是使用前应先检测 G-6-PD 活性；③杀灭红细胞内裂体增殖疟原虫，用于脑型疟疾的青蒿琥酯。

【预防】

（一）管理传染源

健全疫情报告，及时发现患者，加强对患者的管理、治疗。根治带疟原虫者。

（二）切断传播途径

主要是消灭传播媒介 - 灭蚊，防止被蚊叮咬。消灭和控制孳生地是灭蚊的根本措施。杀灭蚊卵及其幼虫可取得事半功倍的效果。灭成蚊可在按蚊的栖息地滞留、喷洒杀虫剂。防蚊可用驱避剂或蚊帐。

（三）保护易感人群

疟疾疫苗接种是控制疟疾最有希望的方法。但由于疟原虫抗原性的多样性，给疫苗发展带来很大的困难。

（四）药物预防

药物预防是目前较常应用的措施，对高疟区的健康人群及外来人员可酌情选用。成人常用氯喹，口服 0.5g，每周 1 次。在耐氯喹疟疾流行区，可用甲氟喹 0.25g，每周 1 次。亦可选用乙胺嘧啶 25mg，或多西环素（doxycycline）0.2g，每周 1 次。孕妇、儿童宜服用氯喹预防。

思政元素

青蒿素的发现者——屠呦呦

屠呦呦是我国著名的药学家，发现青蒿素治疗疟疾，挽救了全球特别是发展中国家数百万人的生命。在 2011 年 9 月，获得拉斯克奖和葛兰素史克中国研发中心"生命科学杰出成就奖"，2015 年 10 月获得诺贝尔生理学或医学奖，成为首获科学类诺贝尔奖的中国人，这是中国医学界迄今为止获得的最高奖项，也是中医药成果获得的最高奖项。她用兢兢业业的敬业精神，攻克了世界医学多年的难题。她埋头苦干、潜心钻研的工作态度；坚韧不拔、持之以恒的工作作风；锲而不舍，吃苦耐劳的奉献精神，为科研人树立了踔厉奋发、笃行致远的榜样。

（杨 艳）

第二节 阿 米 巴 病

阿米巴病（amebiasis）是由溶组织内阿米巴（*Entamoeba histolytica*）感染所致的疾病。根据病变部位及临床表现的不同可分为肠阿米巴病和肠外阿米巴病。肠阿米巴病的主要病变部位在结肠，表现为痢疾样症状；肠外阿米巴病的病变可发生在肝、肺或脑，表现为各种脏器的脓肿。

一、阿米巴痢疾

阿米巴痢疾（amebic dysentery）又称肠阿米巴病（intestinal amebiasis），是溶组织内阿米巴所致的肠道传染病。主要病变部位在近端结肠和盲肠，临床上以腹痛、腹泻、排暗红色果酱样大便为特征。非典型表现为无症状或阿米巴瘤、阿米巴阑尾炎等。本病易复发变为慢性，也可导致肠外并发症。

【病原学】

溶组织内阿米巴生活史有滋养体和包囊两个期。

（一）滋养体

溶组织内阿米巴滋养体形态多变，体积大小差别很大。按其形态可分为小滋养体和大滋养体两型，寄生于结肠壁内或肠腔内，以二分裂法繁殖。

1. 小滋养体 又称肠腔共栖型滋养体，直径为 10～20μm，伪足少，不侵袭肠组织，不吞噬红细胞，而以宿主肠液、细菌、真菌等为食，故内质含较多细菌、营养微粒而无红细胞。小滋养体在一般情况下随食物下移至横结肠后，由于成型粪便增加，营养减少，水分渐被吸收，小滋养体停止活动，排除内含物，变为囊前滋养体，再变成包囊，随粪便排出体外。小滋养体为大滋养体和包囊的中间型，当宿主免疫功能及肠道环境恢复正常时，形成包囊；当机体抵抗力下降时，小滋养体则分泌溶组织酶,加之自身运动而侵入肠黏膜下层,变成大滋养体。

2. 大滋养体 是溶组织内阿米巴的致病形态,又称组织致病型滋养体,直径为 20～60μm,内外质分明,内质呈颗粒状,可见被吞噬的红细胞和食物颗粒。其吞噬的红细胞数,一至数个不等。外质透明,运动时外质伸出,形成伪足,能做定向变形运动侵袭组织,造成病灶。有时大滋养体亦可自组织内落入肠腔,逐渐变成包囊,随粪便排出体外。大滋养体抵抗力甚弱,在体外极易死亡,且易被人体胃酸杀灭,故非感染形态。

（二）包囊

是溶组织内阿米巴的感染形态,由肠腔内小滋养体形成。包囊呈无色透明的类圆形,直径为 10～20μm,碘染色后呈黄色,外周包围一层透明的囊壁,内含 1～4 个核。四核包囊即是发育成熟的包囊,具有感染性。成熟包囊感染人体后,在小肠下端受碱性消化液的作用,囊壁变薄,虫体活动,并从囊壁小泡逸出而形成囊后滋养体。在回盲肠部黏膜皱褶或肠腺窝处分裂繁殖,重复其生活过程。

包囊在粪便中能存活 2 周以上,在水中能存活 9～30 天。普通饮水消毒的氯浓度对之无杀灭作用。但加热至 50℃ 数分钟即死;干燥环境中的生存时间不超过数分钟。

【流行病学】

（一）传染源

主要传染源为粪便中持续排出包囊的人群,以无症状排包囊者最为重要,其次是慢性和恢复期患者。

（二）传播途径

经口感染是主要传播途径。人主要通过摄入被溶组织内阿米巴包囊污染的食物或水而感染。水源污染可引起地方性流行。苍蝇和蟑螂等可携带包囊,起到机械性传播作用。

（三）人群易感性

人群对溶组织内阿米巴包囊普遍易感。营养不良、免疫低下及接受免疫抑制剂治疗者,发病机会较多,病情较重。感染后血液中出现较高滴度的特异性抗体,但不具有保护性作用,故重复感染较常见。

（四）流行特征

本病以青壮年感染率高,男性多于女性,农村高于城市,夏秋季多见。

【发病机制与病理解剖】

宿主摄入被溶组织内阿米巴包囊污染的食物或水后,未被胃液杀死的包囊进入小肠下段,经胰蛋白酶等消化液消化后囊膜变薄,滋养体脱囊逸出,并反复分裂形成多数小滋养体,寄居于结肠腔内。被感染者的免疫力低下时,小滋养体发育为大滋养体,侵入肠壁组织,吞噬红细胞及组织细胞,损伤肠壁,形成溃疡性病灶。

溶组织内阿米巴对宿主的损伤主要通过其接触性杀伤机制,包括变形、活动、黏附、酶溶解、细胞毒和吞噬等作用。大滋养体的伪足运动可主动靠近、侵入肠组织,黏附后数秒钟内大滋养体通过分泌蛋白水解酶、细胞毒性物质,使靶细胞于 20 分钟后死亡。大滋养体亦可分泌具有肠毒素样活性的物质,可引起肠蠕动增快、肠痉挛而出现腹痛、腹泻。

病变主要在结肠,依次多见于盲肠、升结肠、直肠、乙状结肠、阑尾和回肠末端。典型的病变初期为细小的、散在的浅表溃疡,继而形成较多孤立而色泽较浅的小脓肿。脓肿破溃后形成边缘不整、口小底大的烧瓶样溃疡,基底为结肠肌层,腔内充满棕黄色坏死物质,内含溶解的细胞碎片、黏液、死亡或即将死亡的大滋养体。溃疡由针帽大小至 3～4cm,呈圆形或不规则,溃疡间黏膜正常。慢性期病变,组织破坏与修复并存,局部肠壁增厚,可有肠息肉、肉芽肿或呈瘢痕性狭窄等。

【临床表现】

潜伏期一般 3 周左右,亦可短至数日或长达年余。

（一）无症状型（包囊携带者）

最常见。此型临床常不出现症状，多次粪检时发现溶组织内阿米巴包囊。当被感染者的免疫力低下时此型可转变为急性阿米巴痢疾。

（二）急性阿米巴痢疾

1. 轻型　临床症状较轻，表现为轻度腹痛、腹泻、食欲减退，粪便中可发现溶组织内阿米巴滋养体与包囊，常为致病性与非致病性虫株混合感染。肠道病变轻微，有特异性抗体形成。当机体抵抗下降时，可发生痢疾或肝脓肿症状。预后佳。一般见于体质较强者。

2. 普通型　起病多缓慢，从腹痛、腹泻开始。大便每天多在3～10次，量中等，粪质较多，带血和黏液，血与坏死组织混合均匀呈暗红色果酱样，具有腐败腥臭味，伴有食欲减退、疲乏、腹胀或轻中度腹痛，盲肠与升结肠部位轻度压痛。患者全身中毒症状轻，无发热或仅有低热，常无里急后重感。大便镜检可发现滋养体与大量红细胞成堆，为其特征之一。以上症状可持续数日或数周后自行缓解，未经治疗或治疗不彻底者易复发或转为慢性。

3. 重型　起病急、中毒症状重、恶寒、高热，常先出现较长时间的剧烈腹痛、腹胀，随后排出黏液血性或血水样大便，排便次数迅速增至每日数十次，伴里急后重，甚至失禁。粪便量多，奇臭，含大量活动性阿米巴滋养体为其特征。常伴呕吐、失水，甚至休克，较易并发肠出血、肠穿孔或腹膜炎等并发症，预后差。如不积极抢救，可于1～2周因毒血症或并发症而死亡。

（三）慢性阿米巴痢疾

急性阿米巴痢疾患者的临床表现若持续存在达2个月以上，则转为慢性。慢性阿米巴痢疾患者常表现为食欲缺乏、贫血、乏力、腹胀、腹泻，肠鸣音亢进、右下腹压痛等。腹泻反复发作，或与便秘交替出现。症状可持续存在或有间歇，间歇期长短不一，间歇期内可无任何症状。

【并发症】

（一）肠道并发症

1. 肠出血　肠黏膜溃疡累及血管引起不同程度肠出血，严重者可出现失血性休克。

2. 肠穿孔　多见于严重病例或有深溃疡的患者。穿孔部位多在盲肠、阑尾和升结肠。肠穿孔以慢性经过多见。

3. 阑尾炎　因肠阿米巴病病变好发于盲肠部位，故累及阑尾的机会较多。阿米巴阑尾炎的表现与一般细菌性阑尾炎相似，但起病常较缓慢，较易发生穿孔或形成脓肿。

4. 结肠病变　由增生性病变引起，包括阿米巴瘤（ameboma），肉芽肿及纤维性狭窄。多见于盲肠、乙状结肠及直肠等处。可有腹痛、大便习惯改变或间歇性痢疾样发作，部分患者可发生完全性肠梗阻或肠套叠。

5. 直肠瘘管　溶组织内阿米巴滋养体自直肠侵入，多形成直肠 - 肛周瘘管，也可为直肠 - 阴道瘘管，管口常有粪臭味的脓液流出。若只做手术不做病原治疗，常复发。

（二）肠外并发症

阿米巴滋养体可自肠壁静脉、淋巴管或直接蔓延至肝、肺、胸膜、心包、脑、泌尿生殖系统或邻近组织，形成脓肿或溃疡，发生相应脏器的阿米巴病，其中以阿米巴肝脓肿最常见。

【实验室及其他检查】

（一）血常规检查

重型与普通型阿米巴痢疾伴细菌感染时，血白细胞总数和中性粒细胞比例增高，轻型、慢性阿米巴痢疾血白细胞总数和分类均正常。少数患者嗜酸性粒细胞比例增多。

（二）粪便检查

典型的粪便呈暗红色果酱状，腥臭、粪质多，含血液及黏液。在粪便中可检测到滋养体和包囊。标本送检要及时，因滋养体排出体外半小时后即发生形态改变。粪便做生理盐水涂片镜检可见大量聚团状红细胞、少量白细胞和夏科 - 莱登结晶。检出伪足活动、吞噬红细胞的阿米巴滋养体有诊断意义。

（三）免疫学检查

1. 检测特异性抗体　溶组织内阿米巴滋养体的抗原性强，患者几乎都能产生特异性抗体。特异性 IgG 抗体可在患者的血液中存在 10 年以上，因此，若血清学中特异性 IgG 抗体阳性有助于本病诊断。

2. 检测特异性抗原　采用 ELISA、IFAT、IHA 等方法检测患者粪便中溶组织内阿米巴滋养体抗原，其灵敏度高、特异性强，检测结果阳性可作为本病明确诊断的依据。

（四）分子生物学检查

DNA 探针杂交技术、聚合酶链反应（PCR）可应用于检测或鉴定患者粪便、脓液或血液中溶组织内阿米巴滋养体的 DNA，也是特异和灵敏的诊断方法。

（五）结肠镜检查

必要时做结肠镜检查，可见肠壁大小不等散在性溃疡，中心区有渗出，边缘整齐，周边围有一圈红晕，溃疡间黏膜正常，取溃疡边缘部分涂片及活检可查到滋养体。

知识链接

隐形的"宝剑"——夏科 - 莱登结晶

夏科 - 莱登结晶由嗜酸粒细胞破裂后嗜酸性颗粒相互融合，形成两端尖长、大小不一、无色或浅黄色而透明具有折光性强的蛋白质结晶，属于病理性结晶。常见于肠道溃疡，尤以阿米巴感染粪便中最易检出。过敏性腹泻及钩虫病患者粪便中亦常见到。夏科 - 莱登结晶在实际工作当中很少见到。

【诊断与鉴别诊断】

（一）诊断依据

1. 流行病学资料　发病前有进食不洁食物史或与慢性腹泻患者密切接触史。

2. 临床表现　起病多缓慢，主要表现为腹痛、腹泻，每天排暗红色果酱样大便 3~10 次，每次便量较多，腥臭味浓。患者全身中毒症状轻，常无发热或仅有低热，常无里急后重感，但食欲减退、疲乏、腹胀、腹痛，右下腹压痛常较明显，肠鸣音亢进。

3. 实验室及其他检查　粪便中检测到阿米巴滋养体和包囊可确诊。

（二）鉴别诊断

1. 细菌性痢疾　急性起病，临床上常以高热、腹痛、腹泻、里急后重感及黏液脓血便为特征。每天排便多达 10~20 次，每次便量少，粪质少，呈黏液脓血样，左下腹压痛常见。

2. 细菌性食物中毒　有不洁食物进食史，同食者常同时或先后发病，急性起病，呕吐常见，脐周压痛，每次排便量多，中毒症状较重。剩余食物、呕吐物或排泄物培养可有致病菌生长。

3. 霍乱　急性起病，腹泻较重，每天排便多达 10 次以上，每次量多，呈黄色水样或米泔水样，先泻后吐。发热、腹痛少见，明显脱水则较常见。

4. 血吸虫病　有血吸虫疫水接触史。急性血吸虫病有发热、尾蚴皮炎、肝大、腹痛、腹泻，每天排便 2~5 次，粪便稀薄，黏液血性。血中白细胞总数与嗜酸性粒细胞显著增多。

5. 肠结核　大多数患者有原发性结核病灶存在，有长期低热、盗汗、消瘦，每天排便 10 次以下，粪便多呈黄色稀糊状，带黏液而少脓血，结核菌素试验阳性。

6. 直肠癌、结肠癌　直肠癌患者常有腹泻，每天排便可达 10 次以上，每次量较少，带黏液、血液，成形的粪便呈进行性变细。左侧结肠癌常有排便习惯改变，右侧结肠癌有不规则发热，进行性贫血，排便不畅，粪便糊状伴黏液，隐血试验可阳性，很少有鲜血。晚期扪及腹块。结肠镜检查和钡剂灌肠有助于诊断。

7. 慢性非特异性溃疡性结肠炎 临床表现与慢性阿米巴痢疾很相似。

　　患者,男,22 岁,以"腹痛、腹泻 10 天伴发热 3 天"入院。患者于 10 天前无明显诱因自觉右下腹隐痛,间断发作,痛感轻、可以忍受,同时出现腹泻,每天 5～6 次,大便呈黄色稀糊状,每次量不多,粪便内未见脓血混杂,里急后重不明显,有轻度乏力感。自服诺氟沙星 2 粒,每天 2 次,3 天后,仍腹痛,且腹泻加重,大便带脓血,遂到乡卫生院就医,查血常规:WBC 8.2×10⁹/L,中性粒细胞 78%,大便常规为:脓血便,红细胞、白细胞满视野(高倍镜),诊为"急性细菌性痢疾",给予补液、静滴环丙沙星 0.2g、口服小檗碱 0.3g,均为每天 2 次,治疗 3 天,病情无改善,腹痛加剧,脓血便增多,3 天前开始低热,体温最高在 37.9℃,无畏寒、头痛,无咳嗽、咳痰、咯血等。追问病史得知入院前有两次大便呈暗红色、果酱样,并伴有腥臭味,量均不多。患者平素有直接饮用井水习惯,1 个月前由外地来本市。

　　请分析:
　　1. 本病最可能的诊断是什么?诊断依据是什么?
　　2. 明确诊断应完善哪些检查?
　　解析:
　　1. 本病最可能的诊断是:阿米巴痢疾。
　　其诊断依据包括:①有直接饮用井水习惯,1 个月前由外地来本市。②腹痛、腹泻 10 天伴发热 3 天。③右下腹隐痛,间断发作,痛感轻;腹泻有 2 次大便呈暗红色、果酱样,并伴有腥臭味,量均不多;发热 3 天,体温最高在 37.9℃。④ WBC 8.2×10⁹/L,中性粒细胞百分率 78%,大便常规为:脓血便,红细胞、白细胞满视野(高倍镜)。
　　2. 为明确诊断,需对患者粪便进行镜检查找滋养体和包囊。为提高粪检阳性率,应取黏液脓血部分送检,送检标本必须新鲜,勿与尿液混合,注意保温保湿,在室温下必须在 30 分钟内检查。同时还可以进行血清学检查。

【治疗】

(一)支持对症治疗

　　急性患者应卧床休息,给流质或少渣软食,慢性患者应加强营养,注意避免进食刺激性食物。腹泻严重时可适当补液及纠正水与电解质紊乱。重型患者给予输液、输血等支持治疗。

(二)病原治疗

　　目前常用的抗溶组织内阿米巴药物有硝基咪唑类和二氯尼特等。

　　1. 硝基咪唑类 对各型阿米巴原虫特别是滋养体有强大杀灭作用,是目前治疗肠内、外各型阿米巴病的首选药物。该类药物偶有一过性白细胞减少和头晕、眩晕、共济失调等神经系统障碍。妊娠(尤其最初 3 个月)、哺乳期以及有血液病史和神经系统疾病者禁用。

　　(1)甲硝唑(metronidazole):又名灭滴灵(flagyl),成人口服每次 0.4g,每天 3 次,连服 10 天为 1 个疗程。儿童每天 35mg/kg,分 3 次服,疗程 10 天。对重型阿米巴痢疾患者可选用甲硝唑静脉滴注,成人每次 0.5g,每隔 8 小时 1 次,病情好转后每 12 小时 1 次,或改口服,疗程 10 天。

　　(2)替硝唑(tinidazole):成人每天 2g,1 次口服,连服 5 天为 1 个疗程。重型阿米巴痢疾亦可静脉滴注。

　　(3)其他硝基咪唑类:成人口服奥硝唑(ornidazole)每次 0.5g,每天 2 次,10 天为 1 个疗程。成人口服塞克硝唑每天 2g,1 次口服,连服 5 天为 1 个疗程。

2．二氯尼特（diloxanide furoate）　又名糠酯酰胺（furamide）是目前最有效的杀包囊药物，口服每次 0.5g，每天 3 次，疗程 10 天。

3．抗菌药物　主要通过作用于肠道共生菌而影响阿米巴生长，尤其在合并细菌感染时效果好。可选用巴龙霉素或喹诺酮类抗菌药物。

【预防】

（一）管理传染源

对慢性腹泻患者应及时检查，如为阿米巴痢疾患者或无症状排包囊者必须进行彻底治疗并予以肠道隔离。如为餐饮业人员应暂调离工作，于消除排包囊状态后给予恢复原来工作。

（二）切断传播途径

搞好公共卫生，注意个人饮食卫生。大力消灭苍蝇和蟑螂，加强粪便管理，防止食物被污染，饮水应煮沸，不吃生菜，饭前便后洗手。做好卫生宣教工作。

（三）保护易感人群

合理营养，锻炼身体，增强体质。暂无可供现场应用的疫苗。

二、阿米巴肝脓肿

阿米巴肝脓肿（amebic liver abscess）是由溶组织内阿米巴通过门静脉到达肝脏，引起肝细胞溶化、坏死，形成脓肿，又称肝阿米巴病（hepatic amebiasis），是肠阿米巴病最常见的并发症。临床表现主要有长期发热、全身心消耗、肝大、肝区疼痛、白细胞总数增高等。

【发病机制与病理解剖】

阿米巴肝脓肿可发生于溶组织内阿米巴感染数周至数年之后，多因机体免疫力下降而诱发。寄生在肠壁的溶组织内阿米巴大滋养体可经门静脉直接侵入肝脏。其中，大部分被消灭，少数存活的大滋养体继续繁殖，引起小静脉炎和静脉周围炎。在门静脉分支内，大滋养体的不断分裂繁殖可引起栓塞，并通过其伪足运动、分泌溶组织酶的作用造成局部液化性坏死，形成小脓肿。随着时间的延长，病变范围逐渐扩大，使许多小脓肿融合成较大的肝脓肿。从大滋养体入侵肝脏至脓肿形成常需历时 1 个月以上。肝脓肿通常为单个大脓肿。由于大滋养体可到达肝脏的不同部位，故亦可发生多发性肝脓肿。肝脓肿大多位于肝的右叶，这与盲肠及升结肠的血液汇集于肝右叶有关。少部分病例可位于肝的左叶，亦可左右两叶同时受累。脓肿的中央含红细胞、白细胞、脂肪、坏死的肝组织及夏 - 雷结晶。脓肿明显的薄壁，附着有尚未彻底液化的坏死组织，外观似棉絮样。

【临床表现】

临床表现的轻重与脓肿的位置、大小及有否继发细菌感染等有关。起病大多缓慢，体温逐渐升高，热型以弛张型居多，常伴食欲减退、恶心、呕吐、腹胀、腹泻、肝区疼痛及体重下降等。当肝脓肿向肝脏顶部发展时，刺激右侧膈肌，疼痛可向右肩部放射。若压迫右肺下部可有右侧反应性胸膜炎或胸腔积液。脓肿位于右肝下部时可出现右上腹痛或腰痛，体检可发现肝大，边缘多较钝，有明显的叩压痛。脓肿位于肝的中央部位时症状常较轻，靠近肝包膜者常较疼痛，而且较易发生穿破。肝脓肿向腹腔穿破可引起急性腹膜炎，向右胸腔穿破可致脓腔，此外，尚可引起膈下脓肿、肾周脓肿、心包积脓和肝 - 肺支气管瘘等，患者可出现相应的临床表现。早期诊治者预后较佳。晚期及并发穿孔者预后较差。治疗不彻底者易复发。

【诊断与鉴别诊断】

（一）诊断

1．流行病学资料　病前曾有腹泻或排便不规则史。

2．临床表现　发热、食欲下降、体重减轻、贫血、右上腹痛、肝大伴触压痛和叩痛等。

3. 实验室及其他检查

（1）血常规检查：急性感染者白细胞总数及中性粒细胞数均增高。病程较长者白细胞总数常仅轻度升高，但贫血、消瘦则较明显，血沉增快。

（2）粪便检查：溶组织内阿米巴原虫阳性率约为30%，以包囊为主。

（3）脓肿穿刺液检查：典型脓液为棕褐色如巧克力糊状，黏稠带腥味。当合并细菌感染时，可见土黄色脓液伴恶臭。由于有活力的溶组织内阿米巴大滋养体常处于脓肿周围的组织内，故在抽出脓液中的阿米巴滋养体多已死亡。

（4）肝功能检查：大部分病例都有轻度肝功能受损表现，如血清白蛋白下降、碱性磷酸酶增高、丙氨酸氨基转移酶（ALT）升高和胆碱酯酶活力降低等，其余项目多在正常范围。个别病例可出现血清胆红素升高。

（5）影像学检查：X线检查右侧横膈抬高、活动受限、右侧肺底云雾状阴影、胸膜增厚或胸腔积液。左叶脓肿可见胃小弯受压，胃体左移。B型超声可见液性病灶，并可定位引导穿刺。

（6）免疫学检查：可用间接荧光抗体试验、酶联免疫吸附试验等检测血清中抗溶组织内阿米巴滋养体的IgG与IgM抗体，阳性有助于本病的诊断。

（7）核酸检测：采用PCR技术可在肝脓液中检出溶组织内阿米巴滋养体的DNA。

（二）鉴别诊断

1. 细菌性肝脓肿　是败血症与胆道感染的并发症，较常出现寒战、高热、黄疸、休克等临床表现。肝大较不显著，脓肿细小而呈多发性，血液与肝脓液培养可有细菌生长。血液白细胞总数及中性粒细胞显著增多，血清抗溶组织内阿米巴滋养体的抗体阴性。

2. 原发性肝癌　临床表现酷似阿米巴肝脓肿。但是，肝大而质地坚硬，边缘不整或表面呈结节状。血清甲胎蛋白含量升高，肝内占位性病变呈实质性或仅于中央部呈少量液性，边界欠清晰。患者多有慢性乙型或慢性丙型肝炎的病史。

3. 其他　包括肝棘球蚴病、先天性肝囊肿、肝血管瘤、肝结核与继发性肝癌等呈肝内占位性病变的疾病。

【治疗】

（一）病原治疗

抗阿米巴治疗应选用组织内杀阿米巴药，同时辅以肠腔内抗阿米巴药，以求根治。

1. 硝基咪唑类　甲硝唑为首选药物，成人口服0.4g，每日3次，10日为1个疗程；或替硝唑，成人每日2g，1次口服，连服5日为1个疗程。必要时可静脉滴注。肝脓肿较大者，可重复治疗1～2个疗程。两个疗程之间的间隔时间为5～7日。同时，宜用二氯尼特治疗1个疗程，以清除肠道中溶组织内阿米巴包囊。

2. 氯喹　少数对硝基咪唑类无效者改用氯喹。口服磷酸氯喹，成人口服0.5g，每日2次，连服2日后改为每次0.25g，每日2次，以2～3周为1疗程。口服后完全吸收，肝内血药浓度高，对阿米巴肝脓肿疗效较好。

（二）肝穿刺引流

在B型超声诊断仪的引导下，对肝脓肿直径3cm以上、靠近体表者，可行肝穿刺引流。一般情况下，应于开始抗阿米巴药物治疗后2～4日才进行肝穿刺抽脓。肝脓肿随时有穿破可能时，应立即进行肝穿刺抽脓。每次肝穿刺抽脓都应尽量用生理盐水冲洗、抽吸干净，术后应用沙袋、腹带做局部加压捆扎，2小时内禁止进食，静卧观察6～8小时，以防术后出血。对脓液量超过200ml者，可间隔3～5日后重复肝穿刺抽脓。

（三）对症治疗

患者应卧床休息，给予高热量、高蛋白饮食，补充维生素。

（四）外科治疗

对肝脓肿穿破引起急性腹膜炎者或内科治疗疗效欠佳者,可作外科手术引流治疗。同时,应加强抗阿米巴药物和抗菌药物的应用。

病案分析

男性,36 岁,因持续发热 8 天,右季肋部疼痛 7 天入院。患者无明显诱因于入院前 8 天出现畏寒,发热,体温达 39.1℃,伴有乏力,食欲减退。次日右季肋部隐痛,不放射,在当地医院查 WBC 10.6×10⁹/L,N 0.82,L 0.18。B 超示:肝右叶 71mm×91mm 液性暗区,疑"肝脓肿",以青霉素、链霉素治疗 3 天无效。查体:T 39.3℃,皮肤、巩膜无明显黄染。心脏无异常。右下肺呼吸音减低,第 9 肋以下叩诊浊音。腹软,肝肋下 4cm,质韧,触痛明显。脾侧卧位刚触及,无移动性浊音。胸透:肺野清晰。入院后第 2 天肝穿刺抽出巧克力色脓液 300ml。

请分析:

1. 试述初步诊断及诊断依据。

2. 拟出治疗方案。

解析:

1. 该患者的初步诊断为:阿米巴肝脓肿。

诊断依据:①持续发热 8 天,右季肋部疼痛 7 天。②体检:T:39.3℃,右下肺呼吸音减低,第 9 肋以下叩诊浊音。腹软,肝肋下 4cm,质韧,触痛明显。脾侧卧位刚触及,无移动性浊音。③胸透:肺野清晰,入院后第 2 天行肝穿刺抽出巧克力色脓液 300ml。

2. 治疗方案为:①病原治疗:抗阿米巴治疗应选用组织内杀阿米巴药,同时辅以肠腔内抗阿米巴药,以求根治。甲硝唑为首选药物,少数对甲硝唑无效者改用氯喹。②对肝脓肿直径 3cm 以上、靠近体表者,可行肝穿刺引流。③对症治疗。④外科治疗。

【预防】

及时彻底治疗阿米巴痢疾可有效预防阿米巴肝脓肿。

（杨　艳）

第三节　弓形虫病

弓形虫病(toxoplasmosis)是由刚地弓形虫(*Toxoplasma gondii*)引起的人畜共患性疾病。人群普遍易感,感染后多呈隐性感染。弓形虫寄生部位及机体反应性各有不同,临床表现较复杂。机体免疫功能缺陷时,多发展为显性感染。

【病原学】

刚地弓形虫属于球虫目、弓形虫科、弓形虫属。其生活史中出现 5 种形态:速殖子(滋养体)、缓殖子(包囊)、裂殖体、配子体、子孢子期及卵囊。前 3 期是无性繁殖,后 2 期是有性繁殖。生活周期需要两个宿主:中间宿主和终末宿主。中间宿主包括哺乳动物、鱼类、鸟类、昆虫等动物和人类,终末宿主为猫和猫科动物。无性生殖可造成全身感染,有性生殖仅在终末宿主肠黏膜上皮细胞内发育造成局部感染。

不同发育期弓形虫的抵抗力有明显差异。滋养体对温度和消毒剂都较敏感,加热 54℃能存活 10 分钟;在 1% 甲酚皂溶液或盐酸溶液中 1 分钟即死亡。包囊的抵抗力较强,4℃可存活 68

天,胃液内可耐受 3 小时,但不耐干燥及高温,56℃ 10～15 分钟即可死亡。卵囊对酸、碱和常用消毒剂的抵抗力都很强,但对热的抵抗力弱,80℃ 1 分钟即死亡。

【流行病学】

(一)传染源

猫科动物、其他哺乳动物及鸟类均可为弓形虫的储存宿主,以猫为最重要。其他带有包囊的动物也是传染源。孕妇感染弓形虫后,对于胎儿而言为传染源。

(二)传播途径

1. 先天性感染 孕妇通过胎盘传播使胎儿感染。当孕妇在妊娠期内感染弓形虫时,于虫血症期通过胎盘也可污染羊水,进入胎儿的胃肠道而引起宫内感染。

2. 获得性感染 传播途径以饮食(生或未熟的肉、乳、蛋等)、水源污染和密切接触动物(猫、猪、犬、兔等)为主。输血或器官移植并发弓形虫病也有报告,经损伤的皮肤黏膜或唾液飞沫传播也有报道。

(三)人群易感性

人群普遍易感。但动物饲养员、屠宰场工作人员以及医务人员感染率较高。严重疾病患者,如恶性肿瘤、器官移植、长期应用免疫抑制剂以及免疫缺陷如艾滋病等患者多易发生弓形虫病。

(四)流行特征

弓形虫感染呈全球性分布,但多为隐性感染。我国感染率为 0.1%～47.3%,农村高于城市,成人高于儿童。与动物相关的职业,如动物饲养员、屠宰工人、肉类及动物毛皮加工者、兽医等有较高感染率。

【发病机制与病理解剖】

弓形虫侵入人体后,经局部淋巴结或直接进入血液循环,造成虫血症。感染初期,机体无特异性免疫。血流中的弓形虫很快播散侵入各个器官,在细胞内以速殖子形式迅速分裂增殖,直到宿主细胞破裂后,逸出的速殖子再侵入邻近细胞。如此反复,发展为局部组织的坏死病灶,同时伴有以单核细胞浸润为主的急性炎症反应。在慢性感染期,只有当包囊破裂,机体免疫力低下时,才会出现虫血症播散。弓形虫可侵袭各种脏器或组织,病变的好发部位为中枢神经系统、眼、淋巴结、心、肺、肝和肌肉等,以淋巴结、眼和脑的病变最具特征性。

肠系膜淋巴结肿大。有点状出血、坏死灶。肺内可见坚硬的白色结节、坏死斑。脾脏肿大、坏死,血管周围有浸润现象。眼内可见局部坏死灶,脑部表现为弥漫性或局限性脑膜炎。

【临床表现】

多数是无症状带虫者,仅少数人发病。该病临床表现复杂,严重病例可有多器官损害。临床上分为先天性和获得性两类。

(一)先天性弓形虫病

在妊娠期可表现为早产、流产或死产。出生后,可出现各种先天性畸形,包括小脑畸形、脑积水、脊柱裂、无眼、小眼、腭裂等。也可表现为经典的四联症,即脉络膜视网膜炎、精神运动障碍、脑钙化灶和脑积水。眼部病变除脉络膜视网膜炎外还可表现为眼肌麻痹、虹膜睫状体炎、白内障、视神经炎、视神经萎缩和眼组织缺损等。先天性弓形虫病还可有发热、多形性皮疹、肺炎、肝脾大、黄疸和消化道症状等临床表现。

(二)获得性弓形虫病

因虫体侵袭部位与机体反应性不同而临床表现不同。病情的严重性与机体的免疫功能有关。

1. 免疫功能正常者感染弓形虫的表现 大多数患者无症状,有症状者占 10%～20%,主要临床表现有发热,全身不适,夜间出汗,肌肉疼痛,咽痛,皮疹,肝、脾大,全身淋巴结肿大等。淋巴结肿大较为突出,除浅表淋巴结肿大外,纵隔、肠系膜、腹膜后等深部淋巴结也可肿大,腹腔内淋巴结肿大时可伴有腹痛。肿大的淋巴结质硬，可伴有压痛但不化脓。症状和体征一般持续1~3周消失，少数病程可达1年。个别患者可出现持续性高热，单侧视网膜脉络膜炎，一过性肺炎，胸腔积液，肝炎，心包炎，心肌炎，颅内占位病变和脑膜脑炎等。

2．免疫缺陷者感染弓形虫的表现 先天性和获得性免疫功能缺陷患者感染弓形虫的危险性极大，潜伏性感染易转变为临床感染，获得性弓形虫病的淋巴结病变可不明显，可能出现广泛播散和迅速发生的致命性感染，表现为高热、肺炎、皮疹、肝脾大、心肌炎、肌炎、睾丸炎。甚至引起脑弓形虫病。典型的脑弓形虫病以亚急性方式起病，有头痛、偏瘫、癫痫发作、视力障碍、神志不清，甚至昏迷，发热与脑膜刺激征较少见。

【实验室及其他检查】

（一）病原学检查

1．直接涂片 取患者血液、脑脊液、痰液、胸腹水、骨髓等涂片，用常规染色法或免疫细胞化学法检测，在涂片中可发现位于胞质内的弓形虫花环、链条及簇状群体。

2．动物接种 将血、体液等接种小鼠，若获弓形虫者，多为急性感染患者。

3．细胞培养 弓形虫速殖子适应于多种传代细胞系。已有 Hela 细胞、鸡胚成纤维细胞与兔睾丸单层成纤维细胞培养的报道。

（二）免疫学检查

1．检测血清中的抗虫体表膜的抗体 ①弓形虫染色试验（Sabin-Feldman dye test，SFDT）：为首选方法，其特异、敏感、重复性好。感染后7~10天可阳性。②直接凝集试验（DAT）：是以速殖子全虫以检测特异性 IgG，方法简便、特异。适于孕妇感染的筛选。③间接荧光抗体试验（IFA）：检测特异性 IgG 和 IgM，特异性较差。

2．检测血清或体液中的弓形虫循环抗原 常用 ELISA 法，特异性、敏感性均较高，是判断弓形虫急性感染的可靠指标。

3．皮肤试验 弓形虫素皮内试验较为特异，感染后阳性出现较晚，但持续时间很长，适用于流行病学调查。

（三）其他检查

1．外周血常规检查 白细胞总数略有增高，淋巴细胞或嗜酸性粒细胞比例增高，有时可见异型淋巴细胞。

2．脑脊液检查 弓形虫脑膜炎患者脑脊液压力多呈正常，外观黄色，细胞数稍增多，一般（100~300）×10^6/L，主要为单核细胞，葡萄糖含量正常或下降，蛋白含量增高，氯化物多正常。

【诊断与鉴别诊断】

（一）诊断

如有视网膜脉络膜炎、脑积水、头小畸形、眼球过小或脑钙化者，应考虑有本病的可能，但确诊则必须找到病原体或血清学试验阳性。

（二）鉴别诊断

1．先天性弓形虫病 先天性弓形虫脑病应与巨细胞病毒、疱疹病毒、风疹病毒等所引起的脑病进行鉴别。脉络膜视网膜炎除与上述病毒所引起的进行鉴别外，也应与结核、麻风、肉样瘤等所引起者相鉴别。

2．获得性弓形虫病 本病的淋巴结肿大，应与传染性单核细胞增多症、巨细胞病毒、淋巴瘤、结核、立克次体病等所引起者相鉴别，脑膜脑炎应与细菌或真菌等所引起者相鉴别。病原体应与利杜体和荚膜组织胞质菌相鉴别。

【治疗】

（一）病原治疗

目前公认的药物有乙胺嘧啶、磺胺嘧啶、阿奇霉素、乙酰螺旋霉素、克林霉素等。

1. 脑弓形虫病治疗 常用疗法为乙胺嘧啶,成人每天 50mg,儿童 1mg/kg,分 2 次服;加磺胺嘧啶,成人每天 4g,儿童 150mg/kg,或用复方磺胺甲噁唑(TMP-SMZ),成人 2 片,每天服 2 次,疗程最短 3 个月,超过 4 个月或更长时则疗效更佳。注意有可能发生白细胞、血小板减少、贫血、溶血及神经系统症状等不良反应。

2. 预防性治疗 ①对于孕妇、先天性弓形虫病患儿,虽无症状亦应治疗。因乙胺嘧啶有致畸可能,孕妇在妊娠 4 个月内可选用乙酰螺旋霉素进行治疗;②免疫功能低下的弓形虫携带者,可用乙胺嘧啶,或乙酰螺旋霉素,成人 0.2g,每日 4~6 次;儿童 30mg/(kg•d),4 次分服。或克林霉素每天 600~900mg,3 周为 1 个疗程,间隔 1 周再重复 1 个疗程。

(二)对症支持治疗

可采取加强免疫功能的措施,如给予胸腺肽等药物。对眼弓形虫病和弓形虫脑炎等可应用肾上腺糖皮质激素以防治脑水肿。

📋 病案分析

患儿,男,23 天,因皮肤黄染 20 天,于 1994 年 4 月 14 日入院。患儿系第 1 胎足月顺产,生后第 3 天发现皮肤黄染并进行性加重。生后母乳喂养,母孕期健康。家中有养猫、狗史。查体:体温 37℃,呼吸 40 次 /min,脉搏 132 次 /min,体重 3.04kg。全身皮肤及巩膜明显黄染,未见出血点及皮疹,前囟门平软,双肺呼吸音粗,心脏未见异常。腹软,肝肋下 1.5cm,剑突下 0.5cm 触及,质软;脾未及。四肢肌张力正常,生理反射存在。实验室检查:血直接胆红素 17.1μmol/L,间接胆红素 290.7μmol/L。血培养阴性。血 CMV-IgM 阴性。乙肝五项血清学指标阴性。血弓形虫间接血凝试验(IHA)阳性,间接荧光抗体试验阳性,母亲血 IHA阳性。脑脊液细胞数正常,蛋白 1.13g/L。肝脏 2 次 B 超示肝实质弥漫性病变。脑 CT 示颞顶局部密度减低。眼底检查:双视神经萎缩。胸部 X 线片示双肺野小点状阴影。

请分析:

1. 该患儿的诊断及诊断依据。

2. 该如何治疗?

解析:

1. 该患儿的诊断为:先天性弓形虫病。

诊断依据:弓形虫病分先天性和获得性两种感染类型。先天性弓形虫病常有多器官组织受累,并伴中枢神经系统损害,病情重者可导致死亡。该例患儿家中有养猫、狗史,肺、脑、肝、眼均受累,肝功能、免疫学、脑脊液和影像学等检查支持,故考虑为先天性弓形虫病。

2. 治疗可用磺胺嘧啶、乙胺嘧啶,也可用乙酰螺旋霉素,同时给予对症支持治疗。

【预后】

预后取决于宿主受累器官及免疫状态。孕妇的感染可致妊娠异常或胎儿先天畸形。成人多器官受累者预后甚差,尤其在严重免疫抑制者,有相当高的病死率。单纯淋巴结肿大型预后良好。

【预防】

搞好环境卫生,做好水源、粪便及禽畜的管理。不吃生肉及不熟的肉、蛋及乳类。不要与猫、狗等动物接触。对易感人群,如屠宰场及肉类加工人员等,要做好个人卫生,定期检测血清抗体。妊娠前、妊娠期间定期检查血清抗体。

(张 静)

扫一扫,测一测

？ 复习思考题

1. 细菌性痢疾与阿米巴痢疾如何鉴别?
2. 试述疟疾的病理与临床的关系。
3. 试述弓形虫病的临床表现。

第七章 蠕 虫 病

PPT 课件

知识导览

学习目标

　　了解血吸虫病、钩虫病、蛔虫病、绦虫病、蛲虫病、囊虫病等常见蠕虫病的病原学特点、发病机制及病理解剖。熟悉血吸虫病、钩虫病、蛔虫病、绦虫病、蛲虫病、囊虫病等常见蠕虫病的实验室及其他检查、鉴别诊断、并发症。掌握血吸虫病、钩虫病、蛔虫病、绦虫病、蛲虫病、囊虫病等常见蠕虫病的流行病学、临床表现、诊断及治疗。

第一节　日本血吸虫病

　　日本血吸虫病（schistosomiasis japonicum）是日本血吸虫寄生在门静脉系统所引起的疾病。由皮肤接触含尾蚴的疫水而感染，主要病变为虫卵沉积于肠道和肝脏等组织而引起的虫卵肉芽肿。急性期患者有发热、肝大与压痛，腹痛、腹泻或脓血便，血中嗜酸性粒细胞显著增多。慢性期患者以肝脾大或慢性腹泻为主。晚期则以门静脉周围纤维化为主，可发展为肝硬化，表现为巨脾与腹水等。有时可发生血吸虫病异位损害。

　　目前公认的寄生于人体的血吸虫主要有五种，包括日本血吸虫、曼氏血吸虫、埃及血吸虫、间插血吸虫与湄公血吸虫，我国流行的血吸虫病是日本血吸虫病。

【病原学】

　　日本血吸虫成虫寄生于终宿主的肠系膜静脉中，雌雄异体，虫体呈圆柱形，外观似线虫。雄虫长 10～20mm，宽 0.5～0.55mm；雌虫长 12～28mm，宽 0.1～0.3mm。寿命一般 2～5 年，长者 10～20 年。一条雌虫每天产卵 1 000 个左右，大部分虫卵滞留于宿主的肝及肠壁内，部分穿破血管及肠壁，随粪便排出体外。虫卵入水后，在 25～30℃经 2～24 小时孵化出毛蚴，毛蚴侵入中间宿主钉螺体内，经过母胞蚴和子胞蚴二代发育繁殖，7～8 周后逸出尾蚴，每天数十条至百余条不等。当人、畜接触疫水时，尾蚴在极短时间内借助溶组织作用从皮肤或黏膜侵入，然后随血液循环流经肺而终达肝，约 30 天在肝内发育为成虫，逆血流移行至肠系膜下静脉中产卵，重复其生活史（图 7-1）。

　　日本血吸虫生活史中，人是终末宿主，钉螺是必需的唯一中间宿主。日本血吸虫在自然界尚有 41 种哺乳动物作为保虫宿主，如家畜中的牛、猪、羊、犬、猫等。

【流行病学】

（一）传染源

　　患者和保虫宿主都是传染源，视流行地区不同而异。在水网地区以患者为主，湖沼地区除患者外，感染的牛与猪也是重要传染源，而山丘地区野生动物，如鼠类也是本病的传染源。在流行病学上患者和病牛是重要的传染源。

（二）传播途径

　　传播途径必须由下述三个环节构成：①粪便入水：虫卵随粪便以各种方式入水，如河、湖旁设置厕所，河边洗刷马桶等。感染血吸虫的牲畜随地大小便亦可污染水源；②钉螺孳生：钉螺是日本血吸虫唯一的中间宿主，水陆两栖，可随附着物漂流至远处；③接触疫水：当水体中存在感

195

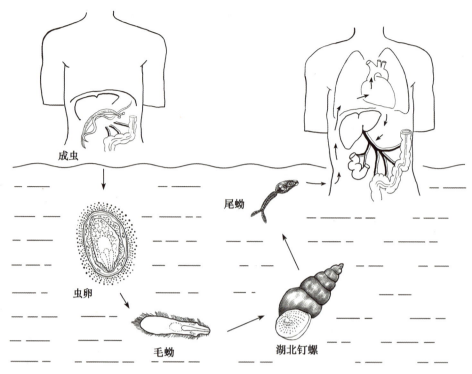

图 7-1　日本血吸虫生活史

染血吸虫的阳性钉螺时，便成为疫水。人、畜可因生产或生活而接触疫水遭致感染，饮用生水时尾蚴也可自口腔黏膜侵入。

（三）人群易感性

人群普遍易感，以男性青壮年农民和渔民感染率最高，夏、秋季感染机会最多。感染后有部分免疫力，儿童及非流行区人群如遭受大量尾蚴感染，易发生急性血吸虫病。

（四）流行特征

血吸虫病流行于世界多个国家。本病有严格的地区性，流行区与钉螺的地理分布相一致，湖沼区疫情最为严重。我国血吸虫病流行区可分为湖沼、水网和山丘三种类型。

知识链接

西汉古尸与日本血吸虫

日本血吸虫因 1904 年在日本首次发现而得名，但日本 1977 年后未发现人畜感染及阳性钉螺。日本血吸虫病在中国的流行历史可追溯到 2 200 年前。1972 年和 1975 年，湖南长沙马王堆和湖北省江陵县（今湖北省荆州市）凤凰山分别出土的西汉古尸保存完好，甚至皮肤富有弹性，尤其是马王堆的女尸，关节可以活动，被西方誉为"东方睡美人"。中国研究人员在这两具西汉古尸的直肠组织中发现了形态完好的日本血吸虫虫卵。考古证实湖北省江陵县出土的西汉古尸是公元前 167 年下葬的男尸，湖南长沙马王堆的"东方睡美人"是公元前 186 年去世的。

【发病机制与病理解剖】

（一）发病机制

血吸虫的尾蚴、童虫、成虫及虫卵均可引起宿主的免疫反应而导致病变，但主要是虫卵，尤其是成熟卵。成熟卵内毛蚴的头腺分泌可溶性虫卵抗原，渗透至周围组织中，使 T 淋巴细胞致敏,释放各种淋巴因子,吸引大量大单核细胞、嗜酸性粒细胞等,形成虫卵肉芽肿。在日本血吸虫虫卵肉芽肿中可检出高浓度可溶性虫卵抗原。虫卵周围有嗜酸性辐射样棒状物,系抗原与抗体结合的免疫复合物,称为何博礼现象(Hoeppli phenomenon)。成虫表膜具抗原性,可激发宿主产生相应抗体,直接作用于新入侵的童虫,发挥一定的保护作用。成虫肠道及器官的分泌物和代谢产物作为循环抗原,可与相应抗体形成免疫复合物出现于血液或沉积器官,引起免疫复合物病变。急性血吸虫病患者血清中检出循环免疫复合物与嗜异抗体的阳性率甚高,故急性血吸虫病是体液与细胞免疫的混合表现;而慢性与晚期血吸虫病的免疫病理变化则属于迟发型超敏反应。人体感染血吸虫后可获得部分免疫力。这是一种伴随免疫,对再感染的童虫有一定杀伤作用,但无损于体内的成虫。实验证明,血吸虫表面覆盖有宿主抗原,因此可逃避机体免疫攻击而长期存在。

(二)病理解剖

日本血吸虫主要寄生在肠系膜下静脉和直肠上静脉内,虫卵主要沉积在结肠与肝脏,故其病变最为显著。

1.结肠 病变主要在直肠、乙状结肠、降结肠,其次为横结肠、阑尾。急性期为黏膜充血、水肿、片状出血,黏膜浅表溃疡形成。慢性期纤维组织增生,肠壁增厚,可引起肠息肉和结肠狭窄。肠系膜增厚与缩短,淋巴结肿大与网膜缠结成团,形成痞块,可发生肠梗阻。虫卵沉积于阑尾,易诱发阑尾炎。

2.肝脏 早期肝脏明显充血,肿胀,表面有黄褐色粟粒状虫卵结节,晚期肝内门静脉分支的虫卵结节纤维化,呈典型的干线状纤维化。因血液循环障碍,导致肝细胞萎缩,表面有大小不等结节,凹凸不平,形成肝硬化。由于门静脉血管壁增厚,细支发生窦前阻塞,引起门静脉高压,致使腹壁、食管、胃底静脉曲张,易破裂引起上消化道出血。

3.脾脏 早期轻度充血、水肿、质软,后期因门静脉高压,呈进行性增大,可出现巨脾,继发脾功能亢进。

4.异位损害 指虫卵或成虫寄生在门静脉系统之外的器官病变。以肺与脑较多见。肺部病变为间质性虫卵肉芽肿伴周围肺泡炎性浸润。脑部病变以顶叶与颞叶的虫卵肉芽肿为多见,多发生在感染后6~12个月内。

【临床表现】

从尾蚴侵入至出现临床症状的潜伏期长短不一,平均约40天(2周~3个月)。感染重则潜伏期短,感染轻则潜伏期长。血吸虫病的临床表现复杂多样,轻重不一。我国现将血吸虫病分为以下四型。

(一)急性血吸虫病

发生于夏、秋季,以7~9月为常见,男性青壮年与儿童居多,多有明确疫水接触史。约半数患者在尾蚴侵入部位出现蚤咬样红色皮损,2~3天内自行消退。

1.发热 患者均有发热。热度高低及持续时间与感染程度成正比。热型以间歇热呈锯齿状为最常见,临晚畏寒高热,次晨热退时伴有大汗;弛张热及不规则低热常见;稽留热少见。多无明显毒血症症状,但重者可有意识淡漠、听力减退、腹胀等症状。相对缓脉亦较多见,类似伤寒。发热期限短者仅2周,大多在1个月左右,也可长达数月。重症迁延时出现显著贫血、消瘦、水肿,甚至恶病质。

2.过敏反应 除皮炎外还可出现荨麻疹、血管神经性水肿、淋巴结肿大、出血性紫癜、支气管哮喘等。血中嗜酸性粒细胞显著增多。

3.消化系统症状 常有食欲缺乏,腹部不适,腹痛、腹泻、呕吐等。腹泻一般每天3~5次,个别可达10余次,初为稀水便,继而脓血便。危重者可出现高度腹胀、腹水、腹膜刺激征。

4.肝脾大 90%以上患者肝大,伴不同程度压痛,肝左叶肿大显著。半数患者轻度脾大。

5.其他症状 半数以上患者有咳嗽、气喘、胸痛,甚至咯血。另外,重症患者可出现神志淡漠、心肌受损、重度贫血、消瘦及恶病质等,亦可迅速发展为肝硬化。

(二)慢性血吸虫病

急性病例未治疗或治疗不彻底,或疫区反复轻度感染者,病程超过半年,称慢性血吸虫病。临床表现以隐匿型间质性肝炎或慢性血吸虫性结肠炎为主。

1. 无症状型 轻型感染者无症状,仅粪便检查时发现虫卵,或体检时发现肝大,B超检查肝脏网格样改变。

2. 有症状型 主要表现为血吸虫性肉芽肿肝病和结肠炎。两种表现可同时出现于一个患者身上,亦可仅以一种表现为主。慢性腹泻,脓血黏液便最常见,病程长者可肠梗阻,贫血,消瘦,体力下降等。肝大、硬化,脾脏逐渐增大。下腹部可触及大小不等的痞块,系增厚的结肠系膜、大网膜和肿大的淋巴结,因虫卵沉积引起的纤维化、粘连缠结所致。

(三)晚期血吸虫病

反复或大量感染血吸虫尾蚴后,未及时抗病原治疗,形成血吸虫性肝硬化,临床表现以门静脉高压表现为主。病程多在5~15年以上。儿童常有生长发育障碍。根据受累的主要脏器病变程度不同,可分为下列临床类型。

1. 巨脾型 是晚期血吸虫病肝硬化门静脉高压的主要表现,约占70%。脾进行性肿大,下缘可达盆腔,表面光滑,质地坚硬,可有压痛,常伴有脾功能亢进。

2. 腹水型 是晚期血吸虫病严重肝硬化的重要标志,约占25%。腹水可长期存在,但大都进行性加剧,以至腹部极度膨隆、影响进食,下肢水肿,呼吸困难,腹壁静脉怒张,脐疝等。患者多因上消化道出血、肝衰竭、肝性脑病或感染导致败血症死亡。

3. 结肠肉芽肿型 以结肠病变为突出表现。病程3~6年以上,也有10年者。经常出现腹痛,腹泻、便秘或两者交替出现,大便性状可为水样便、血便、黏液脓血便,左下腹可触及肿块,有压痛。纤维结肠镜下可见结肠黏膜增厚、充血水肿、溃疡或息肉,肠狭窄。

4. 侏儒型 极少见。除慢性或晚期血吸虫病的其他表现外,身材矮小,面容苍老,无第二性征,但智力正常。

(四)异位血吸虫病

1. 肺型血吸虫病 多见于急性血吸虫病患者,为虫卵沉积引起的肺间质性病变。表现为轻度咳嗽与胸部隐痛、痰少,咯血罕见;肺部体征不明显。重症患者肺部病变广泛时,胸部X线检查时可见肺部有弥漫性云雾状、点片状、粟粒状浸润阴影,以中下肺野为多。经病原治疗后3~6个月逐渐吸收消散。

2. 脑型血吸虫病 青壮年患者多见。急性型临床表现酷似脑膜脑炎,有意识障碍,脑膜刺激征,瘫痪、抽搐,锥体束征等。脑脊液嗜酸性粒细胞可增高或蛋白质与白细胞轻度增高。慢性型的主要症状为癫痫发作,尤以局限性癫痫为多。

【并发症】

(一)上消化道出血

上消化道出血为晚期患者重要并发症,发生率为10%左右。出血部位多为食管、胃底静脉。多由机械损伤、用力过度等而诱发。表现为呕血、黑便,严重者可出现失血性休克。

(二)肝性脑病

晚期患者并发肝性脑病多为腹水型。可因大出血、大量放腹水、过度利尿等诱发。

(三)感染

多种原因造成患者免疫力低下,极易并发感染,如病毒性肝炎、伤寒、腹膜炎、阑尾炎等。

(四)肠道并发症

血吸虫病引起严重结肠病变,导致肠腔狭窄,出现不完全性肠梗阻;结肠肉芽肿可并发结肠癌,大多为腺癌,恶性程度低。

【实验室及其他检查】

（一）血常规检查

急性期白细胞总数在 $10 \times 10^9/L$ 以上，嗜酸性粒细胞占 20%～40%，甚至达 90% 以上。慢性患者嗜酸性粒细胞一般轻度增多在 20% 以内，而极重急性血吸虫病患者常不增多。晚期血吸虫病患者因脾功能亢进引起红细胞、白细胞、血小板减少。

（二）粪便检查

粪便中检查出虫卵和孵化出毛蚴是确诊血吸虫病的直接证据。急性期检出率高，慢性和晚期患者阳性率不高。

（三）肝功能试验

急性血吸虫病患者血清中球蛋白增高，血清 ALT、AST 轻度增高。晚期患者由于肝纤维化，常有白蛋白减少，球蛋白增高，白蛋白与球蛋白比例倒置。

（四）直肠活检及肝影像学检查

1. **直肠活检**　通过直肠镜或乙状结肠镜，自病变处取米粒大小黏膜，置光镜下压片检查有无虫卵。这种方法检出的大部分是远期变性虫卵。

2. **B 型超声波检查**　可判断肝纤维化的程度。可见肝、脾形态变化。

3. **CT 扫描**　晚期血吸虫病患者肝包膜与肝内门静脉区常有钙化现象，CT 扫描可显示其特异图像。重度纤维化可表现为龟背样图像。

（五）免疫学检查

血吸虫病的免疫学检查方法较多，其敏感性与特异性较高。因血清中抗体在治愈后持续时间很长，不能区别过去感染与现症患者，并有假阳性、假阴性等特点。检测患者循环抗原的微量法有可能诊断现症感染，可作为考核疗效指标。

1. **皮内试验**　皮内注射血吸虫抗原，与体内相应抗体结合，产生局部组织反应，呈现红、肿、痒现象，即阳性反应。仅作为感染过血吸虫的过筛方法。

2. **环卵沉淀试验**　当成熟虫卵内毛蚴的分泌、排出物与血吸虫病患者血清内抗体结合后，在虫卵周围形成沉淀物，即为阳性反应。可用于诊断与疗效观察。

3. **间接血凝试验**　将可溶性血吸虫虫卵抗原吸附于红细胞表面，这种致敏的红细胞与相应抗体结合后，出现肉眼可见的凝集现象，为阳性反应。

4. **酶联免疫吸附试验**　检测患者血清中特异性抗体，特异性抗原抗体复合物，经与特殊的酶结合后显色。可作为诊断与考核疗效的依据。

5. **循环抗原酶免疫法**　循环抗原的存在表明活动性感染，血清和尿液中的循环抗原水平与粪虫卵计数有较好的相关性。本方法敏感、特异、简便、快速，对血吸虫病的诊断、疗效考核和防治效果的评定，均具有重要价值。

【诊断与鉴别诊断】

（一）诊断依据

1. **流行病学资料**　血吸虫疫水接触史是诊断的必要条件。

2. **临床表现**　具有急性、慢性或晚期血吸虫病的症状和体征，如发热、荨麻疹、腹痛、腹泻、肝脾大等。

3. **实验室及其他检查**　结合病原学与免疫学检查进行诊断。粪便活卵检出或孵出毛蚴是主要的诊断依据，但阳性率不高，还需结合其他辅助检查，综合判断。

（二）鉴别诊断

1. **急性血吸虫病**　需与许多急性发热性疾病鉴别，如伤寒、阿米巴肝脓肿、败血症等，血常规中嗜酸性粒细胞显著增多有重要鉴别价值。

2. **慢性血吸虫病**　应与肠道的一些慢性疾病鉴别如阿米巴痢疾、慢性菌痢、慢性结肠炎、肠结核等鉴别,胃肠道钡餐,特别是纤维结肠镜有助于明确诊断。

3. 晚期血吸虫病　与门脉性及坏死后肝硬化亦要认真鉴别,根据病因、临床表现特点及实验室及其他检查等不难区分。

此外,流行区的癫痫患者应排除脑型血吸虫病的可能。

📋 病案分析

患者男性,18 岁,湖北荆州人,因发热 3 周,于 2008 年 9 月 30 日收入院。患者于 9 月 7 日开始出现发热,体温以下午及晚上明显,高时达 39.8℃,病程早期还出现过荨麻疹及咳嗽。今年 7 月到过洞庭湖区并有游泳史。体查:T 38℃,P 89 次 /min,R 20 次 /min,BP 120/76mmHg,未见皮疹及浅表淋巴结肿大,腹平软,无压痛,肝肋下 2cm,轻触痛,脾肋下 1.5cm。实验室检查:WBC $12×10^9$/L,嗜酸性粒细胞百分率 28%;肝功能:ALT 120U/L。

请分析:

1. 本病例的初步诊断是什么?请列出诊断依据。

2. 为确诊还需做哪些检查?

3. 本病应注意和哪些疾病进行鉴别?

解析:

1. 本病例的初步诊断为:急性血吸虫病。

诊断依据:有血吸虫疫水接触史,发病于夏秋季;有发热、荨麻疹及咳嗽等临床症状;血常规检查改变符合急性血吸虫病特点:白细胞总数升高,嗜酸性粒细胞百分率增多,转氨酶显著升高。

2. 为明确诊断,还需做的检查项目有:粪便检查、直肠黏膜活检或免疫学检查等。

3. 本病应注意和伤寒、阿米巴肝脓肿、粟粒性结核病等进行鉴别。

【治疗】

(一)病原治疗

吡喹酮(praziquantel,pyquiton):动物实验及临床实践证明,吡喹酮的毒性小、疗效好、给药方便、适应证范围广,对日本血吸虫成虫有强大杀灭作用,对 3 小时和 21 天童虫也有杀灭作用,且对埃及和曼氏血吸虫也有很好的杀灭效果。

1. 急性血吸虫病　成人总量 120mg/kg(儿童 140mg/kg),6 天分次服。

2. 慢性血吸虫病　50mg/kg(儿童 60mg/kg)1 天疗法或 60mg/kg(儿童 70mg/kg)2 天疗法。

3. 晚期血吸虫病　60mg/kg,3 天疗法。

吡喹酮对急性血吸虫病的退热作用较其他抗血吸虫药迅速,对轻、中、重型患者平均退热时间分别为 3.9 天、6.5 天、9.5 天,治疗后 6 个月,粪虫卵孵化阴转率在 90% 左右。治疗慢性血吸虫病,治后 6 个月,粪孵阴转率达 70%～90%。

(二)对症治疗

1. 急性血吸虫病　高热、中毒症状严重者给予补液、保证水和电解质平衡,加强营养及全身支持疗法。积极治疗合并症。

2. 慢性和晚期血吸虫病　除一般治疗外,应及时治疗并发症,改善体质,加强营养,巨脾、门静脉高压、上消化道出血等患者可选择适当时机手术。有侏儒症者可短期、间歇、小量给予性激素和甲状腺制剂。

【预后】

本病预后与感染程度、病程长短、年龄、有无并发症、异位损害及治疗是否及时彻底有明显关系。急性患者经及时有效抗病原治疗多可痊愈。慢性患者尽早积极治疗,可改善体力,并长期保持健康状态。晚期患者预后较差。

【预防】

(一)管理传染源

彻底治疗患者,调查、管理动物传染源,捕杀对人有害或成为保虫宿主的动物。

(二)切断传播途径

消灭钉螺是预防本病的关键,可采用改变钉螺孳生环境的物理灭螺法,同时结合化学药物灭螺,如用氯硝柳胺等药物杀灭钉螺。粪便须经无害处理后方可使用。保护水源,改善用水。

(三)保护易感人群

严禁在疫水中游泳,戏水。接触疫水时应穿着防护衣裤和使用防尾蚴剂等。

思政元素

血吸虫病研究的先驱——毛守白

毛守白(1912—1992),医学寄生虫学家,中国血吸虫病研究开拓者之一。1984年,在日内瓦召开的第37届世界卫生大会上授予毛守白"里昂·伯尔纳"基金奖,以表彰他在血吸虫病防治研究方面的卓越贡献,这是我国学者首次获此殊荣。

毛守白与血吸虫病的不解之缘始于20世纪40年代。他先后前往无锡、苏州血吸虫病流行地区进行调查,展现在他面前的是一幅幅凄惨景象,几乎家家户户都有大腹便便而又骨瘦如柴的血吸虫病患者。20世纪50年代初,为在短期内查清血吸虫病在我国的分布范围和感染血吸虫的人数,毛守白从当时尚处于开创阶段的免疫诊断研究入手,利用肝卵抗原做皮内试验。1957年,全国流行区推广应用肝卵抗原皮内试验,完成了6 000余万人的筛查,为制定防治血吸虫病的规划提供了依据。

(蒋建平)

第二节 并殖吸虫病

并殖吸虫病(paragonimiasis)又称肺吸虫病(lung fluke disease),是由并殖吸虫(*Paragonimus*)寄生于人体腹腔、肺部及皮下组织等组织器官所致的一种人畜共患寄生虫病。临床表现有咳嗽、胸痛、咳铁锈色痰、咯血、游走性皮下包块和渗出性胸膜炎等。虫体也寄生于人体其他部位而出现多种复杂症状。

【病原学】

并殖吸虫成虫雌雄同体,生殖器官并列,故名并殖吸虫。国内以卫氏并殖吸虫及斯氏狸殖吸虫分布较广泛,也是我国最主要的致病虫种。卫氏并殖吸虫虫体肥厚富有肉质感,背部隆起,腹面扁平,口、腹两吸盘大小基本相同,活体呈红褐色。斯氏狸殖吸虫虫体狭长,前宽后窄,两端较尖,口、腹吸盘较远。并殖吸虫虫卵呈椭圆形,壳较厚,呈金黄色,上端有盖,接近卵盖部壳比较厚,卵内含有一个卵细胞和10余个卵黄细胞。

并殖吸虫各虫种的生活史及其与宿主的关系基本相同,成虫常寄生在终宿主的肺内,产出的虫卵随痰液排出或吞入消化道由粪便排入水中,在25~30℃经15~20天发育孵出毛蚴。毛蚴可钻入第一中间宿主螺类(卫氏并殖吸虫为淡水川卷螺,斯氏狸殖吸虫为拟钉螺)体内,经孢蚴、母雷蚴、子雷蚴的发育和增殖,历经约 12 周发育为尾蚴,并从螺体内逸出。尾蚴在水中侵入第二中间宿主水蟹(溪蟹、石蟹)或蝲蛄,在其胸肌、足肌、腮叶和肝等部位形成囊蚴(后尾蚴),囊蚴是并殖吸虫的感染期。人若生食或半生食含有活囊蚴溪蟹或蝲蛄而感染,囊内蚴虫在小肠经胆汁和消化液作用,蚴虫脱囊而出,穿过肠壁进入腹腔,发育为童虫。童虫在腹腔脏器间及体内游动,约经 2 周后穿过膈肌到胸腔侵入肺,在肺组织发育为成虫产卵,自囊蚴进入人体至肺部成虫产卵,需 60～90 天。

卫氏并殖吸虫主要寄生于终宿主肺组织,成为肺吸虫囊肿,以宿主血液及组织液为食物,能存活 6～20 年。斯氏狸殖吸虫成虫主要寄生于果子狸、家猫、犬等,大多数以童虫阶段寄生于人体,偶见成虫寄生于肺脏。

【流行病学】

(一)传染源

患者、带虫者、病兽及病畜均可为本病传染源。卫氏并殖吸虫在感染者体内产卵,虫卵随痰或粪排出体外,故患者是主要传染源。斯氏狸殖吸虫一般不能在人体内发育为成虫,故患者不是传染源。受感染的兽、畜是斯氏狸殖吸虫病重要的传染源。

(二)传播途径

主要因生食、半生食含活囊蚴的水蟹(溪蟹)或蝲蛄而感染。也可因蟹换壳或死亡时囊蚴坠入水中,饮用含囊蚴的生水而感染。进食含活囊蚴的转续宿主动物肉也可感染。

(三)人群易感性

人群普遍易感。儿童与青少年感染率较高,尤其是学龄前儿童。

(四)流行特征

本病在世界范围内流行,已有 30 多个国家或地区有病例报告。据统计,我国有 24 个省、自治区、直辖市的农村有病例报道。浙江与东北各省以卫氏并殖吸虫病为主,四川、云南、江西、福建等地以斯氏狸殖吸虫病较多。多见于丘陵山区,沿山溪呈线状分布。

【发病机制与病理解剖】

并殖吸虫童虫在宿主体内游走和成虫在肺组织内的寄生都可破坏组织,造成机械性损伤,虫体代谢产物、分泌物等抗原物质能诱发宿主的免疫反应,可造成机体的免疫病理损害。虫卵所引起的病变较轻,一般仅有机械或异物刺激作用,属于异物型肉芽肿反应。

囊蚴被吞食后,经胃和十二指肠,受到胆汁、小肠液的作用,幼虫脱囊而出,游离的童虫活动力甚强,穿过宿主肠壁组织入腹腔游走,造成组织出血和损伤,引起炎症反应和组织粘连。童虫又可穿过膈肌游动于胸腔,刺激胸膜产生炎症反应,引起胸膜炎或胸腔积液。童虫经胸腔入肺移行,在肺部产生窦道,引起出血,并可形成囊肿。

成虫常固定于肺,也可在疏松组织中窜行游走,使病变逐渐扩大,波及多个脏器。虫体的代谢产物及其产生的异性蛋白,可使人发生免疫反应。虫体沿颈内动脉经破裂孔进入颅内,侵犯脑组织,虫体可形成多房性脓肿、囊肿与结节状肿块。

基本病理变化大致可分为 3 期:①脓肿期:虫体移行引起组织破坏、出血与坏死,可伴单核细胞、嗜酸性粒细胞和中性粒细胞浸润形成脓肿。②囊肿期:脓肿周围肉芽组织增生,可逐渐形成纤维状囊壁,构成囊肿,成为本病的特殊病变,称并殖吸虫性囊肿(虫囊肿)。囊内含棕色黏稠液体,镜下可见虫卵,有时可找到虫体。囊肿常为多房性,房与房之间有隧道或空穴相通。③纤维瘢痕期:囊内虫体游走或死亡,囊内容物排出或被吸收后,周围肉芽组织及纤维组织向中心发展,囊肿完全被纤维组织取代而形成瘢痕。

【临床表现】

潜伏期可短至数日,或长达 10 年以上,多为 3～6 个月。本病是一种全身性疾病,表现复杂、多样化,起病多缓慢。

（一）全身症状

全身症状轻重不一。主要症状为食欲减退，乏力、消瘦、低热、畏寒、头痛、胸闷、盗汗等，少数患者可出现荨麻疹，甚至哮喘发作。尤其多见于斯氏狸殖吸虫患者。

（二）呼吸系统症状

主要表现为咳嗽、咳痰、咯血、胸痛、气促。咳嗽为最早出现的症状，晨间较剧，初为干咳，痰量随病程进展逐渐增多，痰中带血或咯血，最典型的症状为咳铁锈色痰或烂桃样痰，可持续多年，复发时亦以此症状最早出现，痰中常可查见大量虫卵。胸膜受累时可导致渗出性胸膜炎、胸腔积液、胸膜增厚粘连。斯氏狸殖吸虫病患者常有胸腔积液，偶见痰中带血丝，无烂桃样痰，痰中查不到虫卵。

（三）消化系统症状

多见于疾病早期。腹痛、腹泻最为常见，有时伴有恶心、呕吐、便血等。腹痛以下腹和右下腹多见，轻重不一，呈阵痛或隐痛，有时可触及结节或肿块。当囊肿向肠腔破溃时，出现棕褐色黏稠脓血样或芝麻酱样大便，并可在粪便中找到虫卵。腹腔内组织的破坏和炎症可出现肠粘连、腹水。腹泻为黄色或淡黄色稀便，每天 2～4 次。斯氏狸殖吸虫常侵犯肝脏，在肝组织内形成嗜酸性肝脓肿或囊肿，肝组织严重受损和出现肝功能异常，甚至引起肝硬化。

（四）神经系统症状

多见于儿童卫氏并殖吸虫病，可分为脑型和脊髓型 2 种，前者多见。

1. 脑型 多见于一次大量食入囊蚴者，主要表现为：①颅内高压症候群：头痛、呕吐、意识障碍、视神经盘水肿、视力减退，多见于早期患者。②脑组织破坏型：有瘫痪、失语、偏盲、共济失调、感觉障碍等，一般在后期出现。③刺激型：有癫痫发作、肢体感觉异常。④炎症型：有畏寒、发热、头痛、脑膜刺激征等，多见于早期。

2. 脊髓型 主要症状是脊髓受压部位以下的运动障碍，可出现下肢麻木感或刺痛，继之出现肢体瘫痪、大小便失禁等表现。

（五）皮下结节或包块

全身均可发生，以下腹部至大腿之间为多，其次为背、臀、阴囊等处。皮下结节或包块可在皮下深部肌肉内扪及，直径 1～6cm，表面皮肤正常，触之有痒感或疼痛感。活检结节内可发现虫体、虫卵或囊肿样病变。皮下包块为斯氏狸殖吸虫病的临床特点，呈游走性，此起彼伏，反复出现。少数患者可眼部受累致眼球突出。虫体侵入阴囊、睾丸可致局部疼痛及肿块。

两种并殖吸虫病的鉴别要点见表 7-1。

表 7-1 卫氏并殖吸虫病和斯氏狸殖吸虫病的鉴别要点

	卫氏并殖吸虫病	斯氏狸殖吸虫病
全身症状	轻度	常见
荨麻疹等过敏症状	少见	常见
咳嗽、咳痰	明显，痰量较多	咳嗽轻，痰少
痰液	棕褐色、铁锈色或烂桃肉样	血丝痰
胸腔积液	较少见	常见
颅脑损害	多见	较少见
肝脏损害	较少见	较常见
皮下结节或包块	少见	较常见
血常规检查	嗜酸性粒细胞轻度增高	嗜酸性粒细胞显著持续增高
虫卵	痰及粪便中可查到	极少查到
胸部 X 线片	囊肿阴影多见，胸膜增厚	囊肿阴影少见，胸腔积液较常见

【实验室及其他检查】

（一）血常规检查

白细胞总数及嗜酸性粒细胞增高，急性期白细胞总数可达 40×10^9/L，嗜酸性粒细胞比例明显增高，可占 30%～40%；脑脊液、胸腔积液、腹水及痰中嗜酸性粒细胞也可增高；血沉明显加快。

（二）病原检查

1. **痰液检查**　卫氏并殖吸虫病患者痰液中镜检可见虫卵，以及夏科 - 莱登晶体。

2. **粪便检查**　虫卵检出率 15%～40%。

3. **体液检查**　脑脊液、胸腔积液、腹水、心包液等体液中查见并殖吸虫虫卵，嗜酸性粒细胞增多及夏科 - 莱登结晶。

4. **活组织检查**　皮下结节或包块病理检查可查见并殖吸虫虫卵、童虫或成虫。斯氏狸殖吸虫引起的皮下包块病理检查可见典型的嗜酸性肉芽肿。

（三）免疫学检查

皮内试验阳性率可达 95%，但与华支睾吸虫、血吸虫等多种吸虫有部分交叉反应而出现假阳性；补体结合试验阳性率可达 100%，尤其脑脊髓型患者更具有特异性诊断价值；酶联免疫吸附试验及放射免疫试验敏感性高，特异性强，在临床上有诊断意义。

（四）影像学检查

X 线胸片早期可见中、下肺野大小不等、边缘不清的圆形或椭圆形炎性浸润阴影；病程后期可见囊肿及胸腔积液，同时伴胸膜粘连或增厚。CT 或 MRI 检查可显示胸膜、肺、腹部、脑或脊髓的病变部位。

【诊断与鉴别诊断】

（一）诊断依据

1. **流行病学资料**　流行地区有生食或半生食溪蟹、蝲蛄或饮用溪流生水史。

2. **临床表现**　出现腹泻、腹痛、咳嗽、咳铁锈色痰、胸腔积液，或有游走性皮下结节或包块者应考虑本病的可能性。

3. **实验室及其他检查**　痰、粪及体液中查见并殖吸虫虫卵，或皮下结节中查到虫体是确诊的依据。免疫学、血清学检查有辅助诊断意义。

（二）鉴别诊断

脑型并殖吸虫病癫痫发作时与原发性癫痫表现相似易误诊为癫痫，可通过痰查并殖吸虫虫卵、免疫学检查阳性等是鉴别诊断的依据。脑型并殖吸虫病可有头痛、呕吐、颈强直等与颅内肿瘤表现相似，根据流行病学资料、发热、肺部病变、痰查虫卵，以及脑脊液嗜酸性粒细胞与免疫检查等均有助鉴别。肺型并殖吸虫临床表现与肺结核、结核性胸膜炎的临床表现易相混淆，应注意鉴别。

【治疗】

（一）病原治疗

1. **吡喹酮（praziquantel）**　是目前治疗本病的首选药物。对卫氏并殖吸虫病及斯氏狸殖吸虫病均有疗效高，副作用轻，疗程短，服用方便等优点。每天剂量为 75mg/kg，分 3 次口服，2～3 天为 1 个疗程。脑型患者一疗程后，宜间隔 1 周后再治疗 1 个疗程。

2. **三氯苯哒唑（triclabendazole）**　是新的一种苯并咪唑类衍生物，对并殖吸虫有明显杀虫作用，剂量为 5mg/kg，顿服，3 天为 1 个疗程。副作用轻微，疗效与吡喹酮相似。

（二）对症治疗

咳嗽、胸痛者给予镇咳、镇痛剂；颅内高压者应用脱水剂；癫痫发作可给予苯妥英钠等抗癫痫药物。

（三）外科治疗

皮下包块可手术切除；脑脊髓型并殖吸虫病出现压迫症状，经内科治疗不能奏效可考虑外科手术；胸膜粘连明显时可行胸膜剥离术等。

【预后】

本病预后常因致病虫种、感染轻重及病变部位而异。一般病例预后较好，脑型可致残或死于脑疝。斯氏狸殖吸虫病侵犯脑组织比卫氏并殖吸虫病轻，较易恢复，后遗症少，预后尚好。

【预防】

（一）管理传染源

积极治疗患者、隐性感染者，以及病猫、病犬等家畜。捕杀对人有害或为保虫宿主（含转续宿主）的动物。

（二）切断传播途径

对流行区人群，不饮生水，特别是儿童不吃生的或半生的溪蟹、蝲蛄，不随地吐痰。不用生溪蟹、生蝲蛄喂猫和犬等，以防动物感染。

（三）保护易感人群

流行区人群及到深山密林、荒野地区等自然疫源地作业或旅行者，要警惕感染此病，应广泛进行本病防治知识的宣传教育，加强粪便和水源管理。

（张　静）

第三节　华支睾吸虫病

华支睾吸虫病（clonorchiasis sinensis）是由华支睾吸虫（*Clonorchis sinensis*）寄生在人体肝内胆管引起的以肝胆病变为主的一种寄生虫病。其临床表现为食欲减退、乏力、上腹隐痛、腹泻、肝大等，严重者可发生胆管炎、胆石症及肝硬化等并发症，严重感染的儿童常有营养不良和发育障碍。

【病原学】

华支睾吸虫虫体狭长、扁平状，外形似葵花籽仁，前端尖细，后端钝圆，大小（10～25）mm×（3～5）mm。雌雄同体，有口、腹两个吸盘。虫卵小，形似灯泡状，黄褐色，前端较窄，后端钝圆，大小（27.3～35.1）μm×（11.7～19.5）μm，是寄生人体的最小蠕虫卵，上端有一小盖，下端有小节，卵壳较厚，卵内含一成熟的毛蚴。

华支睾吸虫成虫主要寄生于人或哺乳动物（犬、猫、猪）肝内胆管内，有时移居较大胆囊或胆总管。产卵后，虫卵随胆汁进入小肠，随粪便排出体外。虫卵入水后被第一中间宿主淡水螺吞食后，在螺的消化道内，卵内毛蚴逸出，在螺的肠壁、胃等器官内发育为胞蚴，经胞蚴、雷蚴的发育和增殖产生大量尾蚴。尾蚴成熟后自螺体逸出，尾蚴在水中侵入第二中间宿主淡水鱼、虾体内发育为囊蚴。囊蚴经口感染终宿主人或哺乳动物，在其消化道内，经消化液的作用后，幼虫在十二指肠内脱囊逸出，经胆总管进入肝胆管或穿过肠壁经腹腔进入肝脏，在肝内的中、小胆管内发育为成虫。从感染囊蚴到成虫成熟产卵约需1个月，成虫的寿命可长达20～30年。

【流行病学】

华支睾吸虫病主要分布在东亚和东南亚各国，尤多见于中国、日本、朝鲜、印度、菲律宾、越南、老挝等。我国27个省、自治区、直辖市流行本病，广东、广西和海南为重灾区，其次是黑龙江、台湾、香港、吉林和辽宁。

（一）传染源

感染华支睾吸虫的人及猫、犬、鼠、猪等哺乳动物为主要传染源。

（二）传播途径

人因进食未煮熟而含华支睾吸虫囊蚴的淡水鱼、虾而感染，甚至饮用囊蚴污染的生水也可受染。

（三）人群易感性

人群普遍易感。感染率高低与居民的卫生、生活习惯及饮食嗜好有密切关系。

【发病机制与病理解剖】

成虫主要寄生在人肝内中、小胆管，但也可在胆总管、胆囊和胰腺中。发病与否及病变程度取决于成虫寄生在胆管中的数量。感染轻者，虫数一般为数十条至数百条，无临床症状；感染较重者，虫数可达数千条以上。肝内胆管及其分支充满虫体和虫卵，可发生胆汁淤积、胆管梗阻等病变。由于成虫对肝胆管的机械性损伤、虫体的分泌物和代谢产物的作用，以胆管的上皮细胞为食并且吸血，从而导致胆管的局部损害和黏膜脱落，胆管上皮增生使管腔变窄，以及虫体堵塞胆管可引起胆汁淤积，胆管堵塞可引起局部胆管的炎症、胆囊炎、胰腺炎和继发性细菌感染等。

病变主要在肝内胆小管。早期或轻度感染可无明显病理变化，感染较重时，胆管管壁增厚，管腔有不同程度的阻塞，周围有纤维组织增生。严重感染时，管腔内充满华支睾吸虫和淤积的胆汁，以肝左叶较明显。

【临床表现】

潜伏期为 1~2 个月。一般起病缓慢。

轻度感染者不出现症状或仅在进食后有乏力、饱胀、食欲缺乏等症状，仅在粪检或在胆汁中发现虫卵而确诊。

普通感染者有不同程度的乏力、倦怠、食欲缺乏、消瘦、腹部不适、肝区隐痛，腹痛、腹泻较常见，肝脏肿大，以左叶明显，可触及肝脏表面不光滑，有压痛和叩击痛。部分患者伴有营养不良、贫血和水肿等全身症状。

感染较重者通常起病缓慢，除普通感染者症状外，可伴有头晕、失眠、疲乏、心悸、精神不振、记忆力减退等神经衰弱症状。极少数患者因大量成虫堵塞胆总管而出现梗阻性黄疸及胆绞痛。

感染严重者常呈急性起病，患者突发寒战、高热，体温可达 39℃ 以上，呈弛张热。食欲缺乏、厌油腻食物、肝大伴压痛，轻度黄疸，脾常可触及。数周后急性症状消失而进入慢性期，表现为疲乏、消化不良等。

反复严重感染或未经彻底治疗的患者，可发展为肝硬化及门脉高压，表现消瘦、贫血、脾大、腹水、黄疸等。严重感染的儿童可出现营养不良和生长发育障碍。

【并发症】

以急、慢性胆囊炎、胆管炎和胆结石为最常见的并发症。重者可并发门脉性肝硬化，甚至出现食管静脉曲张破裂出血。成虫阻塞胰管可引起胰管炎和胰腺炎，长期感染可诱发肝胆管癌发生。

【实验室及其他检查】

（一）血常规检查

白细胞总数及嗜酸性粒细胞轻、中度增加，嗜酸性粒细胞一般在 10%~40% 之间。个别病例出现粒细胞类白血病反应。患者可有轻度贫血。

（二）肝功能检查

肝功能轻度损害。在重度感染者及有肝、胆并发症者，特别是儿童营养不良时，γ- 谷氨酰基转移酶、碱性磷酸酶升高。

（三）虫卵检查

粪便和十二指肠引流胆汁检查发现虫卵是确诊华支睾吸虫病的直接依据，十二指肠引流胆汁发现虫卵机会多于粪检。

（四）免疫学检查

主要用于感染程度较轻者，或用于流行病学调查。常用的方法有成虫纯 C 抗原皮内试验（ID）、间接细胞凝集试验（IHA）、酶联免疫吸附试验（ELISA）。IHA 和 ELISA 敏感性大多在 90% 以上，但有一定的假阳性和交叉反应。

（五）其他

超声波检查、肝脏 CT 扫描和磁共振等可较好显示肝、脾的大小和厚度，胆管扩张及胆管壁增厚等改变，影像学改变多属非特异性，不能作为确诊的依据。

【诊断与鉴别诊断】

（一）诊断

1. **流行病学资料**　患者来自流行区或到过流行区，有生食或半生食鱼虾史。

2. **临床表现**　当出现腹胀、腹泻、食欲缺乏等消化不良及头晕、失眠、精神不振等神经衰弱的症状，并伴有肝大（以左叶明显）或其他肝胆系统表现时，应考虑本病的可能。

3. **实验室及其他检查**　粪便或十二指肠引流液中找到虫卵可确诊。IHA、ELISA 等免疫学方法，可辅助诊断。

（二）鉴别诊断

1. **病毒性肝炎、肝硬化**　消化道症状及肝功能损害明显，粪便检查找不到华支睾吸虫卵，血清抗华支睾吸虫抗体阴性，病毒性肝炎血清标志物阳性可鉴别。

2. **慢性消化不良**　慢性消化不良患者，食后胃部不适，亦伴有腹泻，但肝脏不肿大，粪便中无虫卵，可见未消化的食物残渣或脂肪球，无生食或食未煮熟鱼虾史。

3. **肝片形吸虫病**　临床表现与华支睾吸虫病相似，但病情及阻塞性黄疸严重，常有胆道出血，粪检虫卵不难区别。

4. **胆石症、胆囊炎**　华支睾吸虫所导致的胆石症、胆囊炎应与胆石症合并细菌感染引起的胆囊炎相鉴别，它们的临床症状相似，粪便检查发现华支睾吸虫卵可以明确诊断。

【治疗】

（一）病原治疗

1. **吡喹酮（praziquantel）**　是目前治疗华支睾吸虫病的首选药物，具有疗效良好，副作用轻微而短暂，在体内吸收、代谢、排泄快等优点。用法：每次 20mg/kg，每天 3 次，连服 2～3 天。此药物的毒性低，反应轻。虫卵阴转率几乎达 100%。

2. **阿苯达唑（albendazole）**　又名肠虫清，对本病亦有较好疗效。用法：每天 10～20mg/kg，分 2 次服，7 天为 1 个疗程。虫卵阴转率可达 95% 以上。

3. **外科治疗**　患者并发急性或慢性胆囊炎、胆石症或胆道梗阻时，即予手术治疗。若继发细菌感染者，同时加用抗生素，术后应继续给予病原治疗。

（二）支持对症治疗

加强营养，注意休息。对重症感染并伴有较重的营养不良和肝硬化患者，应强调支持疗法，给予高蛋白、高热量饮食，保护肝脏，纠正贫血等，待全身情况好转时再予以驱虫治疗。

【预后】

一般患者经驱虫治疗和对症治疗，预后良好。重度感染和病程较长的重症患者出现肝硬化、腹水等症时，治疗较困难，但经驱虫治疗后，一般情况和肝脏病变也可好转。

【预防】

（一）管理传染源

应开展对本病的流行病学调查,及时治疗患者、病畜,以控制或消灭传染源。

（二）切断传播途径

加强粪便及水源管理,不用未经处理的新鲜粪便施肥;不在鱼塘上或河旁建厕所。应禁止用粪便喂鱼,以防虫卵污染水域。

（三）保护易感人群

开展卫生宣传教育,改变不良饮食习惯,不食生的或未熟透的淡水鱼、虾。

（张　静）

第四节　姜 片 虫 病

姜片虫病(fasciolopsiasis)是由布氏姜片吸虫(*Fasciolopsis buski*)寄生于人、猪小肠内所致的人畜共患肠道寄生虫病。因生食含有姜片虫囊蚴的菱角、藕节、荸荠等水生植物而感染。临床上以腹痛、腹泻为主要表现,严重时可出现全身症状。

【病原学】

布氏姜片吸虫简称姜片虫,是寄生于人体最大的吸虫,虫体呈肉红色,肌肉丰富而肥厚,椭圆形、扁平似生姜片。虫体长 20～75mm,宽 8～20mm,厚 0.5～3mm。成虫有口、腹吸盘各一个,口吸盘位于虫体前端,腹吸盘呈漏斗状,较口吸盘大 4～5 倍。成虫雌雄同体,每日产卵约 25 000 个,虫卵呈棕黄色或淡黄色,椭圆形,约 130μm×80μm 大小,为人体蠕虫卵中最大者,卵内含有 1 个卵细胞和 20～40 个卵黄细胞。

姜片虫需有两个宿主(螺和人或猪)才能完成其发育、繁殖的生活史。虫卵随宿主粪便排出体外后,在自然界水中的适宜温度(26～32℃)与湿度下,经 3～7 周发育成毛蚴孵出。毛蚴侵入其中间宿主扁卷螺的淋巴间隙中,经胞蚴、雷蚴阶段而发育为尾蚴,尾蚴从螺体内逸出吸附在水生植物如菱角、荸荠、藕节的表面,脱去尾部而成囊蚴。当终宿主人或猪生食受染的水生植物时,囊蚴进入人体(或猪体),在消化液和胆汁的作用下,脱囊成为后尾蚴,借吸盘吸附于十二指肠或空肠上段的黏膜上吸取营养,经 1～3 个月发育成为成虫并产卵。成虫的寿命在人体内一般为 1～2 年,长者可达 4 年半之久。

【流行病学】

（一）传染源

人和猪是姜片虫的终宿主,因而患者和受感染的猪为本病主要传染源,猪又是姜片虫重要的保虫宿主,其感染是因喂食含有囊蚴的青饲料(如浮萍、浮莲、蕹菜等)所致。

（二）传播途径

流行区人群因生食含有姜片虫囊蚴的水生植物,将囊蚴吞入而感染。另有实验证实,姜片虫尾蚴可在水面上成囊,因而饮用生水亦有可能受感染。

（三）人群易感性

普遍易感,以 5～20 岁的儿童与青少年的发病率最高,这与喜生食水生植物有关。感染后人对再感染无明显保护性免疫。

（四）流行特征

姜片虫流行于东南亚各国,苏联、古巴、南非等地也偶有病例发生。国内除东北、内蒙古、新疆、西藏、青海和宁夏外,其余各省(区)均有人或猪姜片虫病流行,以水乡为主要流行区,并取决于居民是否有生食水生植物的习惯。由于姜片虫的卵、幼虫和中间宿主的生态规律,使其感染具有明显的季节性,一般在9～11月份。

【发病机制与病理解剖】

姜片虫成虫的致病作用主要为机械性损伤及虫体代谢产物被吸收后引起的变态反应和毒性反应。成虫吸附在十二指肠和空肠上段的黏膜上,由于吸附力强,可引起被吸附的黏膜及邻近组织发生炎症、充血、水肿、点状出血,甚至形成溃疡或脓肿。病变部位的黏膜与黏膜下层可见淋巴细胞、中性粒细胞及嗜酸性粒细胞浸润,使肠黏膜分泌增加,严重者病变广泛,可累及胃幽门部和结肠。虫体大量摄取肠道内养分,致患者肠道消化吸收功能障碍和营养不良。虫体的代谢产物可引起过敏反应,血中嗜酸性粒细胞增多。大量虫体可成团堵塞肠腔形成肠梗阻。

【临床表现】

潜伏期为1～3个月。

感染轻者多无症状或症状轻微,如食欲下降,偶有上腹部不适。感染较重者,常有间歇性上腹部隐痛、恶心、呕吐、食欲减退、腹泻,或腹泻与便秘交替出现。腹泻每日数次,量多,有奇臭,内含未消化食物。严重感染者或儿童,可出现全身乏力、精神萎靡、消瘦、贫血,有不同程度的水肿。少数患者由于长期慢性腹泻,呈水样便,或黏液血便,引起严重营养不良,继发肠道和肺部感染而发热,并可发展成全身衰竭而死亡。久病儿童可有生长发育障碍、智力低下,睡眠不安,维生素缺乏等症状。大量感染者(虫体数可达数千条)可因虫体成团而并发肠梗阻。

【实验室及其他检查】

(一)血常规检查

血常规常呈轻度贫血,白细胞计数稍高,嗜酸性粒细胞可增高至10%～20%,偶达40%。

(二)粪便检查

粪便用直接涂片法、定量透明厚涂片法或沉淀集卵法可找到姜片虫卵,姜片虫卵大,易于发现。粪便的虫卵计数可衡量感染的轻重,每克粪便的虫卵数(eggs per gram,EPG)在250个左右相当于成虫一条。EPG少于2 000者为轻度感染,2 000～10 000者为中度感染,10 000以上者为重度感染。

【诊断】

流行区感染史有重要参考意义。具有消化不良、慢性腹泻、上腹部隐痛、食欲减退、营养不良等症状,并有生食水生植物或饮生水习惯者,应考虑本病。粪便中查出姜片虫卵或在呕吐物中发现成虫可确诊为本病。

【治疗】

(一)支持对症治疗

重症患者应首先加强支持疗法,改善营养,纠正贫血,然后进行驱虫治疗。

(二)驱虫治疗

1.吡喹酮(praziquantel,pyquiton) 可作为治疗本病的首选药物,具有高效、低毒、使用方便等优点,且不良反应轻微。常用剂量为15～20mg/kg,分3次服,治疗后1个月粪便虫卵阴转率为97.5%～100%。

2.硫氯酚 成人剂量为3g,儿童为50mg/kg,晚间顿服或连服2晚,便秘者可加服泻药,1次服药后疗效可达70%以上。少数患者可有轻度腹泻、腹痛等不良反应。

3.硝硫氰胺 ①微粉胶囊:口服量6～7mg/kg,总量不超过350mg,分3次服,每日1次。②固体分散片剂:总剂量125～175mg,分3次服,3日内服完。

4.其他 槟榔煎剂亦有一定疗效。

病案分析

患者，男，11 岁，因上腹部疼痛、腹泻、水肿 2 周入院。查体：面容倦怠，消瘦、食欲不振，上腹部疼痛，颈部淋巴结肿大，肝脾可触及。血常规：白细胞 10.1×10^9/L，血红蛋白 105g/L，红细胞 3.5×10^{12}/L，中性粒细胞百分率 45%，淋巴细胞百分率 43%，嗜酸性粒细胞百分率 12%。胃镜示十二指肠溃疡，幽门螺杆菌检查阴性。粪便采用沉淀浓集法，取离心沉淀物涂片镜检，见姜片虫卵 15～30 个/HP。

请分析：

1. 该患者的初步诊断是什么？

2. 拟定治疗方案。

解析：

1. 该患者的初步诊断为：①姜片虫病；②十二指肠溃疡。

2. 治疗方案如下：①一般和对症治疗；②驱虫治疗：首选吡喹酮，吡喹酮具有疗效高，毒性低，反应轻等特点；③给予奥美拉唑和胃黏膜保护剂治疗十二指肠溃疡。

【预后】

本病一般预后良好。

【预防】

（一）管理传染源

普查、普治患者，直至治愈。流行区猪应圈养，猪姜片虫病可用药物吡喹酮或硫氯酚治疗。

（二）切断传播途径

猪食的青饲料或其他水生植物应煮熟后喂用，管好猪粪。养殖水生植物的池塘禁用新鲜粪便，粪便须经无害化灭卵处理后才可施用。积极开展养鱼灭螺或化学灭螺。

（三）保护易感人群

教育儿童勿生食或啃食带皮壳的菱角、荸荠等水生植物；不喝生水。

（张　静）

第五节　丝　虫　病

丝虫病（filariasis）是由丝虫寄生于人体淋巴组织、皮下组织或浆膜腔所引起的寄生虫病。通过蚊虫叮咬传播。急性期临床表现为反复发作的淋巴管炎和淋巴结炎，慢性期为淋巴管阻塞引起的不同部位的淋巴水肿、象皮肿和睾丸鞘膜积液。该病流行面广，是一种严重危害人类健康的慢性消耗性疾病。

知识链接

我国消除丝虫病的历史

我国曾是世界上受丝虫病危害最严重的国家之一，党和政府高度重视危害人民健康疾病的防治。中共中央于 1956 年发布《1956 年到 1967 年全国农业发展纲要（草案）》，提出"努力消灭危害人民最严重的疾病"，其中包含丝虫病。20 世纪 60 年代，中国医学科学院寄生虫病研究所专家深入重点流行区，开展有关丝虫病防治对策和防治技术措施的研究，结果证明采取反复查治微丝蚴血症者和全民服药，以最大限度消灭传染源，其防治效果与采取消灭传源与防制蚊媒相结合的综合措施的效果相近,均可使人群的微丝蚴率降至1%以下。1978年12月,卫生部在武汉市召开全国丝虫病防治工作会议,讨论研究防治丝虫病的状况、对策和部署。经过多年的努力,1994年卫生部正式宣布我国已实现全国基本消除丝虫病,达到了有效控制丝虫病传播的近期目标。1995—2006年,我国16个丝虫病流行省(直辖市、自治区)相继通过省级消除丝虫病审评,实现了全国消除丝虫病的目标。

【病原学】

(一)成虫

丝虫是丝虫病的病因,目前已知寄生于人体的丝虫共有8种,在我国流行的有班氏丝虫及马来丝虫两种。班氏和马来丝虫形态相似,呈线状,乳白色,两端稍尖,表面光滑,雌雄异体,但常缠绕在一起。班氏雄虫长28～42mm,直径约0.1mm,雌虫体大约为雄虫的2倍,马来丝虫较班氏丝虫短小。两种雄虫的结构相似,差别甚微,主要区别为肛孔周围的乳突数目及分布不同,班氏雄虫肛孔两侧有8～10对乳突,马来丝虫仅有4对,在肛孔尾端班氏雄虫有1～2对乳突,而马来雄虫则无。

(二)微丝蚴

雌雄交配后,受精卵在雌虫的子宫内直接发育为幼虫,称为微丝蚴。微丝蚴多数立即进入血液循环,白天多丛集在肺毛细血管内,夜间在人体周围血液中出现,有明显的夜现周期性,通常班氏微丝蚴在晚上10时至次晨2时达高峰;马来微丝蚴在夜晚8时至次晨4时达高峰。微丝蚴在人体内一般可存活2～3个月,长者可达数年。

(三)生活史

班氏和马来丝虫的生活史分为两个阶段:一个阶段在蚊虫(中间宿主)体内,另一阶段在人(终宿主)体内。

1.在蚊虫体内 雌蚊叮咬体内含微丝蚴者时,微丝蚴随血被吸入蚊胃内,经1～7小时脱鞘,穿过胃壁,经腹腔进入胸肌,发育为寄生期幼虫,1～3周经两次蜕皮,发育为感染期幼虫,离开胸肌,移行到蚊下唇,再叮咬人时,侵入人体。

2.在人体内 感染期幼虫侵入人体后,部分幼虫在组织内移行和发育过程中死亡,部分幼虫进入淋巴管及淋巴结,逐渐发育为成虫,雌雄交配后,产生微丝蚴。两种丝虫寄生在人体的部位有所不同,班氏丝虫主要寄生在浅表淋巴系统,以及下肢、阴囊、精索、腹股沟、腹腔等处的深部淋巴系统;马来丝虫多寄生于上、下肢浅表淋巴系统。从感染期幼虫侵入人体至微丝蚴出现于外周血液,班氏丝虫需8～12个月,马来丝虫需3～4个月。两种丝虫的寿命一般为4～10年,个别可长达40年。

【流行病学】

(一)传染源

血中含微丝蚴的患者和无症状带虫者为主要传染源。班氏丝虫只感染人,马来丝虫除在人体寄生外,还可在猫、犬、猴等哺乳动物体内寄生,这些动物可作为其主要的储存宿主并可成为传染源。

(二)传播途径

通过蚊虫叮咬传播。国内班氏丝虫病的传播媒介主要是淡色库蚊与致倦库蚊;马来丝虫病以嗜人按蚊、中华按蚊为主要媒介,该蚊农村密度高,故马来丝虫病在农村流行较广。

(三)人群易感性

人群普遍易感。男女发病无差别,以20～25岁的感染率与发病率最高。感染后可获得一定免疫力,但可重复感染。

（四）流行特征

感染季节多为夏、秋两季（5～10月），此时的气候最有利于蚊虫繁殖及微丝蚴在蚊体内发育。但在南方，一年四季气候较温暖，全年都能有本病流行。

【发病机制与病理解剖】

丝虫病的发病和病变主要由成虫引起，感染期幼虫也起一定作用。虫体代谢产物、雌虫子宫内的排泄物、死虫分解产物等均能通过免疫机制引起局部淋巴系统的组织反应与全身过敏反应，表现为周围性发作的淋巴管炎、淋巴结炎及丝虫热。

丝虫病的病理变化主要在淋巴管和淋巴结。急性期主要表现为渗出性炎症，慢性期形成闭塞性淋巴管内膜炎，因淋巴回流受阻可致淋巴管曲张并破裂。淋巴管阻塞部位不同，可分别出现下肢淋巴肿、阴囊鞘膜淋巴积液、乳糜尿、乳糜腹泻等。淋巴液长期滞留，刺激纤维组织增生，可使皮肤及皮下组织增厚、变粗，形成象皮肿，易继发感染，使象皮肿加重。

【临床表现】

班氏和马来丝虫病潜伏期4个月至1年不等。临床表现轻重不一，约半数感染者无症状而血中有微丝蚴存在。

（一）急性期

1. 淋巴结炎和淋巴管炎 淋巴结炎可单独发生，而淋巴管炎一般都伴有淋巴结炎。好发于四肢，下肢最为常见，表现为不定时周期性发作的腹股沟和腹部淋巴结肿大、疼痛，继之淋巴管肿胀、疼痛，沿大腿内侧向下蔓延，形成离心性发展的红线，称"逆行性淋巴管炎"，每月或数月发作一次，一般持续1～3天即自行消失。当炎症波及毛细淋巴管时，局部皮肤出现弥漫性红肿、发亮，有灼热压痛，类似丹毒，称"丹毒样性皮炎"，俗称"流火"，持续1周消退。此外，还可出现全身症状，如乏力、食欲减退、肌肉关节酸痛、四肢痛及头痛等。

2. 丝虫热 周期性寒战、高热，体温可达40℃，部分患者仅低热无寒战，2～3天消退。此种发作可能是深部淋巴结炎和淋巴管炎所致。

3. 精囊炎、附睾炎、睾丸炎 主要见于班氏丝虫病。表现为发热和一侧自腹股沟向下蔓延的阴囊疼痛，可向大腿内侧放射。睾丸及附睾肿大，有压痛，精索可触及1个或多个结节，压痛明显，炎症消退后缩小变硬，反复发作可使肿块逐渐增大。由于丝虫病极少引起输精管本身病变，精液内仍存在精子，因此，丝虫病很少引起不育。

4. 肺嗜酸性粒细胞浸润综合征 又称"丝虫性嗜酸性粒细胞增多症"。表现为畏寒、发热、咳嗽、哮喘及淋巴结肿大等。肺部有游走性浸润灶，X线胸片可见肺纹理增粗和广泛粟粒样斑点状阴影，痰中有嗜酸性粒细胞和夏科 - 莱登晶体。周围血嗜酸性粒细胞增多，占白细胞总数的20%～80%。血中有时可找到微丝蚴，少数还可出现荨麻疹及血管神经性水肿。

（二）慢性期

以淋巴系统增生和阻塞引起的表现为主，往往炎症与阻塞的症状交叉或同时出现。

1. 淋巴结肿大和淋巴管曲张 常见于一侧或两侧腹股沟和股部。肿大的淋巴结及其周围呈向心性淋巴管曲张，易形成局部囊性肿块，中央发硬，穿刺可得淋巴液，有时可找到微丝蚴。淋巴管曲张常见于精索、阴囊及大腿内侧。精索淋巴管曲张可互相粘连成条索状，易与精索静脉曲张混淆，且两者可并存。

2. 鞘膜腔积液 多见于班氏丝虫病。系精索及睾丸淋巴管阻塞，淋巴液淤滞于鞘膜腔内所致。轻者常无症状，积液多时，阴囊体积增大，皱褶消失，有下坠感而无疼痛，透光试验阳性，积液常呈草绿色或乳白色，穿刺液离心沉淀可找到微丝蚴。

3. 乳糜尿 为班氏丝虫病常见的晚期表现之一。乳糜尿患者淋巴管破裂部位多在肾盂及输尿管，很少在膀胱。临床上常突然出现乳白色尿，也可因混有血液而呈粉红色，静置后分三层：上层为脂肪，中层为较清的尿液，下层为粉红色沉淀，内含红细胞、白细胞及淋巴细胞等，有时能找到微丝蚴。乳糜尿易凝固,可堵塞尿道,致排尿困难,甚至出现肾绞痛。乳糜尿常间歇发生,间歇期短仅数日,长至数年,或长期坚持不愈。

4. 淋巴水肿与象皮肿 两者常同时并存,临床上难以鉴别。淋巴水肿可因淋巴液回流改善后可自行消退,若淋巴回流持久不畅,则发展为象皮肿,表现为凹陷性坚实性水肿,皮肤变粗增厚、皮皱加深,有苔藓样、疣状结节,易继发细菌感染形成慢性溃疡。象皮肿常发生于下肢,感染后 10 年左右发生。少数见于阴囊、阴茎、阴唇、上肢和乳房。

【实验室及其他检查】

(一)血常规检查

白细胞总数常为(10～20)×10⁹/L,嗜酸性粒细胞比率显著增高,占 20% 以上,伴有细菌感染时中性粒细胞比率显著增高。

(二)病原学检查

1. 微丝蚴检查 血液及体液中检出微丝蚴是诊断丝虫病的最可靠方法。一般在晚 10 时至次晨 2 时检出率最高。取抗凝静脉血 2ml,经孔径 3μm 的微孔膜过滤器,微丝蚴留于薄膜上,用热的苏木精染色后镜检。此法阳性率最高。也可取抗凝静脉血 2ml,加蒸馏水 8～10ml,溶血后离心,取沉淀镜检,此法阳性率较高。此外尚有外周血涂片法、鲜血片法和白天诱虫法等方法检查。血中未查到微丝蚴,可取淋巴液、鞘膜积液、乳糜尿、乳糜腹水、乳糜胸腔积液、心包积液及骨髓等标本进行检查。

2. 成虫检查 对疑诊病例,肿大的淋巴结抽取淋巴液或切除活检,检查丝虫成虫。也可取浆膜腔液,离心后取沉淀抹片后染色找成虫。

(三)免疫学检查

包括皮内试验、间接免疫荧光抗体试验、补体结合试验、酶联免疫吸附试验等,多用于流行病学调查,但与其他线虫有交叉反应,故特异性不高。

(四)分子生物学检查

DNA 杂交试验和 PCR 可用于微丝蚴血症检查,血中微丝蚴量少和需行虫种鉴定者尤为适用。

【诊断与鉴别诊断】

(一)诊断依据

1. 流行病学与临床诊断 有蚊虫叮咬史,结合典型的周期性发热、淋巴结肿痛、离心性淋巴管炎、乳糜尿、精索炎、象皮肿等临床表现者,即应考虑丝虫病可能。

2. 实验室诊断 外周血或体液中找到微丝蚴,即可确诊。

3. 治疗性诊断 疑为丝虫病而未检出微丝蚴者可试服乙胺嗪,药物作用于丝虫成虫,部分患者可在 2～14 天后出现淋巴系统反应和淋巴结节,诊断即可成立。

(二)鉴别诊断

丝虫病所致的淋巴管炎及淋巴结炎应与细菌感染相鉴别。附睾炎、鞘膜腔积液应与附睾结核区别。晚期腹股沟淋巴肿大形成的肿块注意与腹股沟疝区别。淋巴象皮肿应与局部损伤、肿瘤压迫、手术切除淋巴组织后引起的象皮肿相鉴别。丝虫性乳糜尿需与结核、肿瘤等引起者鉴别。

【治疗】

(一)病原治疗

1. 乙胺嗪(diethylcarbamazine) 又名海群生(hetrazan),对微丝蚴及成虫均有杀灭作用,是目前治疗丝虫病的首选药物。其能使血中的微丝蚴集中到肝脏的微血管中,被吞噬细胞所消灭,对马来丝虫病疗效好而迅速。其剂量、用法、疗程可根据丝虫种类、患者的具体情况及感染程度而定。治疗方法有三种:

（1）短程疗法：成人 1.0～1.5g，1 次顿服，或 0.75g 每天 2 次，3～5 天为 1 个疗程。一般适用于马来丝虫病的大规模治疗，对重症感染者疗效差。

（2）中程疗法：成人每天 0.6g，分 2～3 次口服，7～12 天为 1 个疗程。用 3 个疗程，每个疗程间隔 1 个月以上，为微丝蚴未能转阴者则继续治疗直至转阴。本法适用于微丝蚴数量大的重感染者及班氏丝虫病。

（3）长程疗法：成人每天 0.5g，每周 1 次，连用 7 周，为 1 个疗程，最好连用 3 个疗程。此疗法微丝蚴阴转率高，疗效可靠，不良反应小。

（4）间歇疗法：每次 0.3g，每个月 1 次，12 次为 1 个疗程。本疗法可靠，不良反应少。

乙胺嗪治疗期间可因虫体死亡崩解可能出现过敏反应，个别可有喉头水肿或支气管痉挛，应予抗过敏及对症治疗。

2. 伊维菌素（ivermectin） 为大环内酯类药物，对微丝蚴与乙胺嗪有相同的效果，但不良反应更轻。成人 100～200μg/kg，顿服或连服 2 天。

3. 呋喃嘧酮（furapyrimidone） 对班氏丝虫成虫和微丝蚴均有杀灭作用，不良反应类似乙胺嗪，可作为乙胺嗪的补充药物使用。每天 20mg/kg，分 2～3 次，连用 7 天。

（二）对症治疗

1. 淋巴管炎与淋巴结炎 可口服泼尼松、保泰松、阿司匹林，疗程 2～3 天。有细菌感染者加用抗菌药物。

2. 乳糜尿 卧床休息时加腹带、抬高骨盆部，限制脂肪及高蛋白饮食，多饮水，多食淡菜。必要时可用 12.5% 碘化钠或 1% 硝酸银做肾盂冲洗，或采用外科手术治疗。

3. 象皮肿 采用电热烘绑疗法、微波透热疗法等。巨大阴囊或乳房象皮肿可手术整形，下肢严重的象皮肿可施行皮肤移植术。

【预后】

本病早期一般不危及生命，及时诊断和治疗，预后良好。晚期对患者的劳动力影响较大，常合并感染而危及生命，预后相对较差。

【预防】

在流行地区对人群采取普查普治，全民服用乙胺嗪。整治卫生环境，消灭蚊虫，加强个人防护，切断丝虫病传播途径。

（刘菊菊）

第六节　钩　虫　病

钩虫病（ancylostomiasis）是由钩虫寄生于人体小肠所致的疾病，俗称"黄种病""懒黄病"。临床主要表现为贫血、营养不良、胃肠功能失调，劳动力下降。轻者可无症状，严重贫血者可致心功能不全，儿童营养不良、发育障碍等。

【病原学】

寄生于人体的钩虫主要有十二指肠钩口线虫（*Ancylostoma duodenale*）（简称十二指肠钩虫）和美洲板口线虫（*Necator americanus*）（简称美洲钩虫）。虫体约 10mm，雌虫较粗长，雄虫细短，尾部有交合伞。成熟十二指肠钩虫雌虫每天产卵 10 000～30 000 个；美洲钩虫每天产卵 5 000～10 000 个。两者虫卵相似，呈椭圆形，无色透明，卵壳薄，内含 2～8 个颗粒状细胞。虫卵随粪便排出，在温暖、潮湿、疏松土壤中，24～48 小时内发育为杆状蚴。杆状蚴经 5～7 天发育为丝状蚴，活动力强，可生存数周。当接触人体皮肤或黏膜时，丝状蚴侵入人体，从微血管随血流经右心至肺，穿破肺微血管进入肺泡，沿支气管上行至咽部，随吞咽动作经食管进入小肠。在小肠内形成口囊,再经3～4周发育为成虫,附着于肠黏膜,主要寄生在小肠上段。自幼虫侵入皮肤至成虫成熟交配产卵的时间一般为4～7周。钩虫成虫寿命可长达5～7年,但大多数成虫在1～2年内排出体外。

【流行病学】

（一）传染源

钩虫病患者和带虫者均为传染源,但钩虫病患者粪便排出的虫卵数量多,作为传染源的意义更大。

（二）传播途径

使用未经无害化处理的新鲜粪便施肥,从而导致污染土壤和农作物,为造成传播的重要因素,农田为主要的感染场所。人体感染主要是钩蚴经皮肤而感染,亦可生食含有钩蚴的蔬菜、黄瓜等经口腔黏膜侵入体内。住宅附近地面被钩蚴污染,是儿童感染的主要途径。

（三）人群易感性

人群普遍易感,但以青壮年农民感染率为高,感染者大多数为菜农、桑民、茶农、棉农、矿工和砖瓦厂工人。儿童较少,男性高于女性,而且可重复感染。

（四）流行特征

钩虫感染遍及全球,约有10亿人以上有钩虫感染,尤以热带和亚热带地区最普遍。在国内除青海、新疆、内蒙古、黑龙江、西藏等地区外,其他地区均有不同程度流行,尤以四川、浙江、湖南、福建、广东、广西等地较严重,一般认为南方高于北方,农村高于城市,多发生在夏秋潮湿季节。大多数地区两种钩虫病混合感染,但北方以十二指肠钩虫为多,南方以美洲钩虫为主。

【发病机制与病理解剖】

（一）皮肤损害

由钩虫幼虫引起皮炎,丝状蚴侵入皮肤后数分钟至1小时,局部皮肤出现红色丘疹,1～2天出现充血、水肿以及细胞浸润的炎症反应。感染后24小时,大多数幼虫仍滞留在真皮层及皮下组织内,然后经淋巴管或微血管到达肺部。

（二）肺部病变

当钩虫幼虫穿过肺微血管到达肺泡时,可引起肺间质和肺泡点状出血和炎症。感染严重者可产生支气管肺炎。当幼虫沿支气管向上移行至咽部,引起支气管炎与哮喘。

（三）小肠病变

钩虫口囊咬附在小肠黏膜绒毛上皮,以摄取黏膜上皮与血液为食,且每天更换吸附部位,并分泌抗凝血物质,引起黏膜伤口持续渗血。渗血量远较钩虫吸血量为多。并在小肠黏膜上产生散在的点状或斑点状出血。严重者黏膜下层可出现大片出血性瘀斑,甚至引起消化道大出血。慢性失血是钩虫病贫血的主要原因。长期小量失血可消耗体内铁质贮存,产生低色素性小红细胞贫血。长期严重的贫血与缺氧,可引起心、肝、肾及脾有不同程度的脂肪变性及退行性变。儿童严重感染可引起生长发育障碍。

【临床表现】

轻度感染大多数无临床症状;感染较重者可出现轻重不一的临床表现。

（一）幼虫引起的临床表现

主要是钩蚴性皮炎和咳嗽、咳痰等呼吸道症状。钩蚴性皮炎,俗称"粪毒""粪疙瘩"或"地痒疹"等,多发生在手指和足趾间、足缘、下肢皮肤或臀部,表现为红色点状疱丘疹,奇痒。一般3～4天后炎症消退。7～10天后皮损自行愈合。重复感染又可发生钩蚴性皮炎,若皮肤抓破,可继发细菌感染,形成脓疱。

咳嗽、咳痰、咽部发痒等症状多发生在感染后1周左右,尤以夜间为甚,主要是大量钩蚴移行至肺部所致。重者痰中带血,伴有阵发性哮喘、咽喉发痒、声音嘶哑等呼吸道症状与低热,持续数周。肺部检查可闻干啰音或哮鸣音。X线检查显示肺纹理增粗或点片状浸润阴影,经数日后自行消退。

(二)成虫所致的临床表现

主要包括慢性失血所致的贫血症状和肠黏膜损伤引起的多种消化道症状,少数患者出现上消化道出血,极个别出现精神症状。

患者大多数于感染后1～2个月出现上腹隐痛或不适,食欲减退、消化不良、腹泻、消瘦、乏力等。重度感染者常有异食癖,如食生米、泥土等。偶有发生消化道出血者,表现为持续黑便,常被误诊为十二指肠溃疡性出血。贫血是钩虫病的主要症状。重度感染后3～5个月后逐渐出现进行性贫血,表现为头晕、眼花、耳鸣、乏力、劳动后心悸与气促。患者脸色蜡黄,表情淡漠。心前区收缩期杂音,血压偏低,脉压增大,心脏扩大,甚至出现心力衰竭。重症贫血伴低白蛋白血症者常有下肢水肿,甚至出现腹水与全身水肿。

孕妇钩虫病易并发妊娠高血压综合征。在妊娠期由于需铁量增加,钩虫感染更易发生缺铁性贫血,引起流产、早产或死胎,新生儿死亡率也增高。

【实验室及其他检查】

(一)血常规检查

常有不同程度贫血,属小细胞低色素性贫血。血清铁浓度显著降低,一般在9μmol/L以下。网织红细胞数正常或轻度增高,白细胞数大多正常,嗜酸性粒细胞数略增多,严重贫血患者嗜酸性粒细胞数常不增多。

(二)骨髓象

显示造血旺盛现象,但红细胞发育受阻于幼红细胞阶段,中幼红细胞显著增多。骨髓因贮铁减少,游离含铁血黄素与铁粒细胞减少或消失。当骨髓内贮铁耗尽,血清铁显著降低时,才出现周围血中血红蛋白明显减少。

(三)粪便检查

1．隐血试验 粪便隐血试验可呈阳性反应。

2．病原学检查

(1)直接涂片和饱和盐水漂浮法:可查见钩虫卵,因钩虫卵的比重(1.056～1.000)较饱和盐水(1.20)低,漂浮法可提高检出率。但需与东方毛圆线虫卵鉴别。后者较长而大,卵内细胞数远较钩虫卵(2～8个)为多。

(2)虫卵计数:常用有Stoll稀释虫卵计数法和改良加藤厚涂片法(Kato-Katz method)测定钩虫感染的程度,以每克粪虫卵数表示(EPG)。EPG<3 000为轻度感染,3 001～10 000为中度感染;>10 000为重度感染。

(3)钩蚴培养法:采用滤纸条试管法,将定量的粪便涂在滤纸上,然后置于含水试管中培养(20～30℃,3～5天),对孵出丝状蚴进行虫种鉴定和计数,此方法耗时较长,不能用于快速诊断。

(4)淘虫法:主要用于新药驱虫的疗效考核。方法在驱虫治疗后收集24～48小时内全部粪便,用水冲洗淘虫体并按虫种计数。

(四)胃、肠镜检查

胃、肠镜检查时在十二指肠、盲肠等有时可见活的虫体,呈细长线条状,长1.0～1.5cm,粗0.05～0.1cm,鲜红、暗红或咖啡色半透明,蛇样盘曲,蚯蚓样蠕动,一端吸附于肠壁,呈C形弯曲,周围有少量新鲜渗血,虫体头端埋入黏膜内,游离部分可见蠕动。

【诊断与鉴别诊断】

(一)诊断依据

在流行区有赤足下田和"粪毒"史以及贫血等临床症状,应怀疑钩虫病。通过粪便检查有钩虫卵者即可确诊。

（二）鉴别诊断

钩虫病患者有上腹隐痛，尤其有黑便时应与十二指肠溃疡、慢性胃炎等相鉴别，胃肠钡餐与胃镜检查有助于鉴别诊断。钩虫病贫血需与其他原因引起的贫血相鉴别，如妊娠期因生理性铁质需要增加而摄入不足以及其他原因胃肠道慢性失血所致的贫血等。凡是失血程度与粪便虫卵不相称时，应寻找其他原因。

【治疗】

包括病原学治疗与对症治疗。

（一）钩蚴皮炎

在感染后 24 小时内局部皮肤可用左旋咪唑涂肤剂（左旋咪唑 750mg，硼酸 1.3g，薄荷 1.3g 加 50% 的乙醇溶液至 100ml）或 15% 阿苯达唑软膏每天 2～3 次，重者连续用 2 天。皮炎广泛者口服阿苯达唑，每天 10～15mg/kg，分 2 次服，连续 3 天，有止痒、消炎及杀死皮内钩虫幼虫的作用，也可阻止或预防呼吸道症状的发生。

（二）驱虫治疗

1. 苯咪唑类药物 目前国内外广泛使用的阿苯达唑和甲苯达唑（mebendazole），均是广谱驱肠道线虫药物，对肠道线虫有选择性和不可逆转性抑制其摄取葡萄糖的作用，使虫体糖原消耗和抑制延胡索酸脱氢酶，阻碍三磷酸腺苷的产生，导致虫体死亡，具有杀死成虫和虫卵的作用。但其驱虫作用缓慢，于治疗后 3～4 天才排出钩虫。①阿苯达唑：400mg，每天 1 次，连服 2～3 天。②甲苯达唑：200mg，每天 1 次，连续 3 天，2 岁以上儿童与成人剂量相同，1～2 岁儿童剂量减半。感染较重者需多次反复治疗。药物不良反应轻而短暂，仅少数患者有头晕、腹痛、恶心等。③复方甲苯达唑（每片含甲苯达唑 100mg，盐酸左旋咪唑 25mg）：成人每天 2 片，连服 2 天。4 岁以下儿童的剂量减半。孕妇忌用。治后 15 天复查，钩虫卵阴转率 93%。④复方阿苯达唑（每片含阿苯达唑 67mg，噻嘧啶 250mg）：成人和 7 岁以上儿童 2 片，顿服，治疗后 2 周复查钩虫卵阴转率 69.91%。十二指肠钩虫 77.14%，美洲钩虫为 68.29%。

2. 噻嘧啶（pyrantel pamoate） 也是一种广谱驱线虫药，为神经肌肉阻滞剂，使虫体产生痉挛麻痹而被排出。驱虫作用快，钩虫与蛔虫于服药后 1～2 天后排出。但对美洲钩虫与鞭虫的作用较阿苯达唑和甲苯达唑略差。常用剂量 10mg/kg，每天 1 次，临睡前服，连续 2～3 天。副作用轻微短暂，少数患者有恶心、呕吐、腹痛、腹泻等。早孕者忌用。

（三）对症治疗

补充铁剂，纠正贫血。一般在治疗 2 个月左右贫血得以纠正。血常规恢复正常后，再继续服用小剂量铁剂 2～3 个月。孕妇和婴幼儿钩虫病贫血严重者，给予小量输血，滴速要慢，以免发生心力衰竭与肺水肿。严重贫血者应予高蛋白和维生素等营养丰富的饮食。

【预防】

（一）管理传染源

在钩虫病感染率高的地区采取普遍治疗或选择性人群重点治疗，如对中小学生用复方甲苯达唑或阿苯达唑每年进行驱虫，效果较好，有利于阻断钩虫病的传播。

（二）切断传播途径

加强粪便管理，推广粪便无害化处理。不吃生的蔬菜，防止钩蚴经口感染。

（三）保护易感人群

宣传教育，提高人群对钩虫病的认识。在钩虫病感染率高的地区开展集体驱虫治疗。疫苗仍处于研究阶段。

（刘菊菊）

第七节　蛔 虫 病

蛔虫病（ascariasis）是由似蚓蛔线虫（*Ascaris lumbricoides*）寄生于人体小肠所引起的慢性感染病。临床大多数无明显症状，部分患者可有腹痛和肠道功能紊乱表现。除肠蛔虫病外，还可引起胆道蛔虫病与蛔虫性肠梗阻等严重并发症。

【病原学】

蛔虫寄生于小肠上段。成虫形似蚓蚓，活体为粉红色或乳白色，头尾两端较细。雄虫长15～30cm，雌虫长20～35cm。雌虫每天产卵13万～30万个，虫卵分为受精卵和未受精卵，未受精卵不能发育。受精卵随粪便排出，在外界适宜环境里发育为含杆状蚴的感染性虫卵，此时吞食即可受感染。人经口吞入感染性虫卵后，在小肠上段孵出幼虫，经第1次蜕皮后，侵入肠壁静脉，经门静脉至肝、右心、肺。在肺泡与细支气管进行第2次、第3次蜕皮。大约在感染后8～10天沿支气管向上移行，随唾液或食物吞入，在空肠经第4次蜕皮后发育为童虫，再经数周发育为成虫。从经口感染至成虫产卵整个过程需10～11周。宿主体内一般有成虫一条至数十条，多者达1 000条以上。蛔虫寿命为10～12个月。

【流行病学】

（一）传染源

人是蛔虫的唯一终宿主，蛔虫患者和带虫者是本病传染源。猪、犬、鸡、猫、鼠等动物，以及苍蝇等昆虫，可携带虫卵或吞食后排出存活的虫卵，也可成为传染源。

（二）传播途径

感染期虫卵主要经口吞入而感染，亦可随灰尘飞扬被吸入咽部吞下而感染。污染的土壤、蔬菜、瓜果等是主要媒介。

（三）人群易感性

普遍易感。农民感染率高，儿童感染率较成人高，尤以学龄期和学龄前儿童感染率最高。男女无显著差别。

（四）流行特征

本病是最常见的肠道寄生虫病，分布于世界各地，多见于发展中国家，农村发病率尤高，根据WHO专家委员会流行区分级，我国大部分农村属重度（感染率超过60%）和中度（感染率20%～60%）流行区。无明显季节性，常为散发，也可发生集体性感染。

【发病机制与病理解剖】

感染性虫卵进入人体后，在小肠孵出幼虫，随血流经肺部时其代谢产物和幼虫死亡可诱发人体产生炎症反应。幼虫损伤肺毛细血管导致出血和细胞浸润，严重感染者肺部病变可融合成片状，支气管黏膜也有嗜酸性粒细胞浸润、炎性渗出与分泌物增多，导致支气管痉挛与哮喘。

成虫寄生在空肠与回肠上段，虫体可分泌消化物质附着在肠黏膜上，可引起上皮细胞脱落或轻度炎症反应。大量成虫可缠结成团引起不完全性肠梗阻、肠坏死、肠套叠、肠扭转等。蛔虫钻孔常引起异位性损害及相应表现，如胆道蛔虫病、胰管蛔虫病、阑尾蛔虫病等。胆道蛔虫病常由于奥狄氏（Oddi）括约肌与胆总管痉挛发生剧烈胆绞痛；继发细菌感染可引起胆管炎与肝脓肿。在胆管内死亡的蛔虫碎片与蛔虫卵可能与泥沙样胆结石形成有关。

【临床表现】

人感染蛔虫后，大多数无临床症状。有症状者以儿童和体弱者为主，症状也较轻。临床表现与蛔虫发育不同阶段引起的病理生理改变有关。

（一）蛔虫蚴移行症

短期内食入大量感染期虫卵污染的食物，蛔虫幼虫在肺内移行可出现低热、乏力、阵发性咳嗽或哮喘样发作，痰少，偶有血丝，肺部炎症浸润和嗜酸性粒细胞增多。双肺可闻及干啰音，X线胸片示肺门阴影增粗、肺纹增多与点状、絮状浸润影。病程持续7～10天。

（二）肠蛔虫病

蛔虫主要寄生在空肠和回肠，大多数无症状，少数患者出现腹痛与脐周压痛，有时呈绞痛，不定时反复发作。个别严重感染者可有食欲减退、体重下降与贫血等。蛔虫致肠梗阻者常有阵发性腹部绞痛、呕吐，停止排气、排便。可从粪便中排出蛔虫或呕吐出蛔虫。

（三）异位蛔虫病

蛔虫离开其主要寄生部位而至其他器官引起相应病变与临床表现称为异位蛔虫病。除了常见的胆道蛔虫病、胰管蛔虫病、阑尾蛔虫病外，蛔虫还窜入脑、眼、耳鼻喉、气管、支气管、胸腔、腹腔、泌尿生殖道等。蛔虫的某些分泌物可作用于神经系统，引起头痛、失眠、智力发育障碍，严重时可出现癫痫、脑膜刺激征，甚至昏迷。蛔虫性脑病多见于幼儿，经驱虫治疗后病情迅速好转。

（四）过敏反应

蛔虫的代谢产物可引起宿主的肺、皮肤、结膜和肠黏膜的过敏反应，表现为哮喘、荨麻疹、结膜炎或腹泻等。

【实验室及其他检查】

（一）血常规

幼虫移行、异位蛔虫病及并发细菌感染时，血白细胞和嗜酸性粒细胞增多。

（二）病原学检查

粪便直接涂片镜检或饱和盐水漂浮可较容易查到虫卵。近年来常用改良加藤厚涂片法（Kato-katz method）虫卵检出率较高。超声检查或逆行胰胆管造影有助于异位蛔虫病的诊断。

【诊断】

根据流行病学史，出现乏力、咳嗽或哮喘样发作、肺部炎症、嗜酸性粒细胞增多、厌食、腹痛、体重下降等表现，应注意蛔虫病的可能性。粪便检查发现蛔虫卵，或粪便排出或吐出蛔虫者均可确诊。出现胆绞痛、胆管炎、胰腺炎时应注意异位蛔虫病的可能，超声或逆行胰胆管造影有助于诊断。

【治疗】

蛔虫病的治疗可分为驱蛔虫治疗及并发症处理，但最根本的是驱虫治疗。

（一）驱虫治疗

苯咪唑类药物是广谱、高效、低毒的抗虫药物，应用最广的有甲苯咪唑和阿苯达唑，可抑制蛔虫摄取葡萄糖，导致糖原耗竭和三磷酸腺苷减少，使虫体麻痹。

1．苯咪唑类 甲苯咪唑，200mg/次，1～2次/d，共1～2天。阿苯达唑，400mg，一次顿服，虫卵阴转率达90%以上。两药驱虫作用均比较缓慢，于服药后2～4天才从粪便中排虫。对严重感染者往往需多次治疗才能治愈。一般无副作用，偶有轻泻与轻度腹痛，有时可出现蛔虫骚动现象，甚至有可能发生胆道蛔虫病。

2．伊维菌素（ivermectin） 每天顿服100μg/kg，连服2天，治愈率接近100%。

3．三苯双脒（tribendimidine） 300mg，顿服，治愈率达95%以上。

（二）异位蛔虫病及并发症的治疗

胆道蛔虫病主要以内科治疗为主，原则上应予解痉止痛、早期驱虫与抗炎；蛔虫性肠梗阻可服用适量豆油或花生油，蛔虫团松解后再驱虫治疗，上述措施无效时，应及早给予手术治疗。阑尾蛔虫病、急性化脓性胆管炎、肝脓肿、出血性坏死性胰腺炎均需及早给予手术治疗。

【预后】

一般预后良好。但有严重异位蛔虫病、并发症而未能及早诊断和治疗者，预后不良。

【预防】

培养良好的个人卫生习惯，尤其在儿童、托幼机构、学校应广泛开展卫生宣传教育。做到饭前饭后、便前便后洗手，不吃未洗净的蔬菜、瓜果。在学校、托幼机构中实行普查普治。对粪便进行无害化处理，更有利于蛔虫病的控制。

（刘菊菊）

第八节　蛲　虫　病

蛲虫病（enterobiasis）是蛲虫寄生于人体肠道所引起的传染病。主要发生于学龄前和学龄儿童，主要症状为肛门周围和会阴部夜间瘙痒。该病分布于世界各地，估计有 2 亿患者。

【病原学】

病原体为蠕形住肠线虫，简称蛲虫，虫体细小如乳白色线头，雌虫长 8～13mm，宽 0.3～0.5mm，体直，尾部尖细；雄虫大小约是雌虫的 1/3，长 2～5mm，宽 0.1～0.2mm，尾部向腹部卷曲，有一交合刺。虫卵为椭圆形，无色透明，两侧不对称，一侧扁平，一侧稍凸。

虫卵在体外抵抗力强，阴湿环境更适宜，可成活 2～3 周以上，一般消毒剂不易将其杀死，煮沸、5% 苯酚、10% 甲酚等处理可杀灭虫卵。

蛲虫的生活史简单，无外界土壤发育阶段。成虫主要寄生在人体盲肠，重度感染者有时见于升结肠内，头部附着在肠黏膜或刺入黏膜深层，吸取营养和血液而生存，也吞食肠道内的营养物质。雄虫交配后即死亡，雌虫在盲肠发育成熟后沿结肠向下移行，在宿主入睡后爬出肛门外，在肛门周围的皮肤上产卵，每次产卵约为 10^4 个，产卵后多数雌虫死亡。无中间宿主。虫卵于 6 小时内即发育为含杆状蚴的感染性虫卵，经污染手指、衣服等进入口腔，下行在十二指肠内孵化出幼虫，幼虫下行，蜕皮 2 次，发育为成虫寄生于盲肠。此过程为 4～6 周，成虫寿命 2～4 周。

【流行病学】

（一）传染源

人是蛲虫的自然宿主，也是唯一的终宿主，所以患者是唯一的传染源，排出体外的虫卵即具有感染性。

（二）传播途径

蛲虫病主要经消化道传播。传播方式有：①直接感染：虫卵通过肛门 - 手 - 口进入消化道而被感染，为自身感染的一种类型；②间接感染：虫卵污染内衣裤、被褥、玩具、食物等感染；③呼吸道感染：虫卵可漂浮于空气尘埃中，从口鼻吸入而咽下引起感染；④逆行感染：虫卵在肛门附近孵化，幼虫可从肛门逆行进入肠内引起感染。其中后两者感染途径发生的可能性极小。

（三）人群易感性

人群普遍易感，并可反复多次感染。儿童及托幼机构最多见，成人多从与儿童接触中感染，可呈家庭聚集现象。男女感染率无显著差异。有家庭聚集性。

（四）流行特征

蛲虫病分布于世界各地，温带、寒带地区感染率高于热带地区，尤以居住拥挤、卫生水平差的地区为多见。儿童感染率较成人高。

【发病机制与病理解剖】

蛲虫头部可刺入肠黏膜吸取营养和血液，偶尔可深入黏膜下层，引起炎症及微小溃疡。由于蛲虫寄生期短暂，故肠黏膜病变轻微。蛲虫偶尔可穿破肠壁，侵入腹腔或阑尾，诱发急性或亚急性炎症反应。极少数女性患者可发生异位寄生，如侵入阴道、子宫、输卵管等引起相应部位的炎症。雌虫在肛门周围爬行、产卵导致局部瘙痒，长期慢性刺激和搔抓产生局部皮肤损伤、出血和继发细菌感染。

【临床表现】

蛲虫病的主要症状为肛门周围和会阴部瘙痒,夜间更甚。轻度感染者一般无症状。反复搔抓致局部皮肤炎症、破溃和疼痛。患儿常有睡眠不安、夜惊、磨牙等表现。有时可有食欲缺乏、恶心、呕吐、腹痛等消化道症状。侵入尿道可出现尿频、尿急、尿痛与遗尿。侵入阴道可引起分泌物增多和下腹疼痛不适,阴道分泌物涂片可发现蛲虫卵。蛲虫引起阑尾炎时,表现为腹痛、右下腹压痛等,病理检查发现黏膜下层有被肉芽肿包围成虫。

【实验室及其他检查】

（一）成虫检查

根据雌虫的生活习惯,于患者入睡后 1～3 小时检查肛门、会阴、内裤等处,有时可发现白色线头状蛲虫,连续多次检查发现成虫的阳性率较高。

（二）虫卵检查

由于蛲虫爬出肛门后产卵,故粪便中发现虫卵的阳性率很低(<5%)。检查虫卵的方法采用在肛门周围刮取污物镜检。检查时间应在早晨起床前、未解便或清洗肛门之前。蛲虫并不每晚从肛门爬出产卵,故一次检出率常小于 50%,如连续检查 3～5 次,检出率可接近 100%。常用的方法如下:

1. 透明胶纸法　本法阳性率最高,使用方便。可采用市售的透明胶性玻纸,剪成小块。检查时用镊子将有胶的一面拭抹肛门周围皮肤皱褶处,反复数次,虫卵即粘于胶面,然后将胶面贴于载玻片上,检查时加一滴二甲苯,使虫卵清晰可见。

2. 棉签拭子法　蛲虫卵具有黏性,将脱脂棉花签的一端,用生理盐水湿润,在肛周涂拭,再涂于载玻片上镜检,或采用饱和盐水漂浮法或加水沉淀法检查。

【诊断】

凡有肛门周围及会阴部瘙痒者均应考虑蛲虫病,家庭内曾有蛲虫感染病例的异位损害患者,也应想到蛲虫病的可能。找到成虫或虫卵即可确诊。必要时应反复多次检查。

【治疗】

驱蛲虫治疗可快速有效治愈,由于感染途径和生活史的特性治疗需重复 1～2 次。家人及密切接触者应同样治疗。

（一）内服药

下列药物疗效好,可选用其中之一进行治疗。

1. 阿苯达唑　为广谱驱虫药,对驱除蛔虫、蛲虫均有良好效果。成人剂量为 400mg,儿童患者 200mg,一次顿服,治后虫卵阴转率达 90% 以上。2 周后再服一次,以防复发。副作用轻,可有头晕、腹痛、腹泻。

2. 甲苯达唑　也是常用的广谱驱虫药,主要是抑制虫体摄入葡萄糖。剂量为 100mg/d,连服 3 日,成人与儿童剂量相同,治愈率达 95% 以上。

3. 噻嘧啶（pyrantel）　为广谱驱虫药,抑制虫体胆碱酯酶。常用量:①蛔虫病:10mg/(kg·d),顿服,疗程 1～2 日;②钩虫病:剂量同蛔虫病,连服 3 日;③蛲虫病:5～10mg/(kg·d),睡前顿服,连服 7 日。对未成熟蛲虫无明显驱虫作用,使其效果不及阿苯达唑。副作用轻微,偶有恶心、腹泻、腹痛、皮疹等。有肝病者慎用。

（二）外用药物

如蛲虫软膏、2% 氯化氨基汞软膏等,睡前涂于肛门周围,可具有杀虫止痒作用。

【预防】

根据本病流行特点,单靠药物不易根治,需采取综合性防治措施。加强卫生宣传教育,让群众了解蛲虫病的防治知识。

（一）管理传染源

发现集体性儿童机构或家庭内感染者,应进行蛲虫感染普查,非单个病例应进行普治,7～14日后重复检查,对阳性者再行治疗一次。既有治疗效果,又可控制流行。

（二）切断传播途径

切断传播途径是防治的基本环节之一。感染者要剪短指甲,饭前、便后洗手,勤换内衣裤并进行煮沸消毒处理。对污染物品要进行煮沸或高温高压处理。

（刘菊菊）

第九节　肠 绦 虫 病

肠绦虫病(intestinal taeniasis)是各种绦虫成虫寄生于人体小肠所引起的肠道寄生虫病。以猪带绦虫病和牛带绦虫病最为常见,人多因进食含活囊尾蚴的猪肉或牛肉而被感染,临床上以轻微的胃肠道症状及白色带状节片随大便排出为特征。

【病原学】

我国以猪带绦虫和牛带绦虫最常见,其次是短膜壳绦虫及长膜壳绦虫,阔节裂头绦虫和犬复孔绦虫均少见。肠绦虫雌雄同体。人是猪带绦虫、牛带绦虫及短膜壳绦虫的终宿主。

猪带绦虫成虫长2～4m,宽4～8m,乳白色,扁长如带,可分为头节、颈节、体节三部分。寄生于人的小肠,头节埋于黏膜内,为其吸附器,颈节为其生长部分,体节分为未成熟、成熟和妊娠三种节片。妊娠节片内充满虫卵,虫卵和妊娠节片随粪便排出体外,中间宿主猪吞食虫卵后,在十二指肠经消化液作用24～72小时后孵出六钩蚴,六钩蚴钻破肠壁,随血流散布至全身,主要在骨骼肌,约10周后发育为猪囊尾蚴(又称猪囊虫)。人食入含活囊尾蚴的猪肉(俗称米猪肉),在小肠内经10～12周发育为成虫。误食虫卵可致囊尾蚴病。

牛带绦虫(成虫长4～8m)的生活史与猪带绦虫相似,但人不是牛带绦虫的中间宿主。短膜壳绦虫无需中间宿主,虫卵从粪便排出即有传染性,直接在人与人之间传播。可因肠逆蠕动致虫卵反流入胃再到小肠,引起内源性感染。被吞入的虫卵发育为成熟虫体需2～4周。长膜壳绦虫成虫主要寄生于鼠,偶亦可寄生于人。猪带绦虫在人体内存活25年以上,牛带绦虫寿命可达30～60年。

【流行病学】

（一）传染源

患者是牛带绦虫病和猪带绦虫病的唯一传染源,随粪便排出的猪或牛带绦虫虫卵,分别被猪或牛吞食而患囊尾蚴病。鼠是短膜壳绦虫的保存宿主,亦是短膜壳绦虫病的传染源。

（二）传播途径

食入含猪或牛带绦虫活囊尾蚴的食物而感染。食入被短膜壳绦虫虫卵污染的食物而感染。

（三）人群易感性

人群普遍易感。猪带绦虫病与牛带绦虫病以青壮年为多,男多于女。短膜壳绦虫则以儿童居多。

（四）流行特征

本病呈世界性分布。在我国,牛带绦虫病主要流行于贵州、西藏、四川、广西、新疆、宁夏等地区,常呈地方性流行。猪带绦虫病主要流行于东北、华北、河南、云南、内蒙古、上海等地区,且多为散发。短膜壳绦虫病主要见于华北、东北地区。

【发病机制与病理解剖】

猪带绦虫与牛带绦虫以小钩和/或吸盘,钩挂和/或吸附在小肠黏膜上,引起局部损伤及炎症。猪带绦虫对肠黏膜损害较重,可穿过肠壁致腹膜炎。牛带绦虫可在非正常部位引起病变,如吸入呕吐出的妊娠节片阻塞呼吸道,虫体进入中耳、胆管,虫体引起阑尾炎、脑膜炎等。短膜壳绦虫成虫可致肠黏膜出血、浅表溃疡,幼虫可引起微绒毛肿胀等。

绦虫因吸取宿主的营养而造成患者营养不良、贫血等。虫体的代谢物可能对宿主有一定的毒性作用。

【临床表现】

猪带绦虫病和牛带绦虫病的潜伏期为2～3个月,短膜壳绦虫病的潜伏期为2～4周。

猪带绦虫病和牛带绦虫病症状多较轻微,患者常无明显不适,粪便中发现白色带状节片为最初和唯一症状。牛带绦虫脱落的节片蠕动能力较强,常可自动从肛门脱出。半数患者常有上腹隐痛,少数可有消瘦、乏力、食欲亢进等,偶有神经过敏、磨牙、失眠等神经系统症状。2.5%～25%的猪带绦虫病患者因自体感染而同时患有囊尾蚴病,感染时间愈长,自体感染的机会愈大。短膜壳绦虫感染轻者常无症状,重者可有腹痛、腹泻、食欲减退、头晕、消瘦等症状。

【诊断】

1.临床诊断 有进食生或未熟的猪肉、牛肉的历史,粪便中有白色带状节片排出者。

2.实验诊断 粪便中找到虫卵可确诊,但猪带绦虫和牛带绦虫虫卵检出率低。妊娠节片检查不但可以确诊绦虫病,还可进一步鉴别绦虫种类。

【治疗】

可选用下列驱虫药:

1.吡喹酮(praziquantel) 可使绦虫颈部细胞损伤继而破溃死亡,虫体肌肉痉挛利于随粪便排出,为目前首选。驱猪带绦虫或牛带绦虫按15～20mg/kg,驱短膜壳绦虫按25mg/kg,空腹顿服。有效率达95%,不良反应轻。

2.甲苯达唑(mebendazole) 广谱驱虫药,能抑制绦虫摄取葡萄糖,致能量不足虫体麻痹而随肠蠕动从粪便排出。用法:300mg 每天2次,疗程3天。

3.阿苯达唑(albendazole) 驱虫效果好,每天剂量为8mg/kg,疗程3天,不良反应轻。

典型案例

患者,男性,25岁,汉族,已婚,农民,江西省人。于2006年5月发现大便中有白色面条样东西排出,且此物常会自行逸出肛门。排便前有腹痛,肛门瘙痒,无腹泻,无明显头痛、头晕等。自述曾口服"阿苯达唑片(肠虫清)"等10余次,排出2次1m余长的白色面条样"虫体",但均于2个月后再出现排"虫"。于2007年5月底到医院行大便检查见妊娠节片,镜检见带绦虫卵。患者曾于2006年4～5月去云南(邻近缅甸),有绦虫病接触史及生食"风干牛肉"史。患者既往健康。查体:无异常。辅助检查:①血常规:WBC 8.7×10⁹/L, N% 63.3%, L% 26.6%, E% 40%, Hb 133g/L, RBC 4.56×10¹²/L;②大便检查见妊娠节片,镜检可见带绦虫卵;③眼底检查:双眼玻璃体未见虫卵,双眼底大致正常;④腹部B超示:右肝局部钙化灶(肝右后叶见5mm×2mm强光斑);⑤X线胸片示:右上肺少许点片状钙化影;⑥头颅CT未见异常;⑦肝肾功能正常。

治疗:南瓜子100g研末于清晨空腹服下,槟榔100g煎水200ml喝下,30分钟后服用硫酸镁30g,5小时后排出4m长虫体,送检:成虫呈乳白色,较厚,不透明,虫体全长4m,其妊娠节片每侧子宫孕枝树>28～30枝,排列整齐,未见头节,报告为牛带绦虫。次日予吡喹酮180mg/kg,6天疗法。

【预后】

一般预后良好。猪带绦虫病并发囊尾蚴病时预后较差,感染重者可致死。

【预防】

(一)管理传染源

普查普治患者;加强人粪管理,以防止猪、牛感染;灭鼠对预防短、长膜壳绦虫病有重要作用。

(二)切断传播途径

加强肉类检疫,禁止出售含囊尾蚴的肉类。猪肉在 –12℃储藏 12 小时,其中猪囊尾蚴即可死亡。冷藏牛肉在 –23～–22℃保持 10 天才能保证杀死牛肉中的囊尾蚴。改变不良饮食方式,不吃生的猪肉或牛肉,改变烹饪生熟不分的习惯。在绦虫病流行区,可对猪和牛采用氯硝柳胺(niclosamide)进行预防性治疗。

(陈虹帆)

第十节 囊尾蚴病

囊尾蚴病(cysticercosis)亦称囊虫病,为猪带绦虫的囊尾蚴寄生于人体所致的疾病。主要寄生在皮下组织、肌肉、脑、眼、心脏等部位,其中以脑囊尾蚴病最为严重。

【病原学】

猪带绦虫虫卵经口感染,因胃肠液消化作用,六钩蚴脱囊而出,经肠壁入血,经 9～10 周发育为囊尾蚴。其寿命 3～10 年,长者甚至达 20 年。虫体死后纤维化钙化。

【流行病学】

(一)传染源

猪带绦虫病患者是唯一传染源。患者粪便排出的虫卵对其自身和周围人群均有传染性。

(二)传播途径

经消化道感染,感染方式分为异体感染和自体感染两种:①异体感染:患者因食用被猪带绦虫虫卵污染的蔬菜、生水、食物或与猪带绦虫患者密切接触经口吞食虫卵所致;②自体感染:体内有猪带绦虫寄生,食入自体排出的虫卵而感染,或胃肠逆运动,使肠内的虫卵反流至胃或十二指肠,经消化液作用,孵出六钩蚴,随血液侵入组织,致自体内重复感染。其中异体感染为主要方式。

(三)人群易感性

人群普遍易感,男女之比为(2～5):1,青壮年农民多见,近年儿童和城市居民患病率也有所增加。

(四)流行特征

为我国北方主要的人畜共患的寄生虫病,其中以东北、内蒙古、华北、河南等省、自治区发病率较高。

【发病机制与病理解剖】

囊尾蚴寄生的部位、数量、死活及局部组织反应程度决定了囊尾蚴病患者的病理变化和临床表现。寄生在中枢神经系统的囊尾蚴以大脑皮质为多,是癫痫发作的病理基础。寄生于软脑膜者可引起蛛网膜炎;寄生于脑室者可致脑积水。颅内大量囊尾蚴寄生或继发性脑积水,均可引起颅内压增高。颅内的囊尾蚴寄生,破坏了脑组织防御功能的完整性,使其他病原体容易通过血脑屏障,侵入中枢神经系统,如易发生乙脑。

【临床表现】

潜伏期约 3 个月。临床表现多种多样,大致可分为下面各型:

（一）脑囊尾蚴病

占囊尾蚴病总数的 60%～80%,临床表现复杂多样,可分为以下类型:

1．癫痫型（脑实质型） 最常见,占脑囊尾蚴病的 84%～100%,以反复发作各种类型的癫痫为特征,约半数表现为单纯大发作,3 个月以上才发作 1 次,发作过后可有一过性瘫痪、失语及发作性幻视等。弥漫性脑实质受累者常引起颅内压增高或器质性精神病。甚至导致痴呆。

2．颅内压增高型（脑室型） 较为常见。囊尾蚴寄生在脑室孔附近,出现脑脊液循环梗阻、颅内高压等表现。

3．脑膜炎型 常以急性或亚急性脑膜刺激征为特点,伴发热、头痛以及眩晕、听力减退、耳鸣、共济失调、面神经麻痹等。反复发作,脑脊液呈炎性改变。

4．脊髓型 较少见,临床表现为截瘫、感觉障碍、大小便潴留等。

5．痴呆型 本型患者脑实质内通常有密集的囊尾蚴包囊,临床表现多为进行性加剧的精神异常及痴呆,可能与囊尾蚴引起广泛脑组织破坏和脑皮质萎缩有关,不一定有颅内压增高症状,个别患者因出现幻觉、迫害妄想而自杀。

（二）皮下组织及肌肉囊尾蚴病

约 2/3 的囊尾蚴病患者有皮下囊尾蚴结节,结节大小 0.5～1.0cm,多在头部、躯干及大腿上端内侧,数个至数百个不等,质坚韧似软骨,具弹性感、无痛、无粘连。少数大量囊尾蚴寄生于肌肉内,可引起假性肌肥大症。

（三）眼囊尾蚴病

占囊尾蚴病 2% 以上,多为单眼感染。最常寄生的部位是玻璃体和视网膜下,表现有眼前黑影飘动,视力下降等。若虫体死亡则产生强烈刺激,可引起葡萄膜炎、视网膜脉络膜炎。

（四）其他

其他部位也可有囊尾蚴寄生,如肺、心等组织器官,但罕见。

【实验室及其他检查】

（一）血常规检查

大多在正常范围,嗜酸性粒细胞多无明显增多。

（二）脑脊液

脑脊液压力可明显增高或轻度增高,细胞数（10～100）×10^6/L,以单核细胞为主,蛋白质轻度增高,糖和氯化物正常或略低。

（三）免疫学检查

用酶联免疫吸附试验（ELISA）或间接血凝法（IHA）检测血清或脑脊液中的特异性 IgG 抗体,有较高的特异性和敏感性,对临床诊断和流行病学调查均有实用价值。

近年有学者采用双抗夹心 ELISA 法,检测血与脑脊液中的特异性循环抗原,结果显示对活动型脑囊尾蚴病患者的诊断和疗效评估有较好参考价值。

上述免疫学检查可有假阳性或假阴性,临床诊断应慎重,需结合临床表现及其他实验室检查结果等。

（四）影像学检查

1．X 线检查 囊尾蚴病患者病程在 10 年以上者,X 线平片检查可发现头部及肢体软组织内椭圆形囊尾蚴钙化阴影。脑室造影可协助脑室内囊尾蚴病的诊断。

2．颅脑 CT 阳性率可达 80%～90%,能显示直径 <1cm 的低密度区。注射对比剂后,病灶周围可见环形增强带（炎症性水肿）,亦可见脑室扩大、钙化灶等。

3．颅脑 MRI MRI 对脑囊尾蚴数量、范围、囊内头节的检出率明显高于 CT,并能区别头节死活;更易发现脑室及脑室孔处病灶;但MRI对钙化的敏感性低于CT。

4. 其他 眼裂隙灯或B超检查可发现眼玻璃体内囊尾蚴蠕动,对眼囊尾蚴病有确诊价值。

(五)病理检查

皮下结节应常规做活组织检查,病理切片中见到囊腔中含有囊尾蚴头节可确诊。

【诊断与鉴别诊断】

(一)疑似诊断

1. 在皮下触及大小 0.5~1.0cm 弹性质韧的圆或椭圆形结节。

2. 无其他原因可查的癫痫发作,若在本病流行区尤其有肠绦虫史或查体有典型的皮肌囊尾蚴病者,应疑似脑囊尾蚴病。

(二)临床诊断及实验诊断

1. 凡疑似病例,经间接血凝试验、酶联免疫吸附试验等方法检测,血液、脑脊液特异性 IgG 抗体阳性,可临床诊断。

2. CT 或 MRI 检查可帮助做出脑囊尾蚴病的临床诊断。

3. 皮下结节活检或脑手术病理组织检查证实者,可确诊。

(三)鉴别诊断

囊尾蚴病应与原发性癫痫、颅内肿瘤、结核性脑膜炎、隐球菌性脑膜炎等鉴别,影像学检查和血清免疫学检查可提供鉴别依据。

📋 病案分析

患者,男性,33 岁,农民。于 1 年半前无明显诱因出现四肢强直性抽搐、口吐白沫、两眼上翻、意识不清,持续约 3 分钟后自行缓解。当时伴有轻度头痛,无发热。发作后能如常工作。此后反复发作 4 次。曾在当地按"癫痫"治疗,用过苯妥英钠治疗,效果不好。体格检查:T 36.5℃,神志清晰,颈软,心肺听诊无异常,肝脾肋下未触及,在躯干及四肢皮下可扪及多个椭圆形结节,大小为 0.5~1cm,无压痛,无粘连。脑膜刺激征和病理反射阴性。外周血常规检查:WBC $5.6×10^9$ / L,N% 52%,E% 4%。颅脑 CT 检查发现颅内多个低密度区,直径为 0.5~0.8cm,增强扫描后见其周围有环形增强带。

请分析:

1. 本病例最可能的诊断是什么?

2. 诊断依据是什么?

解析:

1. 本病例最可能的诊断是:囊尾蚴病。

2. 诊断依据:①患者,青年男性,农民,于 1 年半前无明显诱因出现四肢强直性抽搐、口吐白沫、两眼上翻、意识不清,持续约 3 分钟后自行缓解,发作后能如常工作,此后反复发作 4 次,用过苯妥英钠治疗,效果不好;②体格检查:神志清晰,在躯干及四肢皮下可扪及多个椭圆形结节,大小 0.5~1cm,无压痛,无粘连;③实验室及其他检查:颅脑 CT 提示颅内多个低密度区,直径为 0.5~0.8cm,增强扫描后见其周围有环形增强带。

【治疗】

(一)病原治疗

1. 阿苯达唑 疗效确切,副作用轻,为治疗囊尾蚴病的首选药物,显效率达 85% 以上。用法:18~20mg/(kg·d),分 2 次服,疗程 10 天,脑型患者需 2~3 个疗程,每疗程间隔 14~21 天。副作用主要有头痛、低热、少数可有视力障碍、癫痫等。个别反应较重,可发生过敏性休克或脑疝。

2. 吡喹酮 治疗囊尾蚴病有良好的效果。用法：40～60mg/(kg•d)，分3次口服，连续3天，总剂量为120～180mg/kg，必要时2～3个月重复1个疗程。副作用同阿苯达唑，但发生率高、症状重。

（二）对症治疗

对有颅内压增高者，先行脱水治疗，后再行病原治疗。疗程中也可常规应用地塞米松和甘露醇，以防止副作用发生或加重。癫痫频繁发作者或过敏性休克发生者，均应及时、妥当处理。

（三）手术治疗

眼囊尾蚴病禁止杀虫治疗，必须手术摘除。怀疑有脑室孔阻塞者，在药物治疗的同时，宜手术治疗。发作频繁的癫痫或颅内压增高者，必要时可行临时性脑室引流减压术。

【预后】

预后与囊尾蚴寄生的部位、数量、大小等密切相关。脑囊尾蚴病患者颅内病灶呈弥漫性分布，并有痴呆或严重精神异常时预后较差。眼囊尾蚴病能及时手术摘除，则预后良好，经久不治则可致失明。

【预防】

广泛宣传本病危害和传播方式。开展驱绦灭囊工作，提倡生猪圈养。彻底治疗猪带绦虫病患者。加强粪便管理，认真作好上市猪肉的检疫工作，禁止出售"米猪肉"。革除生食肉类的习惯，生熟砧板、饮食器具分开。

（陈虹帆）

？ 复习思考题

1. 简述血吸虫病的临床表现。
2. 试述预防华支睾吸虫病的综合性措施。
3. 如何预防绦虫感染？
4. 如何确立钩虫病的诊断？
5. 何为异位蛔虫病？

扫一扫，测一测

第八章 医院感染

学习目标

　　了解医院感染的病原学特点、发病机制及鉴别诊断。熟悉医院感染的预防措施。掌握医院感染的定义、流行特点、临床表现、诊断及治疗。

　　医院感染（nosocomial infection，NI）是指住院患者在医院内发生的临床感染，包括在医院内获得而于医院外发病的感染。但不包括入院前已开始或入院时已存在的感染。医院感染的对象为患者及其陪伴者、探视者，以及医院工作人员等。

　　医院感染可分为外源性感染（exogenous infection）和内源性感染（endogenous infection）。外源性感染亦称交叉感染（cross infection）或者获得性感染，是指医院内患者、工作人员或探视者作为传染源所引起的医院感染；内源性感染又称自身感染（autogenous infection），是指患者自身皮肤或腔道等处定殖的正常菌群由于数量或定殖部位的改变而引起的感染。

【病原学】

　　细菌、真菌、病毒、立克次体和原虫等均可引起医院感染。

（一）细菌

　　细菌是引起医院感染的主要病原体，约90%以上的医院感染为细菌所致。医院感染病原体中革兰氏阴性杆菌逐步增多，目前已占60%以上，尤其是肠杆菌科细菌，如大肠埃希菌、克雷伯菌、肠杆菌和沙雷菌等。近年来，假单胞菌属、不动杆菌属、产碱杆菌及黄杆菌属有上升趋势。革兰氏阳性菌中化脓球菌逐渐减少，表皮葡萄球菌等凝固酶阴性的条件致病菌增多，常可引起严重的医院感染。

　　近年来，值得重视的是"超级细菌"显现并有蔓延之势，给临床抗感染治疗带来了严峻挑战。所谓多重耐药菌主要是指对临床使用的3类或3类以上抗菌药物同时呈现耐药的细菌。常见多重耐药菌有耐甲氧西林金黄色葡萄球菌、耐万古霉素肠球菌、产超广谱β-内酰胺酶肠杆菌科细菌（如大肠埃希菌和肺炎克雷伯菌）、耐碳青霉烯类肠杆菌科细菌、多重耐药铜绿假单胞菌、多重耐药鲍曼不动杆菌等。

（二）真菌

　　在医院感染的真菌病原体中，最常见的是念珠菌属，其中白念珠菌约占80%，成为医院内肺部感染和消化道感染的常见病原体，还可在静脉留置导管引起的败血症和免疫功能缺陷患者中造成严重感染。念珠菌、曲霉、毛霉和隐球菌主要导致免疫功能低下或长期应用广谱抗菌药物的患者感染。

（三）病毒

　　病毒也是医院感染的重要病原体。常见的有疱疹病毒、合胞病毒、肠道病毒和肝炎病毒。其中，乙型和丙型肝炎病毒感染主要与输血及输注其他血制品、血液透析等密切相关。巨细胞病毒感染多见于移植及使用免疫抑制剂的患者中；合胞病毒常引起呼吸道感染；轮状病毒和诺瓦克病毒等肠道病毒常引起老年和婴幼儿患者的腹泻。

（四）其他

沙眼衣原体所致的结膜炎和肺炎常见于新生儿，解脲支原体、阴道加德纳菌在条件允许时出现感染。弓形虫、阿米巴原虫等也可引起感染。

【流行病学】

（一）感染源

医院中的患者、病原携带者或带病菌的动物以及病原微生物自然生存和孳生的场所或环境都可能成为感染源。

1.患者　是最重要的感染源。在整个病程中患者都可能向医院环境排出大量病原体，且排出的病原体毒力和耐药性都较强。

2.病原携带者　医院环境中所有的人员都有可能是病原携带者，当然包括医院工作人员，某种疾病的患者也可以是另一病原体的携带者。

3.隐性感染者　医院环境中亦不乏隐性感染者，他们虽没有临床表现，但能向医院环境排出病原体而成为感染源。

4.动物　动物感染源中以鼠类的危害性最大。某些病原体以鼠类为重要宿主，如鼠伤寒沙门菌、流行性出血热等。

（二）传播途径

在医院感染中，接触传播是最主要的传播途径，其次是血液传播、共同媒介物传播和呼吸途径传播，生物媒介传播较少。

1.接触传播　病原体从患者或病原携带者直接传给接触者，如直接接触到感染者病灶的脓液或性病患者的分泌物而受感染等，母亲子宫颈或阴道的病原菌在生产时传给新生儿，医务人员在进行各种医疗操作时污染的手在患者之间传播病原体，还可造成间接接触传播。

2.血液传播　血液传播是近年来较受重视的一种传播方式，乙型肝炎病毒、丙型肝炎病毒、巨细胞病毒和人类免疫缺陷病毒等均可通过此途径传播。

3.共同媒介物传播　主要见于药品、医疗器械受病原体污染所致，一旦发生，可在短期内甚至同时引起多人感染。

4.呼吸道传播　以空气中带有病原微生物的气溶胶微粒和尘埃为媒介，可见于新型冠状病毒感染、SARS冠状病毒、疱疹病毒、流感病毒、结核分枝杆菌和曲霉等。

5.消化道传播　病原体污染饮水、食物而传播，现已少见。但耐药性铜绿假单胞菌甚至葡萄球菌可随受其污染的饮水或食物进入患者肠腔并定植，在一定条件下可发生自身感染。

（三）人群易感性

住院患者对条件致病菌的易感性较高，但下列患者更易发生医院感染：①细胞免疫或体液免疫功能缺陷的患者；②新生儿、婴幼儿和老年人；③烧伤或创伤患者；④所患疾病严重如恶性肿瘤、糖尿病、肝病、肾病等。

【发病机制】

（一）宿主免疫功能减退

烧伤、创伤、手术及侵袭性诊疗措施造成皮肤黏膜屏障的破坏，病原菌易于侵入而致感染；免疫抑制治疗、放射治疗、抗肿瘤化学治疗以及糖尿病、肝病、血液病及恶性肿瘤等基础疾病造成宿主免疫功能低下。当宿主免疫功能减退时，机体内外的机会性致病菌均可引起医院感染，其中由自身的菌群引起的内源性感染更为常见。

（二）各种侵袭性诊疗措施

各种插管、留置尿管、手术、血管内留置导管、各种内镜检查和人工呼吸等侵袭性操作为病原体入侵提供了直接的机会。

（三）抗菌药物使用不当

长期使用广谱抗菌药物使体内正常菌群受到抑制而削弱了对病原体定植的抵抗力,破坏了宿主微生态的平衡,同时使一些耐药并有毒力的菌株被选择而得以繁殖并引起医院感染。

【临床表现】

医院感染的临床表现复杂多样,因不同部位感染、不同临床类型及不同的基础疾病等导致病情轻重差异很大。

（一）潜伏期

对于无明确潜伏期的感染,将入院 48 小时后发生的感染定义为医院感染;对于有明确潜伏期的感染,可以根据相应疾病的潜伏期推测是否为医院感染。

（二）常见部位感染

1. 肺部感染　简称医院肺炎(nosocomial pneumonia,NP)是最常见的医院感染,病死率位于医院感染之首位。肺部感染占国内医院感染的 10%～30%。常发生在一些严重影响患者防御功能机制的慢性疾病,如肿瘤、白血病、慢性阻塞性肺病、长期卧床或行气管切开术、安置气管导管等重危患者中,ICU 患者感染率更高。病原菌以革兰氏阴性杆菌为主(约占 60% 以上),如铜绿假单胞菌、克雷伯菌属、肠杆菌属、不动杆菌属等。革兰氏阳性球菌以金黄色葡萄球菌为常见。其他尚有肺炎链球菌、嗜肺军团菌及真菌等。ICU 患者中可见耐甲氧西林金黄色葡萄球菌(MRSA)、耐甲氧西林表皮葡萄球菌(MRSE)等感染。危重患者和免疫功能低下者可发生分枝杆菌、奴卡菌、真菌、嗜肺军团菌、肺孢子菌、疱疹病毒类、沙眼衣原体、巨细胞病毒等感染,病死率 35%,铜绿假单胞菌性肺炎患者的病死率可高达 70%。

肺部感染的主要临床表现为发热、咳嗽、痰液黏稠、呼吸增快;肺部有湿啰音,可有发绀。确诊须经胸部 X 线检查与痰标本细菌培养。

2. 尿路感染　也是常见的医院感染,在我国占医院感染第二位。90% 常发生于尿路器械诊疗的患者,少数为血源性或其他不明原因所致。女性、老年、尿路梗阻、膀胱输尿管反流、膀胱残余尿和不规则抗菌药物治疗等均为诱发因素。病原菌以大肠埃希菌为主,其次为肠球菌、变形杆菌、肺炎链球菌等。凝固酶阴性葡萄球菌也为常见的病原菌,约 10% 的尿路感染为念珠菌属所致。

（1）有症状泌尿道感染:有尿频、尿急、尿痛等尿道刺激症状,或有下腹触痛、腰痛、肾区叩痛,伴或不伴发热,并符合下述之一者可诊断:①白细胞酯酶或硝酸盐试验阳性;②脓尿(WBC≥3 个 /HP);③浓缩的尿标本中革兰氏染色找到细菌;④重复两次导尿标本的尿培养得到相同的病原学结果(革兰氏阴性菌或腐生葡萄球菌),菌落计数≥10^5cfu/ml;⑤抗菌药物治疗两周后尿中细菌转阴者。

（2）无症状菌尿症:患者无症状但尿培养阳性(细菌≥10^5cfu/ml)。

（3）其他尿路感染(肾、输尿管、膀胱、尿道或肾周围组织感染):①分离出病原体;②肾脓肿或其他感染症状,通过检查手术或病理组织检查证实。

3. 消化道感染　主要有假膜性肠炎和胃肠炎。

（1）假膜性肠炎:抗菌药物相关性肠炎中最重要的致病菌是难辨梭菌,金黄色葡萄球菌亦在患者的黑便中检出,但仅是伴随而已。常发生于胃肠道术后、肠梗阻、尿毒症、糖尿病、再生障碍性贫血和老年患者应用抗菌药物过程中,如不及时治疗,严重感染者病死率可达 30%。医务人员污染的手和医院环境中均可分离出难辨梭菌,医务人员在本病的传播中起重要作用。

患者表现为水样便、血便、黏液脓血便等。或在大便中见到条索状假膜,可伴有发热、腹痛或腹部压痛,外周血白细胞升高。大便涂片有菌群失调或培养发现有意义的优势菌群。纤维结肠镜检查见肠壁充血、水肿、出血,或见到 2～20mm 灰黄(白)色斑块假膜。

（2）胃肠炎:为常见的流行性医院感染,主要由沙门菌引起,致病性大肠埃希菌和葡萄球菌也是常见致病菌。志贺菌属、空肠弯曲菌、小肠结肠炎耶尔森菌、溶组织阿米巴原虫、轮状病毒和诺瓦克病毒等引起的胃肠炎也有医院内暴发流行的报道。主要为感染性胃肠炎，表现为入院 48 小时后出现的腹泻、稀便，每天超过 3 次，连续 2 天以上。临床表现因病原菌不同而异：

1）产肠毒素大肠埃希菌肠炎：本病腹泻大便呈水样或蛋花样。大便镜检无脓细胞及白细胞。

2）念珠菌性肠炎：多由广谱抗菌药物引起肠道菌群失调所致。每天大便数次至 10 余次，常为稀便或有黏液，严重者可因肠黏膜溃疡而排血性稀便。大便镜检可见革兰氏阳性酵母样菌，用沙保培养基可有念珠菌生长。

3）鼠伤寒沙门菌肠炎：本病主要见于儿童，尤其是婴幼儿。急性起病，发热、恶心、呕吐、腹泻，每天大便 10 余次，稀便或黏液便，可有脓血便带腥臭，大便培养可有鼠伤寒沙门菌生长。病程 5～7 天。本病可在小儿病房暴发流行，需认真隔离与彻底消毒才能控制。

4．全身感染 发病率占医院感染的 5%，病情严重，病死率高。其中原发性败血症（原发感染病灶不明显或由静脉输液、血管内检查及血液透析、静脉输入污染的药物或血液引起的败血症）约占半数，其他来源于尿路、外科伤口、下呼吸道和皮肤等部位感染。常见病原菌是革兰氏阳性球菌，其次为革兰氏阴性菌及真菌。革兰氏阳性球菌以凝固酶阴性葡萄球菌最常见，其次为金黄色葡萄球菌和粪肠球菌。革兰氏阴性杆菌败血症主要为大肠埃希菌、克雷伯菌属、肠杆菌属，少数为铜绿假单胞菌及沙雷菌属。真菌主要为念珠菌属。少数可为两种以上细菌混合感染。

主要表现为不规则寒战、高热，体温达 39℃ 或以上，弛张热型，中毒症状显著，血常规检查白细胞及中性粒细胞升高，血培养有病原菌生长。免疫功能低下者，白细胞常不升高。确诊依靠血培养，多次进行可提高阳性率，阳性结果可确定病原菌及敏感抗菌药物。

（三）各种患者的特点

1．老年人 老年人免疫功能低下，并常伴有某些慢性疾病，容易发生肺部感染，甚至败血症。病原菌种类变化多，临床表现常不典型，咳嗽、咳痰、发热等可不明显，白细胞增高也可不显著。

2．新生儿与婴幼儿 新生儿及婴幼儿发育未健全，容易发生条件致病菌所致的感染。临床表现不典型，常见为肠道感染、呼吸道感染和败血症。

3．患有基础疾病或重要脏器功能障碍者 内分泌与代谢异常的患者，如慢性肾上腺皮质功能减低与糖尿病、结缔组织病，严重血液系统疾病如白血病、恶性淋巴瘤，以及其他恶性肿瘤患者，这些患者免疫功能低下，易发生感染。而原发病的治疗如长期使用广谱抗菌药物、糖皮质激素、抗代谢药物、抗肿瘤化学治疗、放射治疗甚至联合应用抗真菌和抗厌氧菌药物等，可进一步加重菌群失调。

【诊断与鉴别诊断】

（一）诊断

1．诊断标准 根据我国医院感染监测中心的统一标准，具有下列情况之一者可诊断为医院感染：

（1）患者在入院时不存在、也不处于潜伏期，而在医院内发生的感染，包括在医院内感染而在出院后发病者。

（2）有明确潜伏期者则以自入院时起超过该平均（或常见）潜伏期的感染。

（3）对于无明显潜伏期的感染，规定在 48 小时后发生的感染。

（4）本次感染直接与上次住院有关。

（5）在原有感染基础上出现其他部位新的感染或在原感染已知病原体基础上又分离出新的

病原体的感染。

（6）新生儿经产道时获得的感染。

（7）由于诊疗措施激活的潜在性感染，如疱疹病毒、结核杆菌等的感染。

（8）医务人员在医院工作期间获得的感染。

2. 诊断依据　医院感染的诊断主要依靠临床资料、物理或生化检查、病原学检查等。

（1）病原诊断：对医院感染需要了解：①病原菌的种类及其特点；②病原菌对抗菌药物的敏感性；③病原菌分离出的部位以区分是原发感染或继发感染；④多种病原体混合感染应区分主要病原体和次要病原体；⑤动态变化与菌群失调状况。

（2）病情诊断：需要了解以下情况：①感染部位：原发灶、毒血症、败血症和迁徙性炎症的部位；②老年人、婴幼儿或新生儿；③基础疾患种类、程度、治疗效果与现状；④诊治措施及其影响：侵袭性诊疗措施，手术治疗的部位、引流、疗效与现状，免疫抑制治疗如化疗与放疗情况，抗菌药物治疗的详细情况如种类、剂量、用法、疗程、变动情况、疗效与不良反应以及菌群失调的优势病原菌。

（二）鉴别诊断

具有下列情况之一者不属于医院感染：

1. 皮肤黏膜开放性伤口只有细菌定植而无炎症表现。

2. 物理性或化学性刺激引起的炎症反应。

3. 新生儿经胎盘获得（出生后 48 小时内发病）的感染，如单纯疱疹病毒、巨细胞病毒、水痘 - 带状疱疹病毒或弓形虫等。

4. 全身感染的迁徙性病灶或原有的慢性感染复发，不能证明确系医院内获得者。

【治疗】

（一）抗菌药物的合理应用

要求有效、安全与节约。

1. 抗菌药物的选用依据　应考虑：①病原菌方面：病原菌的种类、特点、部位、药敏与动态变化等；②病情方面：感染部位，老年或小儿和基础疾病等；③抗菌药物方面：抗菌活性与其药代动力学特点，如吸收、分布与排泄特点，血药浓度高低，半衰期长短，血浆蛋白结合率高低，以及不良反应等。

2. 抗菌药物选用步骤

（1）首先根据临床诊断估计病原菌进行经验治疗，对常见病原菌选用抗菌药物的参考：①革兰氏阳性球菌：选用青霉素、苯唑西林、大环内酯类抗菌药物、庆大霉素、头孢唑林和万古霉素等；②革兰氏阴性杆菌：选用氨苄西林、庆大霉素、氯霉素、哌拉西林、头孢唑林、二代头孢菌素、三代头孢菌素或氟喹诺酮类；③铜绿假单胞菌：选用庆大霉素、阿米卡星、哌拉西林、氟喹诺酮类、头孢哌酮钠、头孢他啶或亚胺培南 - 西拉司丁（泰能）等；④厌氧菌：选用甲硝唑和替硝唑、青霉素、克林霉素和拉氧头孢等；⑤深部真菌：选用两性霉素 B、咪康唑、酮康唑、氟康唑、伊曲康唑或氟胞嘧啶等；⑥念珠菌：口腔炎选用 1% 甲紫，肠炎选用制霉菌素；⑦颅内感染：选用青霉素 G、氯霉素或三代头孢菌素。

（2）根据培养出的病原菌与药敏试验结果调整用药，以后再根据疗效、不良反应酌情调整。为控制细菌的耐药性，必须加强抗菌药物的合理使用。

3. 抗菌药物的联合应用　应尽量减少联合用药，以免引起菌群失调。联合应用抗菌药物的指征为：①急性严重感染病原菌未明确前，暂时应用；②严重混合感染一种抗菌药不能兼顾时。

4. 抗菌药物的用法　①静脉滴注：常用于病情较重者，以迅速达到适当的血药浓度并维持有效浓度。病情减轻后可改为肌内注射或口服；②静脉推注：用于重症患者，病情好转后改为滴注;③肌内注射与口服:用于中度或轻度感染患者;④局部用药:可用于表浅或脓腔,剂量应相应减小。关于剂量与疗程根据病情与药物而定。

5.不良反应的防治 老年人和有基础疾病的患者较易发生不良反应、过敏反应与毒性反应,联合用药易引起菌群失调。

(二)对症治疗

根据患者病情酌情处理:①基础疾患的相应治疗;②维持水、电解质的平衡和补充必要热量和营养;③维护重要的生理功能,如呼吸与循环功能;④有脓肿或炎性积液者应及时争取有效的引流等。

【预防】

(一)建立和健全医院感染管理组织

这是加强医院感染管理的关键。根据我国卫生部有关文件精神和各地具体情况可设立:

1. 医院感染管理委员会(小组)。

2.医院感染管理科 负责实施委员会的决定并组织医院感染的监测、管理、定期检查等工作。

3.医院感染控制中心 在条件成熟的城市,建立区域型医院感染管理控制中心,组织、协调区域性的感染控制措施,培训、流行菌株的监测和报告。

(二)建立医院的监测制度系统

监测医院感染的发生、分布,以及影响因素,定期整理提供病原种类、细菌耐药性、抗菌药物使用情况等有价值的数据资料。了解医院感染的后果和控制感染措施的效果,以便采取更有效的对策。

日常监测工作包括:①发现医院感染病例,确定感染的类别;②调查和汇集医院感染原因和诱因;③在患者、医护人员、医疗器械和环境中采样做培养,并做细菌药物敏感试验;④细菌耐药性的监测;⑤医院感染资料数据的积累、分析;⑥对有关监测资料及其分析说明做出书面报告。

(三)预防措施

1.建立和健全有关的规章制度 严格执行规章制度并经常督促与定期检查。

(1)清洁卫生方面:加强清洁卫生工作包括医院的环境卫生和科室与病室的清洁卫生。

(2)消毒方面:消毒是控制医院感染的一项有效措施。包括污物与污水的消毒,科室和病室的消毒,医院感染高发区的消毒。

(3)隔离方面:①病原性隔离,隔离传染病患者,以防其传播。②医院感染患者应对其分泌物、呕吐物、排泄物消毒。③对其他易感患者进行保护性隔离,防止受感染。对医院的新职工应进行全面体检,包括结核菌素试验、测定乙型肝炎标志物。长期在病房工作的职工应定期进行鼻部及手部的细菌培养,如有葡萄球菌感染者,应予积极治疗,持续金黄色葡萄球菌携带者应停止在病房工作。

(4)灭菌方面:中心供应室的消毒灭菌必须进行质量控制。

(5)无菌技术:必须严格执行手术室与其诊疗措施的无菌技术。

(6)医院污物处理:医疗垃圾应按照有关规范处理和消毒、运输。

2.相关人员的培训 对医生、护士、检验等人员讲授有关医院感染的相关知识,以提高对医院感染的防治能力。

3.抗菌药物的合理应用 包括对医院感染与抗菌药物的理论知识的讲解,诊断治疗的指导和存在问题的解决。

(四)控制措施

针对该医院常见的医院感染或有局部暴发感染的控制措施。

1. 流行病学调查、分析与预防措施。

2．患者的隔离 医院感染隔离应用的隔离技术现有 7 种，主要是根据病原体传播途径制定的。以不同颜色的卡片分别表示 7 种不同的隔离技术，安置在护理办公室和患者床头：黄色——严格隔离，橙色——接触隔离，蓝色——呼吸隔离，灰色——抗酸杆菌（结核病）隔离，棕色——肠道隔离，绿色——引流 / 分泌物隔离，粉红色——血液体液隔离。这个分类隔离体系保留了严格隔离、呼吸隔离、结核病隔离和肠道隔离 4 类经典隔离，仅略加修改，如在肠道隔离中不强调穿隔离衣和戴手套。

3．加强消毒与灭菌工作。

4．医院感染患者的及时诊断与合理治疗。

（沈钦海 陈虹帆）

扫一扫，测一测

❓ 复习思考题

1．发生医院感染的危险因素有哪些？

2．医院感染的诊断标准有哪些？

3．医院感染的抗菌药物选用依据。

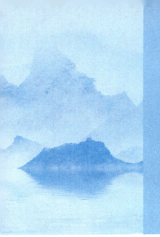

附录一
隔离与消毒

一、隔 离

（一）隔离的定义

隔离是指把传染期内的患者或病原携带者置于特定医疗机构、病房或其他不能传染给别人的环境中，防止病原体向外扩散，便于管理、消毒和治疗。隔离是预防和控制传染病的重要措施。应针对不同传染病的病原学和流行病学特点，采取相应的隔离措施和隔离检疫期限。

（二）隔离的原则

1. 根据传染病传播途径的不同，结合实际情况，采取相应的隔离与预防措施。

2. 隔离病室应有隔离标志，限制人员出入。传染病患者或可疑传染病患者应安置在单人隔离房间。

3. 根据隔离期或连续多次病原检查结果，确定隔离者不再排除病原体时才能解除隔离。

（三）隔离的种类及措施要求

1. 严密隔离 适用于有高度传染性及致死性的传染病，防止空气和接触传播。如霍乱、肺鼠疫、肺炭疽、SARS 等甲类或传染性极强的乙类传染病。隔离要求及措施：

（1）患者应住单人间，无条件时，感染相同病原体者可同住一室，门口挂上"严密隔离"标记。房内物品专用。禁止随意开门窗。传染期间，患者不得离开病室，禁止探视、陪住。

（2）入室者必须戴帽子、口罩、穿隔离衣及隔离鞋、戴手套。接触患者或污染敷料后及护理下一个患者前应洗手。

（3）污染敷料装袋、贴标签，然后送去消毒处理。患者的分泌物、排泄物及其污染物应及时严格消毒处理。

（4）室内采用单向正压通气。病室每天消毒，患者出院或死亡后，进行终末消毒。

2. 接触隔离 适用于狂犬病、破伤风等经皮肤伤口传播的疾病。隔离要求及措施：

（1）同类患者可住同一室。

（2）医务人员接触患者穿隔离衣、戴口罩。

（3）患者粪便严格消毒，患者用过的物品和敷料等严格消毒。

3. 呼吸道隔离 适用于经空气传播的呼吸道传染病，如流行性感冒、新型冠状病毒感染、麻疹、流行性脑脊髓膜炎、白喉、流行性腮腺炎等。隔离要求及措施：

（1）相同病种可同住一室，关闭门窗。

（2）进入病室的医务人员戴口罩、帽子，穿隔离衣、戴手套。

（3）患者的呼吸道分泌物应先消毒后弃去，痰具每天消毒。

（4）病室每天通风至少3次，空气紫外线消毒，每天2次。室内保持适宜温湿度。

4. 消化道隔离 适用于经粪 - 口途径传播的消化道传染病如伤寒、细菌性痢疾、阿米巴痢疾、霍乱、感染性腹泻、甲型肝炎、戊型肝炎等。隔离要求及措施：

（1）同病种患者可同住一室，若条件不允许，不同病种患者也可同住一室，但患者之间必须实施床边隔离。

（2）接触患者时穿隔离衣、换鞋，手清洗与消毒。

（3）患者的生活用具应专用，用后要消毒。患者的呕吐物及排泄物应随时消毒、然后弃去。

（4）室内保持无蝇、无蟑螂。

5. 血液/体液隔离　防止直接或间接接触传染者的血液、体液而引起的感染，如乙型肝炎、丙型肝炎、艾滋病、疟疾、钩端螺旋体病、回归热、登革热等。隔离要求及措施：

（1）接触患者或其血液、体液时要戴手套、穿隔离衣；若手碰到血液、体液要立即清洗。

（2）用过的针头、注射器浸入消毒液后送中心消毒室作毁形处理或使用一次性注射输液器械。

（3）污的物品应装袋、标记并送出销毁或清洗消毒处理。

（4）血液污染室内物品表面时，要立即用次氯酸钠溶液清洗消毒。

6. 虫媒隔离　适用于以昆虫为媒介的传染病，如流行性乙型脑炎、疟疾、斑疹伤寒等。隔离要求及措施：

（1）病室要有严密的防蚊设备。

（2）由虱子传播的疾病，患者需洗澡、更衣、灭虱处理后才能进入病室。

（3）患者衣被需灭虱处理。

7. 保护性隔离　目的是防止院内一些易感患者受到来自其他患者、医务人员、探视者以及病区环境中各种条件致病微生物的感染。适用的病种有白血病、淋巴瘤，再生障碍性贫血，粒细胞减少症，免疫缺陷综合征，器官或组织移植术后，大面积烧伤，接受全身放疗、化疗或免疫抑制剂治疗时期的患者。隔离要求及措施：

（1）应单间隔离、关闭门窗。

（2）进入病室要穿隔离衣、戴帽子、口罩，出入病室要洗手。

（3）做好病室的随时消毒。

（4）无菌隔离室应有空气净化系统，室内正压，达到无菌要求；穿无菌隔离衣，戴帽子、口罩，换鞋；患者进病室前全身药浴（药浴可用 2% 氯己定）；室内一切物品无菌要求；要严格随时消毒。

常见传染病的潜伏期、隔离期、检疫期见附表 1-1。

附表 1-1　常见传染病的潜伏期、隔离期、检疫期

| 病　名 | 潜伏期 | | 隔离期 | 接触者检疫期及处理 |
	一般	最短~最长		
甲型肝炎	30 天	15~45 天	发病日起 21 天	检疫 45 天，每周查 ALT，观察期间可注射丙种球蛋白
乙型肝炎	60~90 天	28~180 天	急性期隔离至 HBsAg 阴转，恢复期不阴转者按病原携带者处理	检疫 45 天，观察期间可注射乙肝疫苗及 HBIG，疑诊乙肝的托幼和饮食行业人员暂停原工作
丙型肝炎	60 天	15~180 天	至 ALT 恢复正常或血清 HCV RNA 阴转	检疫期同乙型肝炎
丁型肝炎			至血清 HDV RNA 及 HDAg 阴转	检疫期同乙型肝炎
戊型肝炎	40 天	10~75 天	发病日起 3 周	检疫期 60 天

续表

病　名	潜伏期		隔离期	接触者检疫期及处理
	一般	最短~最长		
脊髓灰质炎	5~14 天	3~35 天	自发病日起消化道隔离 40 天,第 1 周同时呼吸道隔离	医学观察 20 天,观察期间可用减毒活疫苗快速预防免疫
霍乱	1~3 天	4 小时~6 天	症状消失,隔日大便培养 1 次,3 次阴性或症状消失后 14 天	留观 5 天,大便培养连续 3 次阴性后解除检疫,阳性者按患者隔离
细菌性痢疾	1~3 天	数小时~7 天	至症状消失后 7 天或大便培养 2~3 次阴性	医学观察 7 天,饮食行业人员大便培养 1 次阴性解除隔离
伤寒	8~14 天	3~60 天	症状消失后 5 天起大便培养 2 次阴性或症状消失后 15 天	医学观察 23 天
副伤寒甲、乙	6~10 天	2~15 天		医学观察 15 天
副伤寒丙	1~3 天	2~15 天		医学观察 15 天
沙门菌食物中毒	4~24 小时	数小时~3 天	症状消失后连续 2~3 次大便培养阴性可解除隔离	同食者医学观察 1~2 天
阿米巴痢疾	7~14 天	2 天~1 年	症状消失后连续 3 次粪检溶组织阿米巴滋养体及包囊阴性	饮食工作者发现溶组织阿米巴滋养体或包囊者应调离工作
流行性感冒	1~3 天	数小时~4 天	退热后 48 小时解除隔离	医学观察 3 天,出现发热等症状应早期隔离
麻疹	8~12 天	6~21 天	至出疹后 5 天,合并肺炎至出疹后 10 天	易感者医学观察 21 天。接触者可肌内注射丙种球蛋白
风疹	18 天	14~21 天	至出疹后 5 天解除隔离	一般不检疫,对孕妇尤其孕 3 个月内者,可肌内注射丙种球蛋白
水痘	14~16 天	10~21 天	至全部结痂或不少于病后 14 天	医学观察 21 天,免疫力低者可用丙种球蛋白
流行性腮腺炎	14~21 天	8~30 天	至腮腺完全消肿,约 21 天	一般不检疫,幼儿园及部队密切接触者医学观察 30 天
流行性脑脊髓膜炎	2~3 天	1~10 天	至症状消失后 3 天,但不少于发病后 7 天	医学观察 7 天,可作咽培养,密切接触的儿童服磺胺或利福平预防
白喉	2~4 天	1~7 天	症状消失后连续 2 次咽培养,(间隔 2 天,第 1 次于病程第 14 天)阴性或症状消失后 14 天	医学观察 7 天
猩红热	2~5 天	1~12 天	至症状消失后,咽培养连续 3 次阴性或发病后 7 天	医学观察 7~12 天,可作咽培养
百日咳	7~10 天	2~23 天	至痉咳后 30 天或发病后 40 天	医学观察 21 天,儿童可用红霉素预防
严重急性呼吸综合征	4~7 天	4~21 天	隔离期 3~4 周(待定)	接触者隔离 3 周,流行期来自疫区人员医学观察 2 周
流行性乙型脑炎	7~14 天	4~21 天	防蚊设备室内隔离至体温正常	不需检疫
森林脑炎	10~15 天	7~30 天	不隔离	不需检疫
流行性斑疹伤寒	10~14 天	5~23 天	彻底灭虱隔离至退热后 12 天	彻底灭虱后医学观察 14 天

续表

病　名	潜伏期		隔离期	接触者检疫期及处理
	一般	最短～最长		
地方性斑疹伤寒	7～14天	4～18天	隔离至症状消失	不需要检疫,进入疫区被蜱咬伤者可服多西环素预防
恙虫病	10～14天	4～20天	不需隔离	不需检疫
虱传回归热	7～8天	2～14天	彻底灭虱隔离至退热后15天	彻底灭虱后医学观察14天
肾综合征出血热	14～21天	4～60天	隔离至热退	不需检疫
艾滋病	15～60天	9天～10年以上	不隔离	日常接触不需检疫
钩端螺旋体病	10天	2～28天	可以不隔离	疫水接触者检疫2周
腺鼠疫	2～4天	1～12天	隔离至肿大的淋巴结消退,鼠疫败血症症状消失后培养3次(每隔3天)阴性	接触者检疫9天,可服四环素或SD预防,发病地区进行疫区检疫
肺鼠疫	1～3天	3小时～3天	就地隔离至症状消失后痰培养连续6次阴性	同腺鼠疫
狂犬病	4～12周	4天～10年	病程中应隔离治疗	被可疑狂犬病或狼咬伤者医学观察,并注射疫苗及免疫血清
布鲁氏菌病	14天	7～360天	可不隔离	不需检疫
炭疽	1～5天	12小时～12天	皮肤炭疽隔离至创口愈合、痂皮脱落,其他型症状消失后2次培养阴性(间隔3～5天)	医学观察12天,肺炭疽密切接触者可用青霉素、四环素、氧氟沙星等预防
淋病	1～5天		患病期间性接触隔离	对性伴侣检查,阳性者应治疗
梅毒	14～28天	10～90天	不隔离	对性伴侣检查
间日疟	10～15天	11～15天,长6～9月	病室应防蚊、灭蚊	不需检疫
恶性疟	7～12天	6～45天	病室防蚊、灭蚊	不需检疫
三日疟	20～30天	8～45天	病室防蚊、灭蚊	不需检疫
班氏丝虫病	约1年		不需隔离,但病室防蚊、灭蚊	不需检疫
马来丝虫病	约12周		同班氏丝虫病	同班氏丝虫病
黑热病	3～5月	10天～2年	不需隔离,病室防蛉、灭蛉	不需检疫

二、消　毒

消毒(disinfection)是指用物理、化学、生物等方法消除或杀灭环境中的病原微生物。其目的在于通过清除病原体来阻止其向外界传播,达到控制传染病发生与蔓延的目的。

(一)消毒的种类

1.预防性消毒　指未发现传染源,对可能受病原体污染的场所、物品和人体所进行的消毒。其目的是预防传染病的发生。如日常卫生消毒、饮水消毒、餐具消毒、粪便垃圾无害化处理、手术室及医务人员手部消毒。

2. 疫源地消毒　是指对目前存在或曾经存在传染源的地区进行消毒。其目的是杀灭由传染源排到环境中的病原体。疫源地消毒又可分为：

（1）终末消毒：当传染源离开或死亡后，对其原居住地进行的最后一次彻底的消毒。

（2）随时消毒：指对传染源的排泄物、分泌物及其所污染的物品及时进行消毒。如患者住院时的卫生处理（沐浴、更衣等），分泌物、呕吐物、痰液、尿液、粪便及污染敷料的消毒，病室空气、地面、家具的消毒，接触患者或其污染物品后用消毒水洗手等。

（二）消毒的方法

1. 物理消毒法　利用物理因素作用于病原体，将其清除或杀灭，称为物理消毒法。物理因素包括机械、热、光、电、微波、辐射等。

（1）热力灭菌法

1）煮沸消毒：该法简单易行，可杀死细菌繁殖体，但细菌芽孢耐热力强，如肉毒梭菌芽孢能耐受 100℃ 6 小时。本法可用于处理传染病患者的剩余食物、污染的棉织品、食具及金属、玻璃等制品。煮沸 10 分钟即可，但对乙肝病毒污染的物品，延长至 15～20 分钟。

2）高压蒸汽灭菌：效果较可靠，适用于耐热和耐潮的物品。通常压力为 98kPa，温度为 121～126℃，15～20 分钟即能杀灭细菌芽孢。

3）预真空型压力蒸汽灭菌：先使灭菌器形成负压，再导入蒸汽，能加强蒸汽对消毒物品的穿透力，2 分钟内能杀灭芽孢，物品亦能迅速干燥。

4）巴氏消毒法：方法有二，一种是利用热水杀菌，一种是利用蒸汽进行消毒。温度一般为 65～75℃，10～15 分钟，但不能杀死芽孢。

此外，还有流动蒸汽消毒、干热灭菌法、火烧等。

（2）辐射消毒法

1）非电离辐射：包括紫外线、红外线和微波。紫外线常用于室内空气消毒和一般物品的表面消毒，为低能量电磁波辐射，光波波长在 250～265nm 之间，杀菌作用最强，有广谱杀菌作用，但紫外线穿透力差，对真菌孢子效果最差，细菌芽孢次之，对乙肝病毒无效，照射不到的部位无杀菌作用。直接照射人体能发生皮肤红斑、紫外线眼炎和臭氧中毒等。红外线和微波主要依靠产热杀菌。

2）电离辐射：有 γ 射线和高能电子束两种。可在常温下对不耐热物品灭菌，又称冷灭菌，有广谱杀菌作用，剂量易控制，灭菌效果可靠，但设备昂贵，对人及物品有一定损害作用。国外多用于精密医疗器械、生物医学制品（人工器官、移植器官等）和一次性医用产品等的灭菌。

2. 化学消毒法　使用化学消毒剂，使病原体蛋白质凝固变性，或使其失去活性而将其杀灭的方法，称化学消毒法。

（1）根据消毒效能分类

1）高效消毒剂：能杀灭包括细菌芽孢、真菌孢子在内的各种微生物。如 2.5% 碘酊、戊二醛、过氧乙酸、甲醛、环氧乙烷等。含氯制剂和碘伏则居于高效与中效消毒效能之间。

2）中效消毒剂：能杀灭除细菌芽孢以外的各种病原微生物。如乙醇、部分含氯制剂、氧化剂、溴剂等。

3）低效消毒剂：只能杀灭细菌繁殖体和亲脂类病毒，对真菌也有一定作用。如汞、氯己定及某些季铵盐类消毒剂。

（2）常用的化学消毒剂

1）含氯消毒剂：常用有漂白粉、次氯酸钠、氯胺及二氯异氰尿酸钠等。这类制剂在水中产生次氯酸，继而释放出游离的氧原子和氯原子，病原体蛋白质经氧化和部分氯化作用而死亡。其优点是杀菌谱广、作用快、余氯毒性低、价廉，但对金属制品有腐蚀作用。常用于排泄物、分泌物、病室和物品的消毒。

2）过氧化物类消毒剂：主要依靠其强大的氧化能力杀灭病原体。常用过氧乙酸，是无色透明液体，市售过氧乙酸为 20% 醋酸水溶液，但对金属和橡胶制品有腐蚀性，故最好盛于塑料容器内，贮放在阴凉通风处，现配现用。常用消毒浓度为 0.2%～0.5%，可用于喷雾或擦洗病室地面、墙壁或家具，也可消毒运送患者的交通工具。消毒手需浸泡 2 分钟，衣服需浸泡 2 小时。配好的过氧乙酸溶液，其有效浓度可维持 6～8 小时，应每 8 小时更换一次。属于过氧化物类消毒剂的还有过氧化氢、臭氧、高锰酸钾等。

3）醛类消毒剂：常用有甲醛和戊二醛。甲醛的气体和水溶液可杀灭各型微生物，被消毒物品上的蛋白质和有机物不影响其消毒效果，不损坏衣物，故适用于各类物品的消毒，特别适用于毛皮、呢绒和丝绸等物品的消毒。消毒时可放出刺激性蒸汽，故宜在专用的密闭消毒室或消毒柜（箱）内进行消毒。碱性戊二醛对橡胶、塑料、金属器械等物品腐蚀性较弱，可用于精密仪器、内镜的消毒；酸性戊二醛对金属器械浸泡时最好加 0.5% 亚硝酸钠防锈。但对皮肤和黏膜有刺激性。

4）杂环类气体消毒剂：国内主要使用环氧乙烷，为无色透明液体，超过其沸点（10.8℃）时变成无色气体。为广谱高效消毒剂，通过干扰病原体酶的正常代谢而使其死亡。能杀芽孢，对一般物品无损害作用，常用于电子设备、医疗器械、精密仪器及皮毛类等。此气体遇火即发生爆炸，可加惰性气体（如二氧化碳），以减少燃爆的危险。本品对人体有害，使用时应避免接触或吸入。

5）碘类消毒剂：常用的有 2.5% 碘酊及 0.5% 碘伏。碘具有广谱和快速杀菌作用。碘伏是碘和表面活性剂不定型的结合物，刺激性和腐蚀性小，可用于皮肤和食具的消毒。

6）醇类消毒剂：主要有 75% 的乙醇溶液及异丙醇，乙醇可迅速杀灭细菌繁殖体，但对乙肝病毒及细菌芽孢作用差。异丙醇杀菌作用大于乙醇，但毒性也较大。

7）其他消毒剂：①酚类，如苯酚、甲酚磺酸等；②胺类，为阳离子表面活性剂，如苯扎溴铵（新洁尔灭）、消毒净等；③氯己定，可用于手、皮肤、医疗器械等消毒。这类消毒剂均不能杀灭细菌芽孢，属于低效消毒剂。

各种物品常用消毒方法见附表 1-2。

附表 1-2　常用物品消毒方法

消毒对象	消毒剂	浓度	用量及用法	消毒时间	附注
患者排泄物（粪、尿）	漂白粉	10%～20% 乳液	100g 稀释粪便加漂白粉 20g，搅拌	2 小时	肝炎及真菌感染者粪便消毒时间 6h
痰、脓、便器	过氧乙酸	0.5%	加等量充分搅拌	2 小时	
	石灰	20% 乳剂	搅拌，淹没痰、脓	2 小时	
	焚烧法				
	漂白粉	1%～2%	澄清液浸泡	30～60 分钟	
痰盂	过氧乙酸	0.2%	浸泡 2 小时	30～60 分钟	
痰杯	甲酚磺酸	0.1%	浸泡 2 小时	30～60 分钟	
食具（碗、筷、匙、盆）	过氧乙酸	0.5%	浸泡完全淹没	30～60 分钟	1. 食具均要洗净后消毒，消毒后清水洗净后使用
	漂白粉	3%	消毒物品	30～60 分钟	2. 煮沸时可放 2% 苏打或肥皂液，增强消毒效果
	苯扎溴铵	0.5%	同上	30～60 分钟	3. 煮沸从水沸腾时计算
	煮沸		同上	10 分钟	
	高压消毒		压力 68N（15 磅）（121℃）		
残余食物			煮沸	20 分钟	肝炎患者剩食煮沸 30 分钟

续表

消毒对象	消毒剂	浓度	用量及用法	消毒时间	附注
洗浴水、洗涤污水	漂白粉	20%	污水 10ml 加 20% 漂白粉澄清液 15～20ml 搅匀	2 小时	容器加盖
病室地面、墙壁,用具	甲醛	1%～3%	熏蒸	12～24 小时	1. 甲醛消毒肠道病室用量 80ml/m³,过氧乙酸 3ml/m³
	过氧乙酸	0.2%～0.3%	熏蒸(1g/m³)	90 分钟	
	甲酚磺酸	0.1%	擦洗或喷雾	30～60 分钟	
	漂白粉	上清液 10%	擦洗或喷雾	30～60 分钟	2. 病室家具洗擦消毒(金属或油漆家具不用漂白粉)
	苯扎溴铵	0.5%	擦洗或喷雾	60 分钟	
	乳酸	12ml/100m³	加等量水熏蒸	30～60 分钟	
运输工具	过氧乙酸	0.2%～0.3%			炭疽、结核病者 1% 过氧乙酸喷雾或擦洗,病毒性肝炎用 0.5% 过氧乙酸
	甲酚磺酸	0.1%			
	苯扎溴铵	0.5%	擦洗	30 分钟	
	漂白粉	1%～2%			
用具	甲醛		熏蒸(125ml/m³) 3 小时	蒸笼替代	
	煮沸法	煮沸	30 分钟		
	高压蒸汽法	温度 100℃	压力 1～1.2kg/cm³ 湿度 80%～100%		
衣服、被单	过氧乙酸	1%～3%	熏蒸(1g/m³)	1 小时	
	甲酚磺酸	0.1%	浸泡	30～60 分钟	
书籍及其他印刷品	环氧乙烷	2.5g/L	熏蒸(20℃)	3 小时	消毒物品应分散堆放,不能扎紧,无保存价值的焚烧
	甲醛	125mg/m³	熏蒸(80℃,湿度 90%)	2 小时	
医疗器械	氯己定	0.1%～0.2%	浸泡	15～20 分钟	金属类不用过氧乙酸器械应擦去黏液及血渍清洁后消毒
	煮沸法				
	乙醇溶液	70%			
	过氧乙酸	0.04%	浸泡	1～20 分钟	氯己定对炭疽、结核菌、真菌消毒应 2～10 小时
皮肤(手或其他污染部位)	甲酚磺酸钠	0.1%	浸泡	1～20 分钟	消毒后最好用流动水冲洗干净,洗手后每人次用小毛巾擦手
	苯扎溴铵	0.1%	浸泡	1～20 分钟	
	肥皂水		流水洗刷		
体温表	过氧乙酸	0.5%	浸泡	15 分钟	炭疽患者用体温表 2% 碘酒消毒 1～5 分钟后 70% 乙醇溶液浸泡
	乙醇溶液	75%	浸泡	15 分钟	
化粪池(第三格污水)	漂白粉	3%澄清液	浸泡	2 小时	化粪池沉底粪便出粪时用 20% 漂白粉充分搅拌 2 小时后排放
垃圾	漂白粉	1%～3%	喷雾		
	甲酚磺酸	0.1%	喷雾		
	焚烧法		焚烧		
生吃瓜菜	高锰酸钾	1∶5 000	浸泡	15 分钟	

(沈钦海 陈虹帆)

附录二
中华人民共和国传染病防治法

（1989 年 2 月 21 日第七届全国人民代表大会常务委员会第六次会议通过 2004 年 8 月 28 日第十届全国人民代表大会常务委员会第十一次会议修订，根据 2013 年 6 月 29 日第十二届全国人民代表大会常务委员会第三次会议《关于修改〈中华人民共和国文物保护法〉等十二部法律的决定》修正。）

目　录

第一章　总　　则

第一条　为了预防、控制和消除传染病的发生与流行，保障人体健康和公共卫生，制定本法。

第二条　国家对传染病防治实行预防为主的方针，防治结合、分类管理、依靠科学、依靠群众。

第三条　本法规定的传染病分为甲类、乙类和丙类。

甲类传染病是指：鼠疫、霍乱。

乙类传染病是指：传染性非典型肺炎、艾滋病、病毒性肝炎、脊髓灰质炎、人感染高致病性禽流感、麻疹、流行性出血热、狂犬病、流行性乙型脑炎、登革热、炭疽、细菌性和阿米巴性痢疾、肺结核、伤寒和副伤寒、流行性脑脊髓膜炎、百日咳、白喉、新生儿破伤风、猩红热、布鲁氏菌病、淋病、梅毒、钩端螺旋体病、血吸虫病、疟疾。

丙类传染病是指：流行性感冒、流行性腮腺炎、风疹、急性出血性结膜炎、麻风病、流行性和地方性斑疹伤寒、黑热病、包虫病、丝虫病，除霍乱、细菌性和阿米巴性痢疾、伤寒和副伤寒以外的感染性腹泻病。

国务院卫生行政部门根据传染病暴发、流行情况和危害程度，可以决定增加、减少或者调整乙类、丙类传染病病种并予以公布。

第四条　对乙类传染病中传染性非典型肺炎、炭疽中的肺炭疽和人感染高致病性禽流感，采取本法所称甲类传染病的预防、控制措施。其他乙类传染病和突发原因不明的传染病需要采取本法所称甲类传染病的预防、控制措施的,由国务院卫生行政部门及时报经国务院批准后予以公布、实施。

需要解除依照前款规定采取的甲类传染病预防、控制措施的,由国务院卫生行政部门报经国务院批准后予以公布。

省、自治区、直辖市人民政府对本行政区域内常见、多发的其他地方性传染病,可以根据情况决定按照乙类或者丙类传染病管理并予以公布,报国务院卫生行政部门备案。

第五条　各级人民政府领导传染病防治工作。

县级以上人民政府制定传染病防治规划并组织实施,建立健全传染病防治的疾病预防控制、医疗救治和监督管理体系。

第六条　国务院卫生行政部门主管全国传染病防治及其监督管理工作。县级以上地方人民政府卫生行政部门负责本行政区域内的传染病防治及其监督管理工作。

县级以上人民政府其他部门在各自的职责范围内负责传染病防治工作。

军队的传染病防治工作,依照本法和国家有关规定办理,由中国人民解放军卫生主管部门实施监督管理。

第七条　各级疾病预防控制机构承担传染病监测、预测、流行病学调查、疫情报告以及其他预防、控制工作。

医疗机构承担与医疗救治有关的传染病防治工作和责任区域内的传染病预防工作。城市社区和农村基层医疗机构在疾病预防控制机构的指导下,承担城市社区、农村基层相应的传染病防治工作。

第八条　国家发展现代医学和中医药等传统医学,支持和鼓励开展传染病防治的科学研究,提高传染病防治的科学技术水平。

国家支持和鼓励开展传染病防治的国际合作。

第九条　国家支持和鼓励单位和个人参与传染病防治工作。各级人民政府应当完善有关制度,方便单位和个人参与防治传染病的宣传教育、疫情报告、志愿服务和捐赠活动。

居民委员会、村民委员会应当组织居民、村民参与社区、农村的传染病预防与控制活动。

第十条　国家开展预防传染病的健康教育。新闻媒体应当无偿开展传染病防治和公共卫生教育的公益宣传。

各级各类学校应当对学生进行健康知识和传染病预防知识的教育。

医学院校应当加强预防医学教育和科学研究,对在校学生以及其他与传染病防治相关人员进行预防医学教育和培训,为传染病防治工作提供技术支持。

疾病预防控制机构、医疗机构应当定期对其工作人员进行传染病防治知识、技能的培训。

第十一条　对在传染病防治工作中做出显著成绩和贡献的单位和个人,给予表彰和奖励。

对因参与传染病防治工作致病、致残、死亡的人员,按照有关规定给予补助、抚恤。

第十二条　在中华人民共和国领域内的一切单位和个人,必须接受疾病预防控制机构、医疗机构有关传染病的调查、检验、采集样本、隔离治疗等预防、控制措施,如实提供有关情况。疾病预防控制机构、医疗机构不得泄露涉及个人隐私的有关信息、资料。

卫生行政部门以及其他有关部门、疾病预防控制机构和医疗机构因违法实施行政管理或者预防、控制措施,侵犯单位和个人合法权益的,有关单位和个人可以依法申请行政复议或者提起诉讼。

第二章　传染病预防

第十三条　各级人民政府组织开展群众性卫生活动,进行预防传染病的健康教育,倡导文明健康的生活方式,提高公众对传染病的防治意识和应对能力,加强环境卫生建设,消除鼠害和蚊、蝇等病媒生物的危害。

各级人民政府农业、水利、林业行政部门按照职责分工负责指导和组织消除农田、湖区、河流、牧场、林区的鼠害与血吸虫危害,以及其他传播传染病的动物和病媒生物的危害。

铁路、交通、民用航空行政部门负责组织消除交通工具以及相关场所的鼠害和蚊、蝇等病媒生物的危害。

第十四条　地方各级人民政府应当有计划地建设和改造公共卫生设施,改善饮用水卫生条件,对污水、污物、粪便进行无害化处置。

第十五条　国家实行有计划的预防接种制度。国务院卫生行政部门和省、自治区、直辖市人民政府卫生行政部门,根据传染病预防、控制的需要,制定传染病预防接种规划并组织实施。用于预防接种的疫苗必须符合国家质量标准。

国家对儿童实行预防接种证制度。国家免疫规划项目的预防接种实行免费。医疗机构、疾病预防控制机构与儿童的监护人应当相互配合,保证儿童及时接受预防接种。具体办法由国务院制定。

第十六条　国家和社会应当关心、帮助传染病病人、病原携带者和疑似传染病病人,使其得到及时救治。任何单位和个人不得歧视传染病病人、病原携带者和疑似传染病病人。

传染病病人、病原携带者和疑似传染病病人,在治愈前或者在排除传染病嫌疑前,不得从事法律、行政法规和国务院卫生行政部门规定禁止从事的易使该传染病扩散的工作。

第十七条　国家建立传染病监测制度。

国务院卫生行政部门制定国家传染病监测规划和方案。省、自治区、直辖市人民政府卫生行政部门根据国家传染病监测规划和方案,制定本行政区域的传染病监测计划和工作方案。

各级疾病预防控制机构对传染病的发生、流行以及影响其发生、流行的因素,进行监测;对国外发生、国内尚未发生的传染病或者国内新发生的传染病,进行监测。

第十八条　各级疾病预防控制机构在传染病预防控制中履行下列职责:

(一)实施传染病预防控制规划、计划和方案;

(二)收集、分析和报告传染病监测信息,预测传染病的发生、流行趋势;

(三)开展对传染病疫情和突发公共卫生事件的流行病学调查、现场处理及其效果评价;

(四)开展传染病实验室检测、诊断、病原学鉴定;

(五)实施免疫规划,负责预防性生物制品的使用管理;

(六)开展健康教育、咨询,普及传染病防治知识;

(七)指导、培训下级疾病预防控制机构及其工作人员开展传染病监测工作;

(八)开展传染病防治应用性研究和卫生评价,提供技术咨询。

国家、省级疾病预防控制机构负责对传染病发生、流行以及分布进行监测,对重大传染病流行趋势进行预测,提出预防控制对策,参与并指导对暴发的疫情进行调查处理,开展传染病病原学鉴定,建立检测质量控制体系,开展应用性研究和卫生评价。

设区的市和县级疾病预防控制机构负责传染病预防控制规划、方案的落实,组织实施免疫、消毒、控制病媒生物的危害,普及传染病防治知识,负责本地区疫情和突发公共卫生事件监测、报告,开展流行病学调查和常见病原微生物检测。

第十九条　国家建立传染病预警制度。

国务院卫生行政部门和省、自治区、直辖市人民政府根据传染病发生、流行趋势的预测，及时发出传染病预警，根据情况予以公布。

第二十条 县级以上地方人民政府应当制定传染病预防、控制预案，报上一级人民政府备案。

传染病预防、控制预案应当包括以下主要内容：

（一）传染病预防控制指挥部的组成和相关部门的职责；

（二）传染病的监测、信息收集、分析、报告、通报制度；

（三）疾病预防控制机构、医疗机构在发生传染病疫情时的任务与职责；

（四）传染病暴发、流行情况的分级以及相应的应急工作方案；

（五）传染病预防、疫点疫区现场控制，应急设施、设备、救治药品和医疗器械以及其他物资和技术的储备与调用。

地方人民政府和疾病预防控制机构接到国务院卫生行政部门或者省、自治区、直辖市人民政府发出的传染病预警后，应当按照传染病预防、控制预案，采取相应的预防、控制措施。

第二十一条 医疗机构必须严格执行国务院卫生行政部门规定的管理制度、操作规范，防止传染病的医源性感染和医院感染。

医疗机构应当确定专门的部门或者人员，承担传染病疫情报告、本单位的传染病预防、控制以及责任区域内的传染病预防工作；承担医疗活动中与医院感染有关的危险因素监测、安全防护、消毒、隔离和医疗废物处置工作。

疾病预防控制机构应当指定专门人员负责对医疗机构内传染病预防工作进行指导、考核，开展流行病学调查。

第二十二条 疾病预防控制机构、医疗机构的实验室和从事病原微生物实验的单位，应当符合国家规定的条件和技术标准，建立严格的监督管理制度，对传染病病原体样本按照规定的措施实行严格监督管理，严防传染病病原体的实验室感染和病原微生物的扩散。

第二十三条 采供血机构、生物制品生产单位必须严格执行国家有关规定，保证血液、血液制品的质量。禁止非法采集血液或者组织他人出卖血液。

疾病预防控制机构、医疗机构使用血液和血液制品，必须遵守国家有关规定，防止因输入血液、使用血液制品引起经血液传播疾病的发生。

第二十四条 各级人民政府应当加强艾滋病的防治工作，采取预防、控制措施，防止艾滋病的传播。具体办法由国务院制定。

第二十五条 县级以上人民政府农业、林业行政部门以及其他有关部门，依据各自的职责负责与人畜共患传染病有关的动物传染病的防治管理工作。

与人畜共患传染病有关的野生动物、家畜家禽，经检疫合格后，方可出售、运输。

第二十六条 国家建立传染病菌种、毒种库。

对传染病菌种、毒种和传染病检测样本的采集、保藏、携带、运输和使用实行分类管理，建立健全严格的管理制度。

对可能导致甲类传染病传播的以及国务院卫生行政部门规定的菌种、毒种和传染病检测样本，确需采集、保藏、携带、运输和使用的，须经省级以上人民政府卫生行政部门批准。具体办法由国务院制定。

第二十七条 对被传染病病原体污染的污水、污物、场所和物品，有关单位和个人必须在疾病预防控制机构的指导下或者按照其提出的卫生要求，进行严格消毒处理；拒绝消毒处理的，由当地卫生行政部门或者疾病预防控制机构进行强制消毒处理。

第二十八条 在国家确认的自然疫源地计划兴建水利、交通、旅游、能源等大型建设项目的，应当事先由省级以上疾病预防控制机构对施工环境进行卫生调查。建设单位应当根据疾病预防控制机构的意见,采取必要的传染病预防、控制措施。施工期间,建设单位应当设专人负责工地上的卫生防疫工作。工程竣工后,疾病预防控制机构应当对可能发生的传染病进行监测。

第二十九条 用于传染病防治的消毒产品、饮用水供水单位供应的饮用水和涉及饮用水卫生安全的产品,应当符合国家卫生标准和卫生规范。

饮用水供水单位从事生产或者供应活动,应当依法取得卫生许可证。

生产用于传染病防治的消毒产品的单位和生产用于传染病防治的消毒产品,应当经省级以上人民政府卫生行政部门审批。具体办法由国务院制定。

第三章 疫情报告、通报和公布

第三十条 疾病预防控制机构、医疗机构和采供血机构及其执行职务的人员发现本法规定的传染病疫情或者发现其他传染病暴发、流行以及突发原因不明的传染病时,应当遵循疫情报告属地管理原则,按照国务院规定的或者国务院卫生行政部门规定的内容、程序、方式和时限报告。

军队医疗机构向社会公众提供医疗服务,发现前款规定的传染病疫情时,应当按照国务院卫生行政部门的规定报告。

第三十一条 任何单位和个人发现传染病病人或者疑似传染病病人时,应当及时向附近的疾病预防控制机构或者医疗机构报告。

第三十二条 港口、机场、铁路疾病预防控制机构以及国境卫生检疫机关发现甲类传染病病人、病原携带者、疑似传染病病人时,应当按照国家有关规定立即向国境口岸所在地的疾病预防控制机构或者所在地县级以上地方人民政府卫生行政部门报告并互相通报。

第三十三条 疾病预防控制机构应当主动收集、分析、调查、核实传染病疫情信息。接到甲类、乙类传染病疫情报告或者发现传染病暴发、流行时,应当立即报告当地卫生行政部门,由当地卫生行政部门立即报告当地人民政府,同时报告上级卫生行政部门和国务院卫生行政部门。

疾病预防控制机构应当设立或者指定专门的部门、人员负责传染病疫情信息管理工作,及时对疫情报告进行核实、分析。

第三十四条 县级以上地方人民政府卫生行政部门应当及时向本行政区域内的疾病预防控制机构和医疗机构通报传染病疫情以及监测、预警的相关信息。接到通报的疾病预防控制机构和医疗机构应当及时告知本单位的有关人员。

第三十五条 国务院卫生行政部门应当及时向国务院其他有关部门和各省、自治区、直辖市人民政府卫生行政部门通报全国传染病疫情以及监测、预警的相关信息。

毗邻的以及相关的地方人民政府卫生行政部门,应当及时互相通报本行政区域的传染病疫情以及监测、预警的相关信息。

县级以上人民政府有关部门发现传染病疫情时,应当及时向同级人民政府卫生行政部门通报。

中国人民解放军卫生主管部门发现传染病疫情时,应当向国务院卫生行政部门通报。

第三十六条 动物防疫机构和疾病预防控制机构,应当及时互相通报动物间和人间发生的人畜共患传染病疫情以及相关信息。

第三十七条 依照本法的规定负有传染病疫情报告职责的人民政府有关部门、疾病预防控制机构、医疗机构、采供血机构及其工作人员,不得隐瞒、谎报、缓报传染病疫情。

第三十八条 国家建立传染病疫情信息公布制度。

国务院卫生行政部门定期公布全国传染病疫情信息。省、自治区、直辖市人民政府卫生行政部门定期公布本行政区域的传染病疫情信息。

传染病暴发、流行时,国务院卫生行政部门负责向社会公布传染病疫情信息,并可以授权省、自治区、直辖市人民政府卫生行政部门向社会公布本行政区域的传染病疫情信息。

公布传染病疫情信息应当及时、准确。

第四章　疫情控制

第三十九条　医疗机构发现甲类传染病时,应当及时采取下列措施:

(一)对病人、病原携带者,予以隔离治疗,隔离期限根据医学检查结果确定;

(二)对疑似病人,确诊前在指定场所单独隔离治疗;

(三)对医疗机构内的病人、病原携带者、疑似病人的密切接触者,在指定场所进行医学观察和采取其他必要的预防措施。

拒绝隔离治疗或者隔离期未满擅自脱离隔离治疗的,可以由公安机关协助医疗机构采取强制隔离治疗措施。

医疗机构发现乙类或者丙类传染病病人,应当根据病情采取必要的治疗和控制传播措施。

医疗机构对本单位内被传染病病原体污染的场所、物品以及医疗废物,必须依照法律、法规的规定实施消毒和无害化处置。

第四十条　疾病预防控制机构发现传染病疫情或者接到传染病疫情报告时,应当及时采取下列措施:

(一)对传染病疫情进行流行病学调查,根据调查情况提出划定疫点、疫区的建议,对被污染的场所进行卫生处理,对密切接触者,在指定场所进行医学观察和采取其他必要的预防措施,并向卫生行政部门提出疫情控制方案;

(二)传染病暴发、流行时,对疫点、疫区进行卫生处理,向卫生行政部门提出疫情控制方案,并按照卫生行政部门的要求采取措施;

(三)指导下级疾病预防控制机构实施传染病预防、控制措施,组织、指导有关单位对传染病疫情的处理。

第四十一条　对已经发生甲类传染病病例的场所或者该场所内的特定区域的人员,所在地的县级以上地方人民政府可以实施隔离措施,并同时向上一级人民政府报告;接到报告的上级人民政府应当即时作出是否批准的决定。上级人民政府作出不予批准决定的,实施隔离措施的人民政府应当立即解除隔离措施。

在隔离期间,实施隔离措施的人民政府应当对被隔离人员提供生活保障;被隔离人员有工作单位的,所在单位不得停止支付其隔离期间的工作报酬。

隔离措施的解除,由原决定机关决定并宣布。

第四十二条　传染病暴发、流行时,县级以上地方人民政府应当立即组织力量,按照预防、控制预案进行防治,切断传染病的传播途径,必要时,报经上一级人民政府决定,可以采取下列紧急措施并予以公告:

(一)限制或者停止集市、影剧院演出或者其他人群聚集的活动;

(二)停工、停业、停课;

(三)封闭或者封存被传染病病原体污染的公共饮用水源、食品以及相关物品;

(四)控制或者扑杀染疫野生动物、家畜家禽;

(五)封闭可能造成传染病扩散的场所。

上级人民政府接到下级人民政府关于采取前款所列紧急措施的报告时,应当即时作出决定。

紧急措施的解除,由原决定机关决定并宣布。

第四十三条　甲类、乙类传染病暴发、流行时,县级以上地方人民政府报经上一级人民政府决定,可以宣布本行政区域部分或者全部为疫区;国务院可以决定并宣布跨省、自治区、直辖市的疫区。县级以上地方人民政府可以在疫区内采取本法第四十二条规定的紧急措施,并可以对出入疫区的人员、物资和交通工具实施卫生检疫。

省、自治区、直辖市人民政府可以决定对本行政区域内的甲类传染病疫区实施封锁;但是,封锁大、中城市的疫区或者封锁跨省、自治区、直辖市的疫区,以及封锁疫区导致中断干线交通或者封锁国境的,由国务院决定。

疫区封锁的解除,由原决定机关决定并宣布。

第四十四条　发生甲类传染病时,为了防止该传染病通过交通工具及其乘运的人员、物资传播,可以实施交通卫生检疫。具体办法由国务院制定。

第四十五条　传染病暴发、流行时,根据传染病疫情控制的需要,国务院有权在全国范围或者跨省、自治区、直辖市范围内,县级以上地方人民政府有权在本行政区域内紧急调集人员或者调用储备物资,临时征用房屋、交通工具以及相关设施、设备。

紧急调集人员的,应当按照规定给予合理报酬。临时征用房屋、交通工具以及相关设施、设备的,应当依法给予补偿;能返还的,应当及时返还。

第四十六条　患甲类传染病、炭疽死亡的,应当将尸体立即进行卫生处理,就近火化。患其他传染病死亡的,必要时,应当将尸体进行卫生处理后火化或者按照规定深埋。

为了查找传染病病因,医疗机构在必要时可以按照国务院卫生行政部门的规定,对传染病病人尸体或者疑似传染病病人尸体进行解剖查验,并应当告知死者家属。

第四十七条　疫区中被传染病病原体污染或者可能被传染病病原体污染的物品,经消毒可以使用的,应当在当地疾病预防控制机构的指导下,进行消毒处理后,方可使用、出售和运输。

第四十八条　发生传染病疫情时,疾病预防控制机构和省级以上人民政府卫生行政部门指派的其他与传染病有关的专业技术机构,可以进入传染病疫点、疫区进行调查、采集样本、技术分析和检验。

第四十九条　传染病暴发、流行时,药品和医疗器械生产、供应单位应当及时生产、供应防治传染病的药品和医疗器械。铁路、交通、民用航空经营单位必须优先运送处理传染病疫情的人员以及防治传染病的药品和医疗器械。县级以上人民政府有关部门应当做好组织协调工作。

第五章　医疗救治

第五十条　县级以上人民政府应当加强和完善传染病医疗救治服务网络的建设,指定具备传染病救治条件和能力的医疗机构承担传染病救治任务,或者根据传染病救治需要设置传染病医院。

第五十一条　医疗机构的基本标准、建筑设计和服务流程,应当符合预防传染病医院感染的要求。

医疗机构应当按照规定对使用的医疗器械进行消毒;对按照规定一次使用的医疗器具,应当在使用后予以销毁。

医疗机构应当按照国务院卫生行政部门规定的传染病诊断标准和治疗要求,采取相应措施,提高传染病医疗救治能力。

第五十二条　医疗机构应当对传染病病人或者疑似传染病病人提供医疗救护、现场救援和接诊治疗,书写病历记录以及其他有关资料,并妥善保管。

医疗机构应当实行传染病预检、分诊制度;对传染病病人、疑似传染病病人,应当引导至相对隔离的分诊点进行初诊。医疗机构不具备相应救治能力的,应当将患者及其病历记录复印件一并转至具备相应救治能力的医疗机构。具体办法由国务院卫生行政部门规定。

第六章 监 督 管 理

第五十三条 县级以上人民政府卫生行政部门对传染病防治工作履行下列监督检查职责:

(一)对下级人民政府卫生行政部门履行本法规定的传染病防治职责进行监督检查;

(二)对疾病预防控制机构、医疗机构的传染病防治工作进行监督检查;

(三)对采供血机构的采供血活动进行监督检查;

(四)对用于传染病防治的消毒产品及其生产单位进行监督检查,并对饮用水供水单位从事生产或者供应活动以及涉及饮用水卫生安全的产品进行监督检查;

(五)对传染病菌种、毒种和传染病检测样本的采集、保藏、携带、运输、使用进行监督检查;

(六)对公共场所和有关单位的卫生条件和传染病预防、控制措施进行监督检查。

省级以上人民政府卫生行政部门负责组织对传染病防治重大事项的处理。

第五十四条 县级以上人民政府卫生行政部门在履行监督检查职责时,有权进入被检查单位和传染病疫情发生现场调查取证,查阅或者复制有关的资料和采集样本。被检查单位应当予以配合,不得拒绝、阻挠。

第五十五条 县级以上地方人民政府卫生行政部门在履行监督检查职责时,发现被传染病病原体污染的公共饮用水源、食品以及相关物品,如不及时采取控制措施可能导致传染病传播、流行的,可以采取封闭公共饮用水源、封存食品以及相关物品或者暂停销售的临时控制措施,并予以检验或者进行消毒。经检验,属于被污染的食品,应当予以销毁;对未被污染的食品或者经消毒后可以使用的物品,应当解除控制措施。

第五十六条 卫生行政部门工作人员依法执行职务时,应当不少于两人,并出示执法证件,填写卫生执法文书。

卫生执法文书经核对无误后,应当由卫生执法人员和当事人签名。当事人拒绝签名的,卫生执法人员应当注明情况。

第五十七条 卫生行政部门应当依法建立健全内部监督制度,对其工作人员依据法定职权和程序履行职责的情况进行监督。

上级卫生行政部门发现下级卫生行政部门不及时处理职责范围内的事项或者不履行职责的,应当责令纠正或者直接予以处理。

第五十八条 卫生行政部门及其工作人员履行职责,应当自觉接受社会和公民的监督。单位和个人有权向上级人民政府及其卫生行政部门举报违反本法的行为。接到举报的有关人民政府或者其卫生行政部门,应当及时调查处理。

第七章 保 障 措 施

第五十九条 国家将传染病防治工作纳入国民经济和社会发展计划,县级以上地方人民政府将传染病防治工作纳入本行政区域的国民经济和社会发展计划。

第六十条 县级以上地方人民政府按照本级政府职责负责本行政区域内传染病预防、控制、监督工作的日常经费。

国务院卫生行政部门会同国务院有关部门,根据传染病流行趋势,确定全国传染病预防、控制、救治、监测、预测、预警、监督检查等项目。中央财政对困难地区实施重大传染病防治项目给予补助。

省、自治区、直辖市人民政府根据本行政区域内传染病流行趋势,在国务院卫生行政部门确定的项目范围内,确定传染病预防、控制、监督等项目,并保障项目的实施经费。

第六十一条 国家加强基层传染病防治体系建设,扶持贫困地区和少数民族地区的传染病防治工作。

地方各级人民政府应当保障城市社区、农村基层传染病预防工作的经费。

第六十二条 国家对患有特定传染病的困难人群实行医疗救助,减免医疗费用。具体办法由国务院卫生行政部门会同国务院财政部门等部门制定。

第六十三条 县级以上人民政府负责储备防治传染病的药品、医疗器械和其他物资,以备调用。

第六十四条 对从事传染病预防、医疗、科研、教学、现场处理疫情的人员,以及在生产、工作中接触传染病病原体的其他人员,有关单位应当按照国家规定,采取有效的卫生防护措施和医疗保健措施,并给予适当的津贴。

第八章 法 律 责 任

第六十五条 地方各级人民政府未依照本法的规定履行报告职责,或者隐瞒、谎报、缓报传染病疫情,或者在传染病暴发、流行时,未及时组织救治、采取控制措施的,由上级人民政府责令改正,通报批评;造成传染病传播、流行或者其他严重后果的,对负有责任的主管人员,依法给予行政处分;构成犯罪的,依法追究刑事责任。

第六十六条 县级以上人民政府卫生行政部门违反本法规定,有下列情形之一的,由本级人民政府、上级人民政府卫生行政部门责令改正,通报批评;造成传染病传播、流行或者其他严重后果的,对负有责任的主管人员和其他直接责任人员,依法给予行政处分;构成犯罪的,依法追究刑事责任:

(一)未依法履行传染病疫情通报、报告或者公布职责,或者隐瞒、谎报、缓报传染病疫情的;

(二)发生或者可能发生传染病传播时未及时采取预防、控制措施的;

(三)未依法履行监督检查职责,或者发现违法行为不及时查处的;

(四)未及时调查、处理单位和个人对下级卫生行政部门不履行传染病防治职责的举报的;

(五)违反本法的其他失职、渎职行为。

第六十七条 县级以上人民政府有关部门未依照本法的规定履行传染病防治和保障职责的,由本级人民政府或者上级人民政府有关部门责令改正,通报批评;造成传染病传播、流行或者其他严重后果的,对负有责任的主管人员和其他直接责任人员,依法给予行政处分;构成犯罪的,依法追究刑事责任。

第六十八条 疾病预防控制机构违反本法规定,有下列情形之一的,由县级以上人民政府卫生行政部门责令限期改正,通报批评,给予警告;对负有责任的主管人员和其他直接责任人员,依法给予降级、撤职、开除的处分,并可以依法吊销有关责任人员的执业证书;构成犯罪的,依法追究刑事责任:

(一)未依法履行传染病监测职责的;

(二)未依法履行传染病疫情报告、通报职责,或者隐瞒、谎报、缓报传染病疫情的;

(三)未主动收集传染病疫情信息,或者对传染病疫情信息和疫情报告未及时进行分析、调查、核实的;

(四)发现传染病疫情时,未依据职责及时采取本法规定的措施的;

（五）故意泄露传染病病人、病原携带者、疑似传染病病人、密切接触者涉及个人隐私的有关信息、资料的。

第六十九条 医疗机构违反本法规定，有下列情形之一的，由县级以上人民政府卫生行政部门责令改正，通报批评，给予警告；造成传染病传播、流行或者其他严重后果的，对负有责任的主管人员和其他直接责任人员，依法给予降级、撤职、开除的处分，并可以依法吊销有关责任人员的执业证书；构成犯罪的，依法追究刑事责任：

（一）未按照规定承担本单位的传染病预防、控制工作、医院感染控制任务和责任区域内的传染病预防工作的；

（二）未按照规定报告传染病疫情，或者隐瞒、谎报、缓报传染病疫情的；

（三）发现传染病疫情时，未按照规定对传染病病人、疑似传染病病人提供医疗救护、现场救援、接诊、转诊的，或者拒绝接受转诊的；

（四）未按照规定对本单位内被传染病病原体污染的场所、物品以及医疗废物实施消毒或者无害化处置的；

（五）未按照规定对医疗器械进行消毒，或者对按照规定一次使用的医疗器具未予销毁，再次使用的；

（六）在医疗救治过程中未按照规定保管医学记录资料的；

（七）故意泄露传染病病人、病原携带者、疑似传染病病人、密切接触者涉及个人隐私的有关信息、资料的。

第七十条 采供血机构未按照规定报告传染病疫情，或者隐瞒、谎报、缓报传染病疫情，或者未执行国家有关规定，导致因输入血液引起经血液传播疾病发生的，由县级以上人民政府卫生行政部门责令改正，通报批评，给予警告；造成传染病传播、流行或者其他严重后果的，对负有责任的主管人员和其他直接责任人员，依法给予降级、撤职、开除的处分，并可以依法吊销采供血机构的执业许可证；构成犯罪的，依法追究刑事责任。

非法采集血液或者组织他人出卖血液的，由县级以上人民政府卫生行政部门予以取缔，没收违法所得，可以并处十万元以下的罚款；构成犯罪的，依法追究刑事责任。

第七十一条 国境卫生检疫机关、动物防疫机构未依法履行传染病疫情通报职责的，由有关部门在各自职责范围内责令改正，通报批评；造成传染病传播、流行或者其他严重后果的，对负有责任的主管人员和其他直接责任人员，依法给予降级、撤职、开除的处分；构成犯罪的，依法追究刑事责任。

第七十二条 铁路、交通、民用航空经营单位未依照本法的规定优先运送处理传染病疫情的人员以及防治传染病的药品和医疗器械的，由有关部门责令限期改正，给予警告；造成严重后果的，对负有责任的主管人员和其他直接责任人员，依法给予降级、撤职、开除的处分。

第七十三条 违反本法规定，有下列情形之一，导致或者可能导致传染病传播、流行的，由县级以上人民政府卫生行政部门责令限期改正，没收违法所得，可以并处五万元以下的罚款；已取得许可证的，原发证部门可以依法暂扣或者吊销许可证；构成犯罪的，依法追究刑事责任：

（一）饮用水供水单位供应的饮用水不符合国家卫生标准和卫生规范的；

（二）涉及饮用水卫生安全的产品不符合国家卫生标准和卫生规范的；

（三）用于传染病防治的消毒产品不符合国家卫生标准和卫生规范的；

（四）出售、运输疫区中被传染病病原体污染或者可能被传染病病原体污染的物品，未进行消毒处理的；

（五）生物制品生产单位生产的血液制品不符合国家质量标准的。

第七十四条 违反本法规定，有下列情形之一的，由县级以上地方人民政府卫生行政部门责令改正,通报批评,给予警告,已取得许可证的,可以依法暂扣或者吊销许可证;造成传染病传播、流行以及其他严重后果的,对负有责任的主管人员和其他直接责任人员,依法给予降级、撤职、开除的处分,并可以依法吊销有关责任人员的执业证书;构成犯罪的,依法追究刑事责任:

（一）疾病预防控制机构、医疗机构和从事病原微生物实验的单位,不符合国家规定的条件和技术标准,对传染病病原体样本未按照规定进行严格管理,造成实验室感染和病原微生物扩散的;

（二）违反国家有关规定,采集、保藏、携带、运输和使用传染病菌种、毒种和传染病检测样本的;

（三）疾病预防控制机构、医疗机构未执行国家有关规定,导致因输入血液、使用血液制品引起经血液传播疾病发生的。

第七十五条 未经检疫出售、运输与人畜共患传染病有关的野生动物、家畜家禽的,由县级以上地方人民政府畜牧兽医行政部门责令停止违法行为,并依法给予行政处罚。

第七十六条 在国家确认的自然疫源地兴建水利、交通、旅游、能源等大型建设项目,未经卫生调查进行施工的,或者未按照疾病预防控制机构的意见采取必要的传染病预防、控制措施的,由县级以上人民政府卫生行政部门责令限期改正,给予警告,处五千元以上三万元以下的罚款;逾期不改正的,处三万元以上十万元以下的罚款,并可以提请有关人民政府依据职责权限,责令停建、关闭。

第七十七条 单位和个人违反本法规定,导致传染病传播、流行,给他人人身、财产造成损害的,应当依法承担民事责任。

第九章 附 则

第七十八条 本法中下列用语的含义:

（一）传染病病人、疑似传染病病人:指根据国务院卫生行政部门发布的《中华人民共和国传染病防治法规定管理的传染病诊断标准》,符合传染病病人和疑似传染病病人诊断标准的人。

（二）病原携带者:指感染病原体无临床症状但能排出病原体的人。

（三）流行病学调查:指对人群中疾病或者健康状况的分布及其决定因素进行调查研究,提出疾病预防控制措施及保健对策。

（四）疫点:指病原体从传染源向周围播散的范围较小或者单个疫源地。

（五）疫区:指传染病在人群中暴发、流行,其病原体向周围播散时所能波及的地区。

（六）人畜共患传染病:指人与脊椎动物共同罹患的传染病,如鼠疫、狂犬病、血吸虫病等。

（七）自然疫源地:指某些可引起人类传染病的病原体在自然界的野生动物中长期存在和循环的地区。

（八）病媒生物:指能够将病原体从人或者其他动物传播给人的生物,如蚊、蝇、蚤类等。

（九）医源性感染:指在医学服务中,因病原体传播引起的感染。

（十）医院感染:指住院病人在医院内获得的感染,包括在住院期间发生的感染和在医院内获得出院后发生的感染,但不包括入院前已开始或者入院时已处于潜伏期的感染。医院工作人员在医院内获得的感染也属医院感染。

（十一）实验室感染:指从事实验室工作时,因接触病原体所致的感染。

（十二）菌种、毒种:指可能引起本法规定的传染病发生的细菌菌种、病毒毒种。

（十三）消毒:指用化学、物理、生物的方法杀灭或者消除环境中的病原微生物。

（十四）疾病预防控制机构：指从事疾病预防控制活动的疾病预防控制中心以及与上述机构业务活动相同的单位。

（十五）医疗机构：指按照《医疗机构管理条例》取得医疗机构执业许可证，从事疾病诊断、治疗活动的机构。

第七十九条　传染病防治中有关食品、药品、血液、水、医疗废物和病原微生物的管理以及动物防疫和国境卫生检疫，本法未规定的，分别适用其他有关法律、行政法规的规定。

第八十条　本法自 2004 年 12 月 1 日起施行。

主要参考书目

1. 陈艳成. 传染病学[M]. 3 版. 北京：人民卫生出版社,2018.

2. 李兰娟,任红. 传染病学[M]. 9 版. 北京：人民卫生出版社,2018.

3. 李刚. 传染病学[M]. 3 版. 北京：人民卫生出版社,2019.

4. 冯继红. 传染病学[M]. 3 版. 北京：人民卫生出版社,2019.

5. 王明琼,李金成. 传染病学[M]. 6 版. 北京：人民卫生出版社,2018.

6. 张学军,郑捷. 皮肤性病学[M]. 9 版. 北京：人民卫生出版社,2018.

7. 陈艳成,杨珍杰. 传染病护理[M]. 2 版. 北京：人民卫生出版社,2021.

8. 白志峰,沈钦海. 传染病学[M]. 5 版. 北京：科学出版社,2023.

9. 张小来. 传染病护理[M]. 2 版. 北京：人民卫生出版社,2018.

10. 钟锋. 传染病学[M]. 4 版. 北京：科学出版社,2019.

11. 李兰娟,王宇明. 感染病学[M]. 3 版. 北京：人民卫生出版社,2015.

12. 陈艳成. 感染病学[M]. 重庆：重庆大学出版社,2016.

复习思考题答案要点

模 拟 试 卷

《传染病学》教学大纲